D1665722

Düsseldorfer Rechtswissenschaftliche Schriften

Herausgegeben von der

Juristischen Fakultät der
Heinrich-Heine-Universität Düsseldorf

Band 94

Michelle Abanador

Die Zulässigkeit der Substitution ärztlicher Leistungen durch Leistungen nichtärztlichen Pflegepersonals

Zugleich ein Beitrag zu § 63 Abs. 3c SGB V

 Nomos

Dissertation der Juristischen Fakultät der
Heinrich-Heine-Universität Düsseldorf

Erstgutachter: Prof. Dr. Dirk Olzen
Zweitgutachter: Prof. Dr. Dieter Gieseler

Tag der mündlichen Prüfung: 20. Mai 2011

Die Deutsche Nationalbibliothek verzeichnet diese Publikation in
der Deutschen Nationalbibliografie; detaillierte bibliografische
Daten sind im Internet über http://dnb.d-nb.de abrufbar.

Zugl.: Düsseldorf, Univ., Diss., 2011

ISBN 978-3-8329-6764-2

Die Bände 1 – 34 sind in der Reihe „Nomos Universitätsschriften Recht" erschienen.

D 61

1. Auflage 2011

Meinen Eltern
Fabian und Teresita Abanador

Vorwort

Die vorliegende Arbeit wurde im Wintersemester 2010/2011 an der Juristischen Fakultät der Heinrich-Heine-Universität Düsseldorf als Dissertation angenommen. Rechtsprechung und Literatur fanden für die Druckfassung bis Mai 2011 Berücksichtigung. Der Erlass der G-BA-Richtlinien zur Heilkundeübertragung gem. § 63 Abs. 3c SGB V stand zu diesem Zeitpunkt noch aus.

An erster Stelle danke ich meinem Doktorvater, Herrn Prof. Dr. Dirk Olzen, für seinen fachlichen und persönlichen Rat und seine fortwährende Unterstützung. Die in jeder Hinsicht prägende Zeit an seinem Lehrstuhl und am Institut für Rechtsfragen der Medizin als studentische Hilfskraft und als wissenschaftliche Mitarbeiterin werden ich in besonderer Erinnerung behalten.

Herrn Prof. Dr. Dieter Gieseler möchte ich für die überaus zügige Erstellung des Zweitgutachtens danken.

Herrn Dr. h.c. Harry Radzyner gilt mein Dank für seine großzügige Unterstützung bei der Veröffentlichung dieser Arbeit.

Für die angenehme Atmosphäre und die schöne Zeit während der Erstellung dieser Arbeit danke ich auch meinen lieben Kolleginnen und Kollegen am Lehrstuhl und am Institut für Rechtsfragen der Medizin, die alle auf ihre Weise zum Gelingen dieser Arbeit beigetragen haben. Insbesondere meinem Kollegen und guten Freund, Haris Uzunovic, sei für seine Disskussionsbereitschaft und viele fachliche und außerfachliche Gespräche gedankt.

Dank gebührt ferner Frau Ulrike Wink-Treue für das schnelle Korrekturlesen des Gesamtwerks.

Meinen Geschwistern, Edwin Abanador und Dr. Nadine Abanador-Kamper, danke ich für ihre ständige herzliche Unterstützung.

Besonders möchte ich mich bei meinem Freund, Daniel Treue, dafür bedanken, dass er mir stets liebevoll zur Seite steht und mich nicht nur zur Fertigstellung dieser Arbeit motiviert, sondern u.a. auch in vielen fachlichen Gesprächen weitere Ideen angeregt hat.

Schließlich gebührt der größte Dank meinen Eltern, Teresita und Fabian Abanador. Ihre uneingeschränkte Förderung bei meiner Ausbildung sowie ihre Liebe und bedingungslose Unterstützung in jeder Hinsicht haben die Erstellung dieser Arbeit erst ermöglicht.

Wuppertal im Mai 2011   *Michelle Abanador*

Inhaltsverzeichnis

Erstes Kapitel: Einleitung

A.   *Problemstellung und Diskussionsstand*

Komplexe Zusammenhänge und vielschichtige Arbeitsvorgänge prägen die moderne medizinische Versorgung. So funktionieren beispielsweise Klinikapparate nur unter Einsatz unterschiedlichster Arbeitskräfte. Die zentrale Schnittstelle bei der Behandlung eines Patienten bildet diejenige zwischen ärztlicher und pflegerischer Tätigkeit. Der Arzt führt aber selten alle Maßnahmen seines Bereichs persönlich aus, sondern bedient sich untergeordneter Mitarbeiter. Schon seit langem wird die Zulässigkeit einer solchen Übertragung ärztlicher Leistungen auf nichtärztliche Pflegeberufe diskutiert.[1] Anlass dazu bieten – angesichts knapper finanzieller Ressourcen im Gesundheitswesen[2] – insbesondere wirtschaftliche Erwägungen, der demographische Wandel und ein steigender Ärzte- und Fachkräftemangel.[3] Viele fordern vor dem Hintergrund vehement eine stärkere Einbeziehung nichtärztlicher Fachberufe in das Versorgungssystem.[4]

---

1   S. dazu etwa *Hahn*, NJW 1981, 1977; *Saffe/Sträßner,* PflR 1997, 98; (2. Teil), PflR 1998, 30; *Peters,* Der Arzt und sein Recht 1999, 8 f.; *Tönnies*, Pflege aktuell 2000, 290; *Renn,* Evangelische Impulse 2001, 22; *Risse,* PflR 2006, 457; *Roßbruch*, PflR 2003, 95; *ders.*, PflR 2003, 139; *Conzen /Peter/Larsen*, Der Anaesthesist 2007, 311; *Rudlof*, Der Anaesthesist, 2008, 399; *Spickhoff/Seibl*, MedR 2008, 463; *Ulsenheimer*, Der Anaesthesist 2009, 453; *van Aken*, Der Anaesthesist 2009, 449; *ders./Landauer*, Der Anaesthesist 2008, 83; *Simon,* Delegation ärztlicher Leistungen; *Pitz*, Medizinalpersonal, S. 141ff.; ferner *Gaibler/Trengler*, in: *Berg/Ulsenheimer*, Patientensicherheit, Arzthaftung, Praxis- und Krankenhausorganisation, S. 111 (111ff.); *BGH*, NJW 1979, 1935; *OLG Dresden*, GesR 2008, 635; s. ferner die Stellungnahme der *Bundesärztekammer und Kassenärztliche Vereinigung*, DÄBl 2008, S. A 2173 ff; *VPU*, Übernahme ärztlicher Tätigkeiten.

2   Vgl. *Laufs/Katzenmeier/Lipp*, Arztrecht, Kap. X. Rn. 21ff.

3   S. zu diesen Entwicklungen im Gesundheitswesen *Statistisches Bundesamt*, Jahrbuch 2010, S. 238ff. (Kapitel 9, »Gesundheitswesen«) sowie *Statistische Ämter des Bundes und der Länder*, Demografischer Wandel in Deutschland; speziell zum prognostizierten Fachkräftemangel *Afentakis/Maier*, Wirtschaft und Statistik 2010, 990ff; *BÄK und KBV*, Studie zur Altersstruktur- und Arztzahlentwicklung; vgl. dazu insgesamt auch *Rürup/IGES/DIW/DIWecon/Wille*, Effizientere und leistungsfähigere Gesundheitsversorgung als Beitrag für eine tragfähige Finanzpolitik in Deutschland; *Bundesärztekammer*, Prozessverbesserung in der Patientenversorgung durch Kooperation und Koordination zwischen den Gesundheitsberufen, S. 5.

4   Exemplarisch für diverse Stimmen in den Medien s. *Gerst/Hibbeler*, DÄBl. 2010, A 596; *Gerst*, DÄBl. 2008, A 1176; *Hommel*, Ärzte Zeitung Nr. 235 vom 22.12.2009, S. 17; *Hommel*, Ärzte Zeitung Nr. 20 vom 03.02.2010, S. 6. Die Stimmung spiegelt sich auch in den politischen Zielen wider, vgl. *Koalitionsvertrag zwischen CDU, CSU und FDP*, »Wachstum. Bildung. Zusammenhalt.«, S. 81; *Kommission der Europäischen Gemein-*

Die Idee ist nicht neu. Die *Delegation* ärztlicher Leistungen ist bereits Bestandteil des medizinischen Alltags. Sie stand bislang im Mittelpunkt der Überlegungen zur Übertragung ärztlicher Leistungen auf nichtärztliche Mitarbeiter. Aus der Arbeitsweise in Krankenhäusern und Praxen lässt sie sich längst nicht mehr wegdenken. Dennoch sind bis heute viele rechtliche Fragen offen geblieben, obwohl die Zulässigkeit, die Voraussetzungen und Folgen der Delegation bereits Gegenstand zahlreicher wissenschaftlicher Auseinandersetzungen waren.[5] Bislang mangelt es aber an wesentlichen gesetzlichen Vorgaben, so dass sich die Betroffenen oftmals in rechtlicher Ungewissheit befinden.[6] Ein baldiges Ende der Diskussion zur Übertragung ärztlicher Leistungen auf nichtärztliches Personal steht angesichts der beschriebenen Lage des Gesundheitsversorgungssystems daher aktuell nicht in Aussicht.[7]

Gegenwärtig wird die Thematik der medizinischen Arbeitsteilung um einen weiteren Aspekt ergänzt. In Rede steht neben der Delegation neuerdings die *Substitution* ärztlicher Leistungen.[8] Auch diese soll die o.g. Probleme des Gesund-

schaften, Grünbuch (KOM-2008-725/3); s. ferner Sachverständigenrat-Gutachten 2007, BT-Drs. 16/6339, S. 41 – 106.

5   S. dazu Fn. 1 und Fn. 7.

6   Anlässlich lediglich rudimentärer gesetzlicher Vorgaben verlangt § 87 Abs. 2b S. 5 SGB V seit Juli 2008 eine Regelung zur Vergütungsfähigkeit ärztlich delegierter Leistungen in der Häuslichkeit des Patienten und in Abwesenheit des Arztes. Dem wurde in Form der sog. Vereinbarung über die Erbringung ärztlich angeordneter Hilfeleistungen in der Häuslichkeit des Patienten, in Alten- oder Pflegeheimen oder in anderen beschützenden Einrichtungen gemäß § 87 Abs. 2b Satz 5 SGB V (Delegations-Vereinbarung, Anlage 8 BMV-Ä; abrufbar unter http://www.kbv.de/rechtsquellen/2295.html, letzter Zugriff am 14.05.2011) als Anlage zum Bundesmantelvertrag-Ärzte nachgekommen.

7   Vgl. etwa *Abanador,* DFZ 2009, 37; *Bergmann,* MedR 2009, 1; *Flintrop/Merten/Gerst,* DÄBl. 2008, A 979; *Frahm,* VersR 2009, 1576; *Gerst,* DÄBl. 2008, A 2138; *Günter,* AZR 2009, 31; *Hannika,* PflR 2009, 372; *Hoffmann,* Der Urologe 2008, 1047; *Kunte,* SGb 2009, 689; *Lennartz,* DFZ 2009, 39; *Reinhart,* Heilberufe 2009, 44; *Roters,* ZMGR 2009, 171; *Schanz/Woywod,* Pflege heute 2009, 304; *Spickhoff/Seibl,* NZS 2008, 57; *Sträßner,* PflR 2008, 518; *ders.,* in: *Luxenburger u.a.,* FS Arbeitsgemeinschaft Medizinrecht im DAV, S. 91ff.; *Ulsenheimer,* Der Anaesthesist 2009, 453; *Van Aken,* Der Anaesthesist 2009, 453; *Wienke,* ZEFQ 2008, 550; *Offermanns/Bergmann,* DKI-Studie: Neuordnung von Aufgaben des Ärztlichen Dienstes; *Robert-Bosch-Stiftung,* Memorandum Kooperation der Gesundheitsberufe; *Bundesärztekammer,* Prozessverbesserung in der Patientenversorgung durch Kooperation und Koordination zwischen den Gesundheitsberufen.

8   So veranstaltete die Arbeitsgemeinschaft Rechtsanwälte im Medizinrecht e.V. des Deutschen Anwaltvereins anlässlich des XXII. Kölner Symposiums im November 2009 eine Tagung zum Thema »Delegation und Substitution – wenn der Pfleger den Doktor ersetzt...«, s. auch *Arbeitsgemeinschaft Rechtsanwälte im Medizinrecht e.V. (Hrsg.),* Delegation und Substitution; vgl. ferner *Barth,* PflR 2009, 57; *Bergmann,* MedR 2009, 1; *Reimer/Merold,* SGb 2008, 381; *Risse,* ZMGR 2009, 169 (170); *Roters,* ZMGR 2009, 171 (173ff.); *Laufs/Katzenmeier/Lipp,* Arztrecht, Kap. X. Rn. 39ff.; *DAV/ Medizinrechtsausschuss,* ZMGR 2010, 82 (92f.).

heitssystems bewältigen helfen, indem ärztliche Leistungen auf nichtärztliches Personal übertragen werden. Sie dient also der Gesundheits- und Krankenversorgung angesichts mangelnder Ressourcen (Finanzen und Arbeitskräfte). In ihrem Zusammenhang stellen sich allerdings ebenfalls Fragen zur Zulässigkeit, den Grenzen und Folgen. Sie war bislang deutlich seltener Gegenstand wissenschaftlicher Auseinandersetzung als die Delegation, zumal die Idee auch jünger ist. Seit Mai 2008 ergeben sich durch das sog. Pflegeweiterentwicklungsgesetz[9] (PfWG) nun gesetzliche Anknüpfungspunkte für eine stärkere Einbeziehung nichtärztlicher Gesundheitsberufe, die möglicherweise Bestimmungen zur Substitution enthalten.

Die Diskussion um die Substitution ersetzt nicht die der Delegation, genauso wenig wie Antworten auf die Rechtsfragen zur Delegation uneingeschränkt für die Substitution gelten. Es handelt sich vielmehr um verschiedene Mittel zur Unterstützung der Funktionalität des Versorgungssystems und dessen Weiterentwicklung. Sie betreffen somit ungleiche Formen der Aufgabenteilung in der Medizin.

Aufgrund der Aktualität der *Substitution* und der damit verbundenen zahlreichen offenen Fragen konzentriert sich die vorliegende Arbeit im Wesentlichen auf die Substitution. Sie will damit also über die Problematik der Delegation, auch im Hinblick auf die dazu bereits erschienene Fülle entsprechender Ausarbeitungen, hinausgehen. Anlässlich der bestehenden gesetzgeberischen, politischen und allgemeinen Bestrebungen nach einer Substitution ärztlicher Tätigkeit stellen sich zahlreiche Rechtsfragen zu dieser Form medizinischer Aufgabenteilung. So ist nicht einmal geklärt, ob die Substitution ärztlicher Leistungen überhaupt zulässig ist, geschweige denn, welche Erfordernisse dafür erfüllt sein müssen.

B.   Gang der Untersuchung

Die Arbeit befasst sich also mit Rechtsfragen der Substitution ärztlicher Leistungen durch Leistungen nichtärztlichen Personals unter besonderer Berücksichtigung der durch Art. 6 Nr. 8, 8a, Art. 15, Art. 16 PfWG eingeführten Neuerungen.[10] Gegenstand der Überlegungen soll nach einer kurzen Einleitung[11] zu-

---

9   Sog. Gesetz zur strukturellen Weiterentwicklung der Pflegeversicherung (Pflege-Weiterentwicklungsgesetz) vom 28.05.2008 (BGBl. I 2008, S. 874).
10   Durch die genannten Vorschriften wurden § 63 Abs. 3b und 3c SGB V; § 4 Abs. 7 KrPflG und § 4 Abs. 7 AltPflG neu eingeführt.
11   S. S. 23ff.

nächst die Zulässigkeit einer solchen Substitution im Allgemeinen[12] sein. Dabei ist zu untersuchen, ob und inwiefern sich die Substitution mit einfachgesetzlichen und verfassungsrechtlichen Wertungen vereinbaren lässt,[13] ferner gilt es zu klären, wie evtl. Rechtsverstöße vermieden oder gerechtfertigt werden können. Im Anschluss soll § 63 Abs. 3c SGB V[14] überprüft werden,[15] da Anlass zu der Annahme besteht, in dieser Vorschrift eine bereits gesetzliche Form der Substitution vorzufinden. In dem Zusammenhang wird zu erörtern sein, ob eine solche Annahme zutrifft und ob sie jene zuvor ermittelten Voraussetzungen erfüllt, die eine zulässige Substitution im Allgemeinen erfordert. Danach folgen Überlegungen, welche Aspekte im Rahmen einer künftigen allgemeinen Regelung der Substitution berücksichtigt werden müssten.[16] Zuletzt ist auf haftungsrechtliche Aspekte einzugehen.[17]

Der auf Art. 6 Nr. 8 PfWG zurückzuführende § 63 Abs. 3b SGB V verdient hingegen keine besondere Behandlung.[18] Er sieht lediglich vor, dass qualifizierte Angehörige der Kranken- und Altenpflegeberufe im Bereich der gesetzlichen Krankenversicherung in Modellvorhaben Verbandsmittel und Pflegehilfsmittel verordnen sowie die inhaltliche Ausgestaltung der häuslichen Krankenpflege einschließlich deren Dauer bestimmen können, sofern es sich hierbei nicht um selbstständige Heilkundeausübung handelt. Die Tätigkeiten sind ausdrücklich und abschließend aufgezählt und betreffen nicht den Arztberuf, sondern vielmehr den Sektor der Behandlungs- und Grundpflege. Dies ergibt sich im Hinblick auf die Ausbildungsziele der betreffenden Pflegefachkräfte bereits aus dem geltenden Berufsrecht (vgl. auch § 3 Abs. 2 Nr. 1a KrPflG und § 3 AltPflG).[19] Auf eine Auseinandersetzung mit der Norm kann daher verzichtet werden.

---

12   S. S. 32 ff.
13   S. S. 32 – 58.
14   Sozialgesetzbuch (SGB) Fünftes Buch (V) - Gesetzliche Krankenversicherung vom 20.12.1988 (BGBl. I 1988, S. 2477), zuletzt geändert durch Art. 9 Gesetz zur Einführung eines Bundesfreiwilligendienstes vom 28.04.2011 (BGBl. I 2011, S. 687).
15   S. S. 59 – 148.
16   S. S. 149 – 178.
17   S. S. 181 – 209.
18   Zur Relevanz des § 63 Abs. 3b SGB V im Vergleich zu § 63 Abs. 3c SGB V vgl. auch *Roters*, ZMGR 2009, 171 (172).
19   Vgl. auch BT-Drs. 16/7439, S. 97 [Zu Nr.8, § 63].

C.   Terminologie

I.   Formen der medizinischen Arbeitsteilung

Es gibt verschiedene Formen medizinischer Arbeitsteilung. Da es sich um unterschiedliche Strukturen handelt und daran verschiedene Folgen anknüpfen, setzt die rechtliche Bewertung der Substitution ärztlicher Tätigkeit eine Begriffsdefinition und eine Abgrenzung zu anderen Formen medizinischer Arbeitsteilung voraus. Zu unterscheiden sind insoweit insbesondere die Substitution, die Delegation, die Vertretung sowie die Assistenz. Eine gesetzliche Definition all dieser Begriffe existiert jedenfalls bislang nicht.

Der ebenfalls verbreitete Begriff der »Übernahme« oder der »Übertragung«[20] von Tätigkeiten stellt nach allgemeinem Sprachverständnis den Oberbegriff aller Arbeitsteilungsformen dar.[21] Hierdurch wird also allein der Vorgang der Arbeits- oder Tätigkeitsteilung beschrieben. Qualität und nähere Ausgestaltung der Arbeitsteilung mit entsprechenden Konsequenzen ergeben sich daraus nicht. Beiden Begriffen kann daher lediglich entnommen werden, aus wessen Perspektive die Arbeitsteilung erfolgt. Letztlich fallen aber alle eben genannten Formen der Arbeitsteilung hierunter, sodass eine konkrete Zuordnung nicht möglich ist.

1.   Substitution

Die »Substitution«[22] beschreibt die Übernahme bestimmter Tätigkeiten von einer anderen Berufsgruppe aufgrund einer Aufgabenverschiebung.[23] Das Beispiel der Substitution ärztlicher Leistungen durch Leistungen nichtärztlichen Personals bildet eine Krankenschwester, die an die Stelle des Arztes bei Erledigung seiner ursprünglichen Aufgaben tritt. Bezugspunkt der Ersetzung ist also der zuständige Personenkreis. Die nach erfolgter Substitution tätige Berufsgruppe ersetzt die ursprüngliche Berufsgruppe hinsichtlich der dieser genuin zugeordneten Tätigkeiten.[24] In den typischen Kernbereich ärztlicher Tätigkeit fällt vor allem die Aus-

---

20   So z. B. auch im Wortlaut von § 63 Abs. 3c S. 1 SGB V verwendet.

21   Vgl. auch Stemmer/Haubrock/*Böhme*, Gutachten zu den zukünftigen Handlungsfeldern in der Krankenhauspflege, S. 281.

22   Die »Substitution« im hier verwendeten Sinne ist nicht mit dem in der Medizin ebenfalls verbreiteten Substitutionsbegriff im Rahmen der Drogensuchttherapie zu verwechseln. Jener Substitutionsbegriff findet seine gesetzlichen Grundlagen in § 13 BtMG und der BtMVV und bezieht sich auf die Ersetzung von illegalen Betäubungsmitteln durch bestimmte legale Ersatzmittel bei sog. opiatabhängigen Patienten.

23   *Reinhart*, Heilberufe 2009, 44; *Hoffmann*, Der Urologe 2008, 1047 (1048).

24   Vgl. *Hanika*, PflR 2009, 372 (374).

übung von Heilkunde (vgl. auch § 1 HPG). Auf diese kommt es daher an, wenn man von den der ärztlichen Berufsgruppe »ursprünglich zugeordneten Tätigkeiten« spricht.

Dem Gedanken des personellen Austauschs entspricht auch die Übersetzung des aus dem Lateinischen stammenden Begriffs der »Substitution«, also der »Ersetzung«.[25] Im wirtschaftlichen Kontext bedeutet »Substitution« dementsprechend »das Ersetzen von Gütern oder Produktionsfaktoren, die gleiche Aufgaben bzw. denselben Zweck erfüllen«.[26] Das bestätigt ebenfalls die dargestellte Interpretation des Substitutionsbegriffs.

Die Verantwortung für die ordnungsgemäße Durchführung der Maßnahme geht bei der Substitution vom ursprünglich Tätigen auf den Tätigkeitsempfänger über.[27] Diese auch als »Allokation« bezeichnete Form der Arbeitsteilung erfordert eine Neuzuordnung von Tätigkeiten. Sie bringt also eine Neugestaltung der originären Zuständigkeiten eines Berufes mit sich.[28] Diejenigen Mitglieder einer Berufsgruppe, auf die die Tätigkeiten im Wege der Substitution übertragen werden, treten nicht lediglich hilfsweise zur Unterstützung der zuvor hierfür vorgesehenen Leistungserbringer, sondern anstelle dieser als eigenständige Leistungserbringer auf. Die Substitution ärztlicher Leistungen bedeutet somit eine Ausübung ärztlicher (einschließlich heilkundlicher) Tätigkeiten durch nichtärztliches Personal als dessen eigene Aufgabe.[29]

2. Delegation

Die »Delegation«[30] beschreibt die einseitige und angeordnete Übertragung von Tätigkeitsbereichen oder auch Einzelaufgaben einer Berufsgruppe auf eine andere mit der Möglichkeit, die Tätigkeitsübertragung jederzeit auch wieder zurückzunehmen.[31] Im Falle der »Delegation ärztlicher Leistungen« handelt es sich um den Übergang einzelner Aufgaben vom Arzt auf anderes Personal. Die Kompetenz für die angeordnete Maßnahme, für die Auswahl qualifizierten Personals und die Verantwortung hierüber verbleiben jedoch bei dem Arzt als delegierende

---

25 Vgl. *Langenscheidt* Lateinwörterbuch, Stichwort »substituere« = »an die Stelle jds./einer Sache setzen«.
26 Vgl. *Duden – Das Lexikon der Wirtschaft*, Stichwort »Substitution«.
27 *Reinhart*, Heilberufe 2009, 44; vgl. *Bergmann*, in: *Jorzig u.a.*, Delegation und Substitution, S. 25.
28 *Reinhart*, Heilberufe 2009, 44.
29 Vgl. auch *Bonvie*, in: *Jorzig u.a.*, Delegation und Substitution, S. 27.
30 Für die Bedeutung des lateinischen Grundbegriffs vgl. *Langenscheidt* Lateinwörterbuch, Stichwort »delegare« = »beauftragen«, »überweisen, übertragen, anvertrauen«.
31 Vgl. SVR-Gutachten 2007, in: BT-Drs. 16/6339, S. 54; *Lilie/Radke*, S.42.

Person.[32] Der Delegationsempfänger erfüllt die an ihn delegierten Aufgaben dennoch selbstständig.[33] Der entscheidende Unterschied zwischen Delegation und Substitution liegt also darin, dass die Substitution einen dauerhaften Tätigkeitsübergang bedeutet, der nicht jeweils von der delegierenden Berufsgruppe angeordnet oder zurückgenommen werden kann.[34]

3. Vertretung

Die Vertretung grenzt sich sowohl von der Substitution als auch der Delegation deutlich ab. Sie ist z. B. in § 32 Ärzte-ZV[35] und § 14 BMV-Ärzte[36] geregelt und beschreibt für einen begrenzten Zeitraum die Übernahme von Tätigkeiten, die im Namen eines anderen ausgeführt werden, sofern die Voraussetzungen der persönlichen Vertretungsfähigkeit vorliegen. Dazu muss im Bereich ärztlicher Tätigkeit der Vertreter mindestens die gleiche Qualifikation wie der Vertretene vorweisen. Im Folgenden findet die Vertretung mangels rechtlicher Besonderheit keine weitere Beachtung.

4. Assistenz

Die sog. Assistenz lässt sich nur von der Substitution deutlich abgrenzen. Sie leitet sich vom lateinischen »assistere«[37] ab und steht für »Beistand« oder »Mithilfe«.[38] Prägend ist die untergeordnete Stellung des Assistenten ohne besondere Entscheidungskompetenz, der der Aufsicht, Weisung und Verantwortung des Assistierten unterliegt.[39] In der Medizin tauchen Assistenten auf verschiedenen

---

32 Vgl. *Reinhart*, Heilberufe 2009, 44; *Norden,* Arzt und Krankenhaus 2008, 195 (198); vgl. *Bergmann*, in: *Jorzig u.a.*, Delegation und Substitution, S. 25.

33 *Spickhoff/Seibl*, MedR 2008, 463 (463).

34 Vgl. SVR-Gutachten 2007, in: BT-Drs. 16/6339, S. 54.

35 Sog. Zulassungsverordnung für Vertragsärzte (Ärzte-ZV) vom 28.05.1957 (BGBl. I 1957, S. 572, ber. S. 608) zuletzt geändert durch Art. 13 PfWG vom 28.05.2008 (BGBl. I 2008, S. 874).

36 Sog. Bundesmantelvertrag – Ärzte, der aufgrund von Vereinbarungen der Kassenärztlichen Bundesvereinigungen mit dem Spitzenverband Bund der Krankenkassen gem. § 82 Abs. 1 SGB V geschlossen wird; die aktuelle Fassung ist unter http://www.kbv.de/rechtsquellen/2310.html abrufbar.

37 Vgl. *Langenscheidt* Lateinwörterbuch, Stichwort »assistere« = »sich dazustellen, herantreten«, »dabeistehen, dastehen«, »beistehen, jds. Sache vertreten«.

38 S. Stichwort »Assistenz«, *Duden* - Deutsches Universalwörterbuch A-Z, 5., überarbeitete Auflage. Mannheim, Leipzig, Wien, Zürich: Dudenverlag 2003.

39 Vgl. etwa *Spickhoff/Seibl*, MedR 2008, 463 (463).

hierarchischen Ebenen auf. Darunter fallen sog. Assistenzärzte[40], die zwar bereits approbiert sind und voll verantwortlich handeln, sich in der Regel aber noch in der Weiterbildung befinden und deswegen zum einen nicht letztverantwortlich über Diagnostik und Therapie entscheiden, zum anderen auch nicht weisungsbefugt gegenüber anderen Ärzten sind.

Es gibt ferner nichtärztliche Assistenzberufe. Hierzu zählen die sog. Medizinalfachangestellten (früher sog. Arzthelfer) in der ambulanten Praxis, die einer solchen Assistenz-Tätigkeit nachkommen. Außerdem sind immer mehr »neue Gesundheitsberufe«, vor allem im stationären Bereich im Einsatz, wie z. B. medizinisch-technische Assistenten (MTA), operationstechnische Assistenten (OPA), anästhesietechnische Assistenten (ATA), chirurgisch-technische Assistenten (CTA), chirurgische Operationsassistenten (COA), Physician Assistants (PA) und früher[41] auch der medizinische Assistent für Anästhesie (MAfA),[42] bei denen es sich entgegen ihrer Bezeichnung jedoch nicht um Assistenten in dem hier beschriebenen Sinne handelt. Alle genannten Berufsgruppen unterliegen zwar der Weisung des Arztes. Anders als bei der Assistenz, bei der die Tätigkeit sowohl hinsichtlich Verantwortung als auch Ausführung im Wesentlichen bei dem Assistierten verbleibt, geht der Kompetenzbereich der benannten »neuen Gesundheitsberufe« jedoch weiter. Das Beispiel des »medizinischen Assistenten für Anästhesiologie« (MAfA) verdeutlicht, inwiefern die Bezeichnung in die Irre führt: Dieser »Assistent«, dessen Ausbildung allerdings mittlerweile eingestellt wurde, durfte nach Narkoseeinleitung in- und extubieren, Medikamente, Schmerzmittel und Hypnotika applizieren sowie invasive Maßnahmen selbstständig und in eigener Verantwortung u. a. vornehmen, so dass es sich tatsächlich um einen Fall ärztlicher Delegation und nicht lediglich der Assistenz handelte.[43] Ähnlich verhält es sich mit den anderen genannten »neuen Gesundheitsberufen«, denen ebenfalls stets ein gewisser Grad an selbstständiger Tätigkeitsausführung zukommt. Dies verdeutlicht, dass sich die Delegation durch die selbstständige Aufgabenausführung des Delegationsempfängers ungeachtet der beim delegierenden Arzt verbleibenden Letztverantwortung auszeichnet. Es bestehen also zwar Ähnlichkeiten zwischen »Assistenz« und »Delegati-

---

40 Vgl. zum Stichwort »Assistenzarzt« *Lilie/Radke*, S. 42.
41 Das Konzept des »MAfA« wurde nach heftiger Kritik 2007 zunächst weitgehend eingeschränkt bis die weitere Ausbildung letztlich vollständig abgeschafft wurde, s. *Flintrop*, DÄBl. 2007, A 694ff.; Aufforderung des 110. Deutschen Ärztetages, DÄBl. 2007, A 1526; *Gerst/Hibbeler*, DÄBl. 2010, A 596ff.; vgl. ferner hierzu *Günter,* AZR 2009, 31 (32); *Spickhoff/Seibl*, MedR 2008, 463 (463); *Ratzel*, ZMGR 2008, 186 (192) mwN.
42 Vgl. zu den neuen Berufsgruppen, zu deren Aus- bzw. Weiterbildung bisher keine bundeseinheitliche Regelung besteht sowie zudem mittlerweile wieder aufgegebenen Helios-Konzept des »MAfA« *Gerst/Hibbeler*, DÄBl. 2010, A 596ff.; ferner *Blum*, DÄBl. 2010, A 494ff.
43 *Ulsenheimer*, Der Anaesthesist 2009, 453 (454).

on« aufgrund der in beiden Fällen beim Arzt verbleibenden Verantwortung. Diese dürfen aber nicht zur Verwechslung der inhaltlich unterschiedlichen Arbeitsteilungsformen führen.[44] Für den weiteren Gang der Arbeit ist aber nur die eingangs vorgenommene Abgrenzung zur Substitution von Belang, so dass das Verhältnis von Assistenz und Delegation hier nicht geklärt werden muss.

II.   Gegenüberstellung von Substitution und Delegation in struktureller Hinsicht

Ein wesentlicher Unterschied zwischen Delegation und Substitution liegt in der Struktur der Arbeitsteilung. Man unterscheidet die horizontale und die vertikale Arbeitsteilung.[45] Bezogen auf die betroffenen Personenkreise ist maßgeblich, ob bei der Arbeitsteilung zwischen ihnen ein hierarchisches Gefälle vorliegt oder nicht.[46]

1.   Horizontale Arbeitsteilung

Wird die Arbeit zwischen gleich geordneten, jeweils selbstständigen Berufsgruppen geteilt, typischerweise etwa zwischen zwei Ärzten, die lediglich in verschiedenen Fachrichtungen tätig sind, spricht man von einer horizontalen Arbeitsteilung.[47] Die Aufteilung erfolgt aufgrund fachlicher Schwerpunkte und Kompetenzen. In Betracht kommt neben der Zusammenarbeit von Krankenhausärzten unterschiedlicher Fachrichtung die Zusammenarbeit zwischen Krankenhausärzten und niedergelassenen Ärzten sowie zwischen niedergelassenen Ärzten untereinander, sei es derselben oder auch verschiedener Fachrichtungen.[48]

Die horizontale Arbeitsteilung als Verhältnis der Gleichordnung ist auch bei unterschiedlichen Berufsgruppen, etwa zwischen Ärzten und Pflegepersonen, denkbar, beispielsweise, wenn den unterschiedlichen Berufsgruppen originär Kompetenzen zugewiesen werden, bei deren Ausrichtung sie auf gleicher Stufe stehen. Indem sie sich dadurch auf einer Kompetenzebene befinden, stehen die

44   *Spickhoff/Seibl*, MedR 2008, 463 (463).
45   Vgl. u.a. *Wever,* Fahrlässigkeit und Vertrauen im Rahmen der arbeitsteiligen Medizin, S. 3 mwN.
46   Wenzel/*Geilen*, Kap. 4 Rn. 472; vgl. auch *Quaas/Zuck,* Medizinrecht, § 13 Rn. 126f.
47   Vgl. *Deutsch*, VersR 2007, 40; *Pauge*, in: *Müller u.a,* FS Hirsch, S. 424; *Lebich,* Die Haftung angestellter Ärzte insbesondere in der medizinischen Forschung, S. 121; *Laufs/Kern*, Hdb. d. Arztrechts, § 100 Rn. 3.
48   *Pauge*, in: *Müller u.a,* FS Hirsch, S. 424 mwN, wie z. B. *BGHZ* 140, 309 (314); *OLG Stuttgart*, VersR 1991, 1060.

Berufsgruppen hinsichtlich der ihr zugewiesenen Aufgaben in einem Verhältnis der Gleichordnung zueinander.

Als eine solche horizontale Arbeitsteilung ist die Substitution einzuordnen,[49] auch wenn über die Zuordnung in der Literatur insoweit keine Einigkeit herrscht.[50] Teilweise bewertet man dieses Verhältnis auch als vertikale Arbeitsteilung,[51] verkennt dabei aber, dass bei der Substitution nicht der einzelne Arzt die Zuständigkeit über Maßnahmen auf die Pflegeperson überträgt, sondern die Maßnahme vielmehr insgesamt in den Zuständigkeitsbereich des entsprechenden Pflegeberufs fällt. Es herrscht daher kein Unter- und Überordnungsverhältnis zwischen Arzt- und Pflegeberuf, sondern eine Gleichordnung hinsichtlich der jeweiligen originär zugewiesenen Aufgaben. Jede Berufsgruppe behält die Verantwortlichkeit über ihre Kompetenzbereiche, so dass kein Bedürfnis entsteht, einer der beiden Seiten eine Einwirkungsmöglichkeit oder auch -pflicht – sei es zur Kontrolle, Anleitung oder Überwachung – einzuräumen, das ein Verhältnis der Über- und Unterordnung schaffen könnte.

Die Substitution ist also richtigerweise als ein Fall horizontaler Arbeitsteilung zu verstehen.

2.   Vertikale Arbeitsteilung

Findet die Arbeitsteilung innerhalb einer organisatorischen Einheit auf verschiedenen Ebenen der hierarchischen Ordnung im Sinne eines Weisungs- und Aufsichtsverhältnisses statt, handelt es sich um eine vertikale Arbeitsteilung.[52] Eine solche liegt typischerweise vor, wenn die Arbeit zwischen Arzt und nichtärztlichem Personal (z. B. einer Pflegekraft) auf einer nicht gleichberechtigten Ebene oder auch in dem Verhältnis Chefarzt – Oberarzt – Assistenzarzt aufgeteilt wird. Unabhängig von einem Weisungsverhältnis kommt darüber hinaus auch bei kollidierenden Fach- und Kompetenzbereichen eine inhaltliche Vertikalität in Betracht, etwa im Fall der Neurologie und der Neurochirurgie, der Unfallchirurgie und der Orthopädie.[53]

---

49   So auch *Barth*, Neuordnung der Gesundheitsfachberufe, in: IQB-Lutz Barth (2009), S. 2f.
50   Vgl. *Barth*, Neuordnung der Gesundheitsfachberufe, in: IQB-Lutz Barth (2009); S. 2 mwN *Bergmann*, MedR 2009, 1 (6).
51   So etwa *Bergmann*, MedR 2009, 1 (6), der pauschal eine (zumindest fachliche) vertikale Arbeitsteilung bei der Übertragung ärztlicher Tätigkeiten an andere Berufsgruppen annimmt.
52   Vgl. *Pflüger*, Krankenhaushaftung, S. 128 u. 154; *Deutsch*, VersR 2007, 40; *Quaas/Zuck*, Medizinrecht, § 13 Rn. 127; vgl. auch Wenzel/*Geilen*, Kap. 4 Rn. 472 und *Mehringer*, Die Anfängeroperation, S. 33.
53   *Deutsch*, VersR 2007, 40.

Die Delegation stellt einen Fall der vertikalen Arbeitsteilung dar. Der Delegierende behält die Letztverantwortung trotz selbstständiger Ausübung der Maßnahme durch den Delegationsempfänger. Da die Maßnahmen im Kompetenz- und Verantwortungsbereich des Delegierenden verbleiben, ist jener nach wie vor angehalten, aber auch berechtigt, Weisungen und Anordnungen zu erteilen, so dass ein Über- / Unterordnungsverhältnis vorliegt.

III. Fazit

Die Delegation lässt sich demnach als Fall der vertikalen Arbeitsteilung, die Substitution als horizontale Arbeitsteilung beschreiben. Bei der Delegation wird eine Tätigkeit zur selbstständigen Ausführung von dem Delegierenden unter Beibehaltung seiner Verantwortung auf den Delegationsempfänger übertragen. Substitution überträgt die ursprüngliche Tätigkeit eines anderen nunmehr samt Rechten und Pflichten vollständig in den Tätigkeitsbereich eines neuen Zuständigen.

Im Rahmen der vertikalen Arbeitsteilung genügt die sorgfältige Auswahl des die Tätigkeit Übernehmenden im Gegensatz zur horizontalen Arbeitsteilung allein nicht. Es sind vielmehr zusätzlich Anleitungs-, Überwachungs- und Kontrollpflichten zu beachten, die auf die regelmäßig überlegene Sachkompetenz des vorgesetzten Mitarbeiters und dessen Gesamtverantwortung über die ihm unterstehende Abteilung zurückreichen.[54] Dies gilt für die Delegation. Bei der Substitution hingegen besteht ein derartiges Haftungsrisiko desjenigen, der ursprünglich für eine Tätigkeit zuständig war, deshalb nicht, weil er nicht aktiv an der Tätigkeitsübertragung und der späteren Durchführung beteiligt ist.[55]

Delegation und Substitution sind folglich verschiedene Formen der Arbeitsteilung, die aufgrund unterschiedlicher Konsequenzen rechtlich getrennt zu beurteilen sind.

---

54 *Peter*, Arbeitsteilung, S. 27 f.
55 Näheres zur Haftung bei Substitution s.u., Drittes Kapitel Haftungsrechtliche Konsequenzen S. 181-209.

Zweites Kapitel: Zulässigkeit der Substitution ärztlicher
                     Tätigkeit durch nichtärztliches Personal

A.   Allgemeines

Eine stichprobenartige Befragung im Herbst 2007 von 1.497 Nutzern des Versorgungssystems zu ihrer Einschätzung von Aufgabenverteilungen im ambulanten Bereich in Deutschland hat u.a. erhebliche Bedenken gegenüber dem Fortbestand der Versorgungsqualität ergeben, wenn ärztliche Aufgaben auf andere Gesundheitsberufe übertragen würden.[56] Beispielsweise stimmten 81 % der Befragten der Aussage zu, der Arzt sei immer der bessere Ansprechpartner im Versorgungsgeschehen.[57] 65 % der Befragten pflichteten der Annahme bei, Angehörige nicht ärztlicher Gesundheitsberufe könnten Krankheiten übersehen.[58] Dies spiegelt eine aus Patientensicht derzeitig überwiegend ablehnende Haltung, jedenfalls aber eine gewisse Unsicherheit und Vorsicht, gegenüber der Substitution ärztlicher Tätigkeit wieder. Nicht ausgeschlossen ist jedoch, dass diese negative Grundhaltung nur auf bisherigen Erfahrungen mit der Rollenverteilung in der Praxis beruht, so dass positive Erfahrungen mit neuen Rollenaufteilungen Bedenken ausräumen und Akzeptanz schaffen könnten.[59]

Im Folgenden soll zunächst untersucht werden, ob eine Substitution ärztlicher Leistungen durch Leistungen nichtärztlichen Personals unabhängig von praktischen Erwägungen nach geltendem Recht zulässig ist.

56   Vgl. *Höppner* in: *Böcken/Braun/Amhof,* Gesundheitsmonitor 2008.
57   *Höppner* in: *Böcken/Braun/Amhof,* Gesundheitsmonitor 2008, S. 265.
58   *Höppner* in: *Böcken/Braun/Amhof,* Gesundheitsmonitor 2008, S. 266.
59   *Höppner* in: *Böcken/Braun/Amhof,* Gesundheitsmonitor 2008, S. 267.

B.   *Zulässigkeit der Substitution ärztlicher Leistungen durch Leistungen nichtärztlichen Personals (allgemein)*

Einer Substitution als »Übernahme bestimmter Tätigkeitsinhalte von einer anderen Berufsgruppe aufgrund einer Aufgabenverschiebung« könnten sowohl einfachgesetzliche als auch verfassungsrechtliche Bedenken entgegenstehen. Es ist mit der Prüfung möglicher verfassungsrechtlicher Verstöße zu beginnen, weil sie höherrangiges Recht betreffen.

I.   Rechtskonformität der Substitution

1.   Verfassungsrechtliche Verstöße

a)   Recht auf Leben und körperliche Unversehrtheit
      gem. Art. 2 Abs. 2 S. 1 GG

aa)   Schutzbereich und Eingriff

Eine Substitution ärztlicher Leistungen berührt u. U. das durch Art. 2 Abs. 2 S. 1 GG[60] geschützte Grundrecht der Patienten auf Leben und körperliche Unversehrtheit, und zwar insbesondere dann, wenn der Staat sie gesetzlich einführen würde. Obwohl es sich nicht um einen finalen Eingriff in die genannten Schutzgüter handelt, trifft den Staat dennoch eine Schutzpflicht, deren Einhaltung zweifelhaft erscheint, wenn die Substitution zu einer Absenkung des Facharztstandards führte.[61] Der sog. Facharztstandard beschreibt einen Wissens- und Erfahrungsstand zur Garantie eines medizinisch gebotenen Sorgfaltsmaßstabs, der dem einer gewissenhaften und aufmerksamen ärztlichen Fachkraft entspricht. Dabei stellt man darauf ab, was in der jeweiligen Situation aus Sicht des übergebenden Fachgebietes vorausgesetzt und ex ante erwartet werden kann.[62]

---

60   Grundgesetz für die Bundesrepublik Deutschland vom 23. Mai 1949 (BGBl. S. 1), zuletzt geändert durch Art. 1 Gesetz (Art. 91e) vom 21.7.2010 (BGBl. I 2010, S. 944).

61   Vgl. auch *Spickhoff/Seibl*, MedR 2008, 463 (472) mwN, der ebenfalls zur Annahme eines staatlichen Eingriffs in das Grundrecht aus Art. 2 Abs. 2 S. 1 GG durch legislatives Tätigwerden bei Absenkung des Facharztstandards gelangt, obwohl es an der Finalität der Maßnahme fehlt; zur Pflicht des Staates, Patienten gem. Art. 2 Abs. 2 S. 1 GG in der Arzt-Patienten-Beziehung zu schützen und im Rahmen der medizinischen Versorgung eine angemessene Behandlungsqualität zu gewährleisten ausführlich *Francke*, Ärztliche Berufsfreiheit und Patientenrechte, S. 72ff.

62   Vgl. zum Stichwort »Facharztstandard« *Lilie/Radtke*, Lexikon Medizin und Recht, S. 59; zum Facharztstand und seiner Absenkung s. ferner u., S. 191ff., insbesondere S.193.

Von einer Absenkung des Facharztstandards zu differenzieren sind die Fälle, in denen der Facharztstandard tatsächlich deshalb nicht erfüllt wird, weil der einzelne Ausübende ihn nicht einhält. Dies gilt etwa, wenn der Arzt, obwohl er grundsätzlich die erforderlichen Qualifikationen hat, medizinische Grundsätze missachtet, die an sich jedem besonnenen Mitglied seiner Fachrichtung bekannt sein müssen. Hier wird also die Ausübung des geforderten Standards nur von der jeweils handelnden Person unterlaufen. Im Gegensatz dazu liegt eine generelle Absenkung des Facharztstandards vor, wenn objektiv ein Sorgfaltsmaßstab angelegt wird, der den des Facharztstandards unterschreitet. Nur dafür kann dann dem Gesetzgeber ein Vorwurf gemacht werden, während sich erstere Konstellation seiner Einwirkungsmöglichkeit entzieht. Sie hat lediglich auf die Haftung des jeweils den Sorgfaltsmaßstab verletzenden Personals Auswirkungen. Letztere Konstellation setzt dagegen bereits an der Regelungsebene, nicht erst an der Ausführungsebene an.

Da im Rahmen einer Substitution originär ärztliche (heilkundliche) Tätigkeitsfelder, die bislang dem Facharztstandard unterlagen, für nichtärztliches Personal geöffnet werden, stellt sich die Frage nach dem dann geltenden Sorgfaltsmaßstab. Den Facharztstandard wird man bei nichtärztlichem Personal nicht fordern können, da es hierfür an der entsprechenden Qualifikation fehlt. Dies zwingt folglich zu einer Absenkung des Facharztstandards.[63] Erhalten könnte man ihn nur durch verbleibende Verantwortung, Kontrolle und Anweisung eines Arztes, der den Facharztstandard erfüllt, wie dies z. B. bei einer Assistenz oder Delegation der Fall wäre. Demgegenüber berührt aber die den Facharztstandard absenkende Substitution das Recht des Patienten auf Leben und körperliche Integrität gem. Art. 2 Abs. 2 S. 1 GG, dessen Schutz dem Staat grundsätzlich obliegt. Für einen Eingriff genügt bereits eine Gefährdung.[64] Eine auf Substitution ärztlicher Tätigkeiten durch nichtärztliche Tätigkeiten gerichtete gesetzgeberische Regelung stellt mithin einen Eingriff in dieses Grundrecht dar.

bb)   Verfassungsrechtliche Rechtfertigung (Grundrechtschranken)

Ein Eingriff in das betroffene Schutzgut könnte jedoch gerechtfertigt sein. Der Schutzbereich des Art. 2 Abs. 2 S. 1 GG ist nämlich nicht schrankenlos gewähr-

---

63   Näheres zum anwendbaren Sorgfaltsmaßstab bei einer Substitution s. unten, S. 191ff.; vgl. ferner *Ratzel*, ZMGR 2008, 186 (196), der ebenfalls eine Absenkung des Facharztstandards befürchtet.

64   In dem Zusammenhang vgl. auch *Spickhoff/Seibl*, MedR 2008, 463 (472); zur Einstufung einer Risikoerhöhung oder einer Gefährdung als Eingriff s. ferner Sachs/*ders.*, GG, Art. 2 Rn. 175ff.; allgemein zur qualifizierten Schutzpflicht des Staates aus Art. 2 Abs. 2 S. 1 GG vgl. *Michael/Morlok*, Grundrechte, Rn. 160.

leistet, sondern unterliegt einem einfachen Gesetzesvorbehalt in S. 3. Im Falle der verfassungsrechtlichen Rechtfertigung verletzt die Regelung der Substitution ärztlicher Leistungen nicht das Grundrecht aus Art. 2 Abs. 2 S. 1 GG.

Zur verfassungsrechtlichen Rechtfertigung des Eingriffs bedarf es eines Gesetzes, das den Anforderungen des Art. 2 Abs. 2 S. 3 GG gerecht wird. Obwohl der Gesetzeswortlaut (»aufgrund eines Gesetzes«) lediglich ein materielles Gesetz verlangt, ist dafür wegen der Bedeutung des Grundrechtes in Verbindung mit der Wesentlichkeitslehre[65] und dem Parlamentsvorbehalt[66] des Bundesverfassungsgerichts dennoch ein förmliches Gesetz notwendig.[67] Ein solches kann das Recht aus Art. 2 Abs. 2 S. 1 GG unmittelbar beschränken.[68] Dieses Gesetz müsste in formeller Hinsicht verfahrens- und kompetenzgemäß zu Stande gekommen sein und in materieller Hinsicht verhältnismäßig in das Recht auf Leben und körperliche Unversehrtheit von Patienten eingreifen.[69]

(a)   Formelle Verfassungsmäßigkeit

(aa)   Gesetzgebungszuständigkeit

Das kompetenzgemäße Zustandekommen eines Gesetzes setzt die Zuständigkeit des Gesetzgebers voraus. Fraglich ist, ob die Gesetzgebungszuständigkeit zur Regelung einer Substitution ärztlicher Leistungen im Sinne der »Ausübung ursprünglich ärztlicher (heilkundlicher) Tätigkeiten durch nichtärztliches Personal als dessen eigene Aufgabe« dem Bund oder den Ländern zukommt.

Grundsätzlich sind die Länder gem. Art. 70 Abs. 1 GG zur Gesetzgebung berufen. Etwas anderes kann sich jedoch aufgrund der ausschließlichen oder konkurrierenden Gesetzgebungskompetenz des Bundes gem. Art. 71 ff. GG ergeben. Gesetzgebungskompetenzen des Bundes mit Bezug zum Gesundheitswesen folgen aus Art. 74 Abs. 1 Nr. 11, 12, 19, 19a und 26 GG. Es besteht jedoch keine generelle Gesetzgebungskompetenz des Bundes für das Gesundheitswesen.[70] Die Zuständigkeit zur Bundesgesetzgebung beschränkt sich vielmehr auf die aus-

65   BVerfGE 33, 125 (158) u. 303 (337); 34, 52 (60) u. 165 (192f.); 40, 237 (249); 45, 400 (417); 47, 46 (78f.); 49, 89 (126ff.); 57, 295 (327); 61, 260 (275); 76, 1 (74f.); 83, 130 (142, 152).
66   BVerfGE 104 (151, 208) = NJW 2002, 1559; *BVerfG*, NJW 2008, 2018; vgl. Epping/Hillgruber/*Huster/Rux*, GG Art. 20 Rn. 96 mwN.
67   Vgl. BVerfGE 22, 219; 109, 157; *VGH Mannheim*, DÖV 1979, 339; jeweils mwN Epping/Hillgruber/*Lang*, GG Art. 2 Rn. 68; Sodan/*Sodan*, GG Art. 2 Rn. 30; Hömig/*Antoni*, GG Art. 2 Rn. 14.
68   S. Epping/Hillgruber/*Lang*, GG Art. 2 Rn. 68.
69   Allgemein zum einfachen Gesetzesvorbehalt z. B. *Pieroth/Schlink*, Grundrechte, Rn. 264.
70   Vgl. *BVerfG*, NJW 1972, 1504ff.

drücklich benannten Bereiche. In den übrigen Fällen verbleibt es nach der Systematik des Grundgesetzes grundsätzlich bei der Kompetenz der Länder, Art. 70 GG.

(aaa) Bundeskompetenz gem. Art. 74 Abs. 1 Nr. 19 GG

Eine mögliche Kompetenz des Bundes für die Regelung einer Substitution ärztlicher Leistung findet sich in Art. 74 Abs. 1 Nr. 19, der die »Zulassung zu ärztlichen und anderen Heilberufen« betrifft. Besteht hiernach eine Kompetenz des Bundes, die Substitution zu regeln, und macht er von dieser Gebrauch, verdrängt er die grundsätzliche Gesetzgebungszuständigkeit der Länder, Art. 72 GG (konkurrierende Gesetzgebung). Dafür müsste das grundrechtsbeschränkende Gesetz zum einen »ärztliche« oder »andere Heilberufe« betreffen und zum anderen Aspekte der »Zulassung« der entsprechenden Berufsgruppe regeln.

Die Substitution ärztlicher Leistungen betrifft einerseits das ärztliche Personal, zugleich aber auch das nichtärztliche Personal, das an Stelle des ärztlichen Personals zur Ausübung ursprünglich ärztlicher Tätigkeiten eingesetzt werden soll. Da den nichtärztlichen Berufsgruppen neue Tätigkeiten zugewiesen werden, entfaltet die Regelung ihnen gegenüber die intensivsten Auswirkungen. Fraglich ist, weil eine Einordnung unter den Begriff der »ärztlichen Heilberufe« schon begriffsnotwendig ausscheidet, ob sie sich unter den Begriff »anderer Heilberufe« subsumieren lassen. Letzteres ergibt sich aus dem Wesen der Substitution, anstelle der Ärzteschaft auch in der Heilkundeausübung tätig zu werden. Denn hierin liegt ein Schwerpunkt der »neuen« Tätigkeit. Dafür spricht ferner, dass der Heilberufsbegriff durchgängig weit ausgelegt wird[71] und dabei auch sog. Heilhilfsberufe wie beispielsweise Altenpfleger umfasst.[72] Das nichtärztliche Substitutionspersonal fällt also unter den Begriff der »anderen Heilberufe«.

Für eine Gesetzgebungskompetenz des Bundes gem. Art. 74 Abs. 1 Nr. 19 GG müsste es sich bei der Substitution ferner um eine Frage der »Zulassung« zu der entsprechenden Berufsgruppe handeln. Hierunter sind die Vorschriften zu verstehen, die sich auf die Erteilung, Rücknahme und den Verlust der Befugnis zur Berufsausübung beziehen,[73] außerdem auch die Regelung des Prüfungswesens, der Ausbildung und der Festlegung der schulischen Voraussetzungen für

---

71 S. *BVerfG*, NJW 2003, 41; Epping/Hillgruber/*Seiler*, GG Art. 74 Rn. 71 mwN.
72 S. *BVerfG*, NJW 2003, 41 ff., vgl. auch Jarass/*Pieroth*, GG Art. 74 Rn. 51.
73 S. BVerfGE 4, 74 (83); 7, 18 (25); 17, 287 (292); 33, 125 (154f.).; vgl. Jarass/*Pieroth*, GG Art. 74 Rn. 50; v. Mangoldt/Klein/Starck/*Oeter*, GG Art. 74 Rn. 136.

den allgemeinen Zugang zur Ausbildung.[74] Dagegen fallen konkrete Ausbildungszugangsregelungen nicht hierunter, ebenso wenig Vorschriften zur reinen Berufsausübung. Letztere sind damit regelmäßig Sache der Länder.[75]

Die infolge der Substitution bewirkte Verschiebung ursprünglich ärztlicher Tätigkeiten auf nichtärztliches Personal hat primär berufsausübungsregelnde Konsequenz, da das Tätigkeitsfeld der eingesetzten nichtärztlichen Kräfte erweitert wird. Auch bei Betrachtung der Auswirkungen auf den ärztlichen Beruf, ergibt sich – wenn überhaupt – eine berufsausübungsregelnde Tendenz. Denn nicht etwa die Zulassung im Sinne der Erteilung, Rücknahme oder des Verlusts der Berufsausübungsbefugnis wird tangiert, sondern allenfalls der Aufgabenbereich der entsprechenden Person verändert. Dies spricht zunächst für eine Gesetzgebungszuständigkeit der Länder, da der direkte Wortlaut von Art. 74 Abs. 1 Nr. 1 GG nicht erfüllt ist.

(bbb) Bundeskompetenz kraft Sachzusammenhangs bzw. Annexkompetenz

Gleichwohl kommt eine Bundesgesetzgebungskompetenz in Betracht. Dazu bestehen zwei mögliche Begründungsansätze.

(α) Bundeskompetenz kraft Sachzusammenhangs

Dem Bund muss im Rahmen der Zulassung des nichtärztlichen Personals auch die Regelung derjenigen Voraussetzungen möglich sein, die für die Aufnahme der Ausbildung zu den neuen Tätigkeiten zu erfüllen sind und zur weiteren Berufsausübung verlangt werden. Zu der Regelung der Zulassung gehört bei dieser Betrachtungsweise daher auch die Festlegung der Erfordernisse, die einen Bewerber qualifizieren, um die entsprechende Ausbildung auf- oder die Tätigkeiten zu übernehmen.[76] Diese Aspekte, die nicht nur Voraussetzungen der Berufszulassung sondern ebenso der Berufsausübung betreffen, sind also miteinander verzahnt.[77] Der *Sachzusammenhang*[78] gebietet daher eine einheitliche Regelung

---

74 S. BVerfGE 106, 62/129ff.; BVerwGE 61, 169/174f.; BAGE 35, 173/176; vgl. Jarass/*Pieroth*, GG Art. 74 Rn. 50; zustimmend ferner *Schnitzler*, Das Recht der Heilberufe, S. 191f.
75 Vgl. *BVerfG*, NJW 1972, 1504ff; Sodan/*Haratsch*, GG Art. 74 Rn. 35.
76 Vgl. *Pitz*, Medizinalpersonal, S. 184f.
77 Vgl. hierzu auch *Neupert*, MedR 2004, 134 (137), der auf das Apothekenurteil des BVerfG und die darin ebenfalls im Hinblick auf Art. 74 Abs. 1 Nr. 19 GG erlangte Kenntnis über die unzertrennliche Einheit von Berufswahl und Berufsausübung verweist.

der miteinander verknüpften Fragen.[79] Dementsprechend nahm das BVerfG in seinem Urteil zum Altenpflegegesetz an, dass die Kompetenz des Bundes aus Art. 74 Abs. 1 Nr. 19 GG sowohl den Zugang zu der Ausbildungsstätte als auch das Wesen der Ausbildung selbst und die Prüfung umfasse. Nur so sei die Gewährleistung eines bestimmten standardisierten fachlichen Niveaus der neu eingesetzten nichtärztlichen Heilkundeausübenden möglich.[80]

Die Grundentscheidung der Verfassung darf zwar auf solche Weise nicht dahin verkehrt werden, trotz des klaren Wortlauts des Art. 74 Abs. 1 Nr. 19 GG stets eine Bundeskompetenz anzunehmen. Eine solche besteht allerdings für die Zulassung selbst oder in den Fällen, in denen weiterführende Regelungen für die Zulassung erforderlich sind, also ein zwingender Zusammenhang mit der Zulassung besteht. Die durch Substitution bewirkte Aufgabenerweiterung des nichtärztlichen Pflegepersonals steht in solch einem notwendigen Zusammenhang zur Zulassung. Sie und ihre Regelung hängen nämlich davon ab, dass die der Aufgabenerweiterung entsprechenden Qualifikationsanforderungen erfüllt sind bzw. nach der Ausbildung erfüllt sein können, um dem nichtärztlichen Pflegepersonal den Berufszugang zu gewähren. Diese Qualifikationsanforderungen beeinflussen also sowohl die Voraussetzungen der Zulassung als auch der Berufsausübung. Aufgrund des untrennbaren Sachzusammenhangs betrifft eine Substitutionsregelung daher stets zugleich beide Bereiche. Danach kann eine Bundeskompetenz zur Regelung der Substitution kraft Sachzusammenhangs zu Art. 74 Abs. 1 Nr. 19 GG bejaht werden.

(β) Annexkompetenz

Ein weiterer Begründungsansatz für die Gesetzgebungszuständigkeit des Bundes kann u. U. auch in einer sog. »*Annexkompetenz*« gesehen werden. Davon spricht man, wenn die Berufsausübung von einer Spezialmaterie, wie beispielsweise dem Sozialversicherungsrecht, derart überlagert wird, dass es zwingend einer bundeseinheitlichen Regelung bedarf.[81] Die Gesetzgebungskompetenz für die Sozialversicherung kommt dem Bund gem. Art. 74 Abs. 1 Nr. 12 GG zu. Wird

---

78   Zu den ungeschriebenen Kompetenzarten (»aus der Natur der Sache«, »kraft Sachzusammenhanges« und »Annex-Kompetenz«) im Allgemeinen s. BVerfGE 98, 265 (299); vgl. ferner z. B. v. Mangoldt/Klein/Starck/*Rozek*, GG Art. 70 Rn. 38ff.; Schmidt-Bleibtreu/Hofmann/Hopfau/*Sannwald*, GG, Vorb. v. Art. 70 Rn. 20ff.

79   Sodan/*Haratsch*, GG Art. 72 Rn. 3 spricht von der «konkurrierenden Sachzusammenhangskompetenz".

80   *BVerfG*, NJW 2003, 41ff.

81   Vgl. *Ratzel*, ZMGR 2008, 186 (194) mwN; zu der Annexkompetenz zu einer konkurrierenden Bundesgesetzgebungskompetenz Sodan/*Haratsch*, GG Art. 72 Rn. 3.

eine Regelung der Substitution aufgrund ihrer vermuteten positiven wirtschaftlichen Auswirkungen und der mit ihr einhergehenden Steigerung der Arbeitseffizienz Gegenstand des Rechts der gesetzlichen Krankenversicherung, rückt die Materie des GKV-Rechts in den Vordergrund. Die Substitution bildet dann auch einen Bestandteil der Sozialversicherung i.S.v. Art. 74 Abs. 1 Nr. 12 GG,[82] da die Sozialversicherung als »weitgefasster verfassungsrechtlicher Gestaltungsbegriff«[83] zu verstehen ist. Es lässt sich also bei Einführung der Substitution auf dem GKV-Sektor, falls es hierfür einer einheitlichen Regelung bedarf, eine Bundesgesetzgebungskompetenz insoweit auch auf den Zusammenhang zu Art. 74 Abs. 1 Nr. 12 GG stützen. Eine solche allgemeine Regelung wäre geboten, wenn eine Verbesserung des Gesamtversorgungssystems verfolgt würde. Sofern die Einführung der Substitution auf dem GKV-Sektor speziellen sozialversicherungsrechtlichen Zielen (wie etwa der Qualitätssicherung und der Wirtschaftlichkeit) diente, würde der betroffene Sektor in den Vordergrund rücken und eine, allein im Hinblick auf den ausschließlichen Gegenstand der »Berufsausübung« bestehende, Länderkompetenz überlagern.[84] Somit lässt sich eine Bundesgesetzgebungskompetenz auch durch eine solche Annexkompetenz begründen.

(ccc) Ergebnis

Eine Regelung der Substitution ärztlicher Leistungen ist damit zum einen deshalb Sache des Bundes, weil sie zwingende Bezüge zur Berufszulassung gem. Art. 74 Abs. 1 Nr. 19 GG aufweist. Sie fällt zum anderen in die Bundeskompetenz, wenn sie im funktionellen Zusammenhang zu einer Spezialmaterie wie der des Sozialversicherungsrechts gem. Art. 74 Abs. 1 Nr. 12 GG steht.[85]

Zwar käme den Ländern im Rahmen der konkurrierenden Gesetzgebung, sofern der Bund hiervon keinen Gebrauch macht, grundsätzlich die Gesetzge-

---

82 Vgl. zur Gesetzgebungszuständigkeit des Bundes für Regelungen zur Sozialversicherung ferner auch BR-Drs. 718/07, S. 102.

83 BVerfGE 75, 108, 146 f.; 88, 203, 313f fasst darunter alles, was sich der Sache nach als Sozialversicherung darstellt.

84 Diese Gesetzgebungskompetenz des Bundes für den GKV-Sektor als Teil der Sozialversicherung wird teilweise dennoch nicht als Annexkompetenz, sondern als Kompetenz kraft Sachzusammenhangs gesehen, vgl. *Ratzel*, ZMGR 2008, 186 (195); *Engelmann*, GesR 2004, 113 (117) mwN. Maßgeblich ist jedoch allein, dass der Kompetenztitel des Bundes aus Art. 74 Abs. 1 Nr. 12 GG nur dort trägt, wo spezielle sozialversicherungsrechtliche Ziele berührt werden. Für reine Berufsausübungsregeln ohne zwingenden Bezug zur Funktionsfähigkeit der GKV gilt hingegen, dass keine Bundes-, sondern eine Landesgesetzgebungskompetenz besteht, s. auch *Ratzel*, ZMGR 2008, 186 (195).

85 So i. E. auch *Bonvie*, in: *Jorzig u.a.*, Delegation und Substitution, S. 23.

bungszuständigkeit zu. Jedoch folgt aus der unzertrennlichen Verbindung von Berufsausübung und Berufszugang, dass deswegen und aufgrund der Bedeutung und Wesentlichkeit dieser Materie eine bundeseinheitliche Regelung geboten ist. Auf den Nachweis der Erforderlichkeit einer bundeseinheitlichen Regelung gem. Art. 72 Abs. 2 GG kommt es daher nicht an. Die Regelung fällt unter die Kernkompetenz[86] des Bundes.

(bb)   Gesetzgebungsverfahren und Form

In formeller Hinsicht bedarf es zu der Rechtfertigung des vorliegenden Grundrechtseingriffs in Art. 2 Abs. 2 S. 1 GG durch die Einführung der Substitution mithin eines gem. Artt. 76 ff. GG verfahrensgemäß zustande gekommenen *Bundes*gesetzes.

(b)   Materielle Verfassungsmäßigkeit

(aa)   Verhältnismäßigkeit

Ein die Substitution regelndes Gesetz müsste ferner *verhältnismäßig* in das Recht des Patienten auf Leben und körperliche Unversehrtheit eingreifen.[87] Es setzt voraus, dass der Eingriff einen legitimen Zweck verfolgt und geeignet und erforderlich ist, um dieses Ziel angemessen zu erreichen.[88]

Der verfolgte Zweck läge darin, Organisation und Aufgabenteilung innerhalb der medizinischen Versorgung zu verbessern, indem nichtärztliche Gesundheitsberufe stärker in die Gesundheitsversorgung einbezogen würden. Dazu dient insbesondere die Erweiterung der Kompetenz des nichtärztlichen Fachpersonals, das als eigenständiger Leistungserbringer mehr Eigenverantwortung übernehmen und somit Ärzte in ihren Tätigkeiten unterstützen, vor allem entlasten, könnte. Gleichzeitig fördert dies ein funktionierendes und finanzierbares Gesundheitssystem. Auch insofern kann von einem *legitimen Zweck* ausgegangen werden.

---

86   S. Sodan/*Haratsch*, GG Art. 72 Rn. 4ff.
87   Allgemein zur Verhältnismäßigkeitsprüfung im Rahmen der materiellen Rechtfertigung von Grundrechtsbeschränkungen s. *Michael/Morlok*, Grundrechte, Rn. 605ff.
88   Vgl. hierzu sachlich etwa BVerfGE 30, 292 (316); 92, 277 (362f.); 67, 157 (173); 110, 141 (164ff.); ferner *Pieroth/Schlink*, Grundrechte, Rn. 280ff., 289ff.; Sachs/*ders.*, GG, Art. 20 Rn. 149ff.; Schmidt-Bleibtreu/*Hofmann*/Hopfau, GG, Art. 20 Rn. 73f; v. Mangoldt/Klein/Starck/*Sommermann*, GG Art. 20 Rn. 312.

Der Eingriff ist *geeignet*, wenn er dem vorgesehenen Zweck als solchem dient, ihn also in irgendeiner Weise fördert.[89] Die Übertragung ärztlicher heilkundlicher Tätigkeit durch Substitution entlastet die unter Personalmangel leidende Ärzteschaft, sodass der Eingriff für diesen Zweck geeignet ist. Zudem wird das weitere Ziel einer stärkeren Einbeziehung nichtärztlicher Gesundheitsberufe in die Krankenversorgung durch den Eingriff ebenfalls gefördert. Daraus folgt für die Betreffenden eine größere Eigenverantwortung, bestenfalls die Stellung als eigenständiger Leistungserbringer. Beide Zwecke dienen gemeinsam zusätzlich den Fernzielen der verbesserten Organisation und Aufgabenverteilung in der medizinischen Versorgung, die ein funktionelles und finanzierbares Gesundheitssystem gewährleisten. Damit lässt sich insgesamt die Geeignetheit des Eingriffs für die genannten Zwecke feststellen.

Erforderlich ist ein Mittel, wenn kein milderes, also grundrechtsschonenderes Mittel gleicher Effektivität zur Erreichung der wesentlichen Zwecke existiert.[90] Alternative mildere Mittel gegenüber der Substitution könnten die Delegation oder Assistenz darstellen. Beides wäre zwar auch zur Arztentlastung und -unterstützung geeignet, aber weniger effektiv. Im Rahmen der Delegation und Assistenz bleibt der Arzt nämlich anweisende, überwachende und verantwortliche Instanz, während diese Funktionen bei der Substitution entfallen, so dass der Arzt in stärkerem Maße entlastet wird. Die nichtärztlichen Gesundheitsberufe würden bei der Delegation und Assistenz zudem auch nur schwächer als bei der Substitution miteinbezogen. Delegation und Assistenz fördern keine Kompetenerzweiterung der Heilkunde wie die Substitution. Beide Arbeitsteilungsformen sind im Hinblick auf die Arztentlastung und die Kompetenzerweiterung des nichtärztlichen Personals also weniger effektiv als die Substitution. Der Eingriff durch Substitution ist zur Erreichung der wesentlichen Zwecke des Gesetzes mithin *erforderlich*.

Fraglich bleibt die *Angemessenheit*, also die Frage nach der Bewertung des Eingriffs im Verhältnis zu dem von ihm verfolgten Zweck.[91] Die Antwort erfordert eine Abwägung zwischen den von Eingriff und Zweck betroffenen und miteinander kollidierenden Interessen und Gütern, wobei auch der Grad der Betroffenheit bzw. Beeinträchtigung und der Interessen- bzw. Gütergefährdung be-

---

89 Zur Geeignetheit vgl. *Michael/Morlok*, Grundrechte, Rn. 619; Sachs/*ders.*, GG, Art. 20 Rn. 150f.

90 Zur Erforderlichkeit vgl. *Michael/Morlok*, Grundrechte, Rn. 620; *Pieroth/Schlink*, Grundrechte, Rn. 295 (hier »Notwendigkeit«).

91 Zur Angemessenheit bzw. Verhältnismäßigkeit i.e.S. vgl. *Michael/Morlok*, Grundrechte, Rn. 623ff.; *Pieroth/Schlink*, Grundrechte, Rn. 299ff.; Sachs/*ders.*, GG, Art. 20 Rn. 154ff. (-»Proportionalität«).

rücksichtigt werden muss.[92] Der verfolgte Zweck, eine Verbesserung des medizinischen Versorgungssystems durch Arztentlastung, eine verbesserte Aufgabenverteilung und Förderung der Selbstständigkeit und Eigenverantwortung der nichtärztlichen Gesundheitsberufe, dient in vielfacher Hinsicht dem Allgemeinwohl, gleichzeitig auch den einzelnen betroffenen Berufsgruppen. Auf der anderen Seite muss beachtet werden, dass der Eingriff das Recht auf Leben und körperliche Unversehrtheit aus Art. 2 Abs. 2 S. 1 GG weder final noch direkt in seinem Kernbereich beeinträchtigt. Eine Substitution führt zwar zu einer Absenkung des Facharztstandards und erhöht so mittelbar das Risiko der Verletzung von Leib und Leben der Patienten. Der Grad dieser Risikoerhöhung hängt aber von dem nach der Substitution angelegten Qualifikationsmaßstab ab.[93] Ohne nähere Betrachtung der konkret aufgestellten Anforderungen lässt sich daher an dieser Stelle keine endgültige Abwägung durchführen. Das lediglich peripher betroffene Grundrecht und demgegenüber stehende Zwecke des Allgemeinwohls und einzelner Berufsgruppen deuten aber eher darauf hin, die Eingriff/Zweck-Relation als angemessen zu beurteilen. Eine abschließende Bewertung kann gleichwohl erst nach näherer Betrachtung der konkreten Beschaffenheit des Eingriffs(-mittels) erfolgen.[94]

(bb)   Sonstige verfassungsrechtliche Garantien

In materieller Hinsicht müssen ferner allgemeine Vorgaben für grundrechtsbeschränkende Gesetze eingehalten werden. Es handelt sich um das Verbot des Einzelfallgesetzes (Art. 19 Abs. 1 S. 1 GG), die Wesensgehaltgarantie (Art. 19 Abs. 2 GG) sowie die Einhaltung des Bestimmtheitsgrundsatzes[95]. Demnach muss das Gesetz allgemein gelten, darf das Grundrecht nicht in seinem Wesensgehalt antasten und muss hinreichend bestimmt gefasst werden.

Die abschließende Bewertung auch dieser Aspekte kann ebenfalls erst nach näherer Betrachtung des Tatbestands erfolgen.[96]

---

92   Vgl. *Michael/Morlok*, Grundrechte, Rn. 626; *Pieroth/Schlink*, Grundrechte, Rn. 299ff.; Sachs/*ders.*, GG, Art. 20 Rn. 155ff.

93   So auch *Bonvie*, in: *Jorzig u.a.*, Delegation und Substitution, S. 23 – hier zur Substitution im Rahmen von § 63 Abs. 3c SGB V.

94   S. hierzu exemplarisch die Beurteilung der Angemessenheit des grundrechtlichen Eingriffs durch die Regelung in § 63 Abs. 3c SGB V, S. 141ff.

95   Hergeleitet aus dem Rechtsstaatsprinzip, findet der Bestimmtheitsgrundsatz in Form spezellerer Regelungen in Artt. 80 Abs. 1 S. 2; 103 Abs. 2 GG Ausdruck.

96   S. hierzu exemplarisch die Beurteilung der Wahrung sonstiger verfassungsrechtlicher Garantien durch die Regelung in § 63 Abs. 3c SGB V, S. 145ff.

cc)	Zwischenergebnis zu Verletzung von Art. 2 Abs. 2 S. 1 GG

Die gesetzliche Einführung einer Substitution ärztlicher Tätigkeit stellt einen Eingriff in den Schutzbereich des Art. 2 Abs. 2 S. 1 GG dar. Ein solcher könnte jedoch durch ein formell verfassungsgemäßes, förmliches Bundesgesetz verfassungsrechtlich gerechtfertigt sein, sofern es der konkreten Ausgestaltung nach auch materiell verfassungsgemäß ist. Dazu muss an späterer Stelle noch untersucht werden,[97] ob das entsprechende Gesetz die erforderliche Qualifikation des Personals gewährleistet und die sonstigen verfassungsrechtlichen Garantien nicht verletzt.

b)	Recht der Patienten auf informationelle Selbstbestimmung gem. Artt. 1 Abs. 1, 2 Abs. 1 GG

Eine Substitution begegnet ferner datenschutzrechtlichen Bedenken.[98] Sie könnte in das Recht der Patienten auf informationelle Selbstbestimmung eingreifen. Ein Eingriff in den grundrechtlichen Schutzbereich besteht bei unbefugter Erhebung, Speicherung, Verwendung und Weitergabe von personenbezogenen Daten.[99] Davon wäre also auszugehen, wenn das Pflegepersonal im Rahmen seiner neuen Aufgaben Patientendaten erheben, speichern und weitergeben müsste, ohne hierzu berechtigt zu sein. Eine entsprechende Berechtigung kann im Rahmen eines Behandlungsverhältnisses jedoch grundsätzlich bei bestehender Schweigepflicht des Behandelnden angenommen werden. Denn das Rechtsverhältnis zwischen Patient und Behandler sieht einen ausschließlich auf den Behandlungszweck gerichteten Umgang mit den Daten vor.[100] In einen solchen Datenerhebungsvorgang, der unter Geltung der Schweigepflicht steht, willigt der Patient regelmäßig konkludent durch Eingehung des Behandlungsverhältnisses ein, sodass bereits die Grundrechtsbeeinträchtigung entfällt.

Teilweise geht man jedoch offenbar davon aus, das Pflegepersonal unterliege im Gegensatz zum Arzt[101] keiner gesetzlichen Schweigepflicht. Damit würde zugleich die Ermächtigung für die Erhebung, Speicherung sowie Weitergabe von Daten fehlen.[102] Dem ist jedoch entgegenzuhalten, dass auch für das Pflegeper-

---

97	S. dazu exemplarisch die dahingehende Beurteilung der Regelung in § 63 Abs. 3c SGB V, S. 141ff.
98	Vgl. *Roters*, ZMGR 2009, 171 (173), der das Problem aufwirft ohne es zu behandeln.
99	BVerfGE 65, 1 (43); 67, 100 (143); 84, 239 (279).
100	*Quaas/Zuck,* Medizinrecht, § 12 Rn. 62.
101	Vgl. zur ärztlichen Schweigepflicht im Einzelnen *Quaas/Zuck,* Medizinrecht, § 12 Rn. 62ff.
102	So *Roters*, ZMGR 2009, 171 (173).

sonal als »Angehörige eines anderen Heilberufes« i.S.d. § 203 Abs. 1 Nr. 1 Var. 5 StGB die Schweigepflicht gilt, also nichtärztliches medizinisches Personal wie z. B. Kranken- und Altenpflegepersonal in gleicher Weise trifft wie den Arzt.[103] Ausdruck findet diese Betrachtungsweise zudem im Zeugnisverweigerungsrecht gem. §§ 53, 53a StPO und § 383 Abs. 1 Nr. 6 ZPO, sofern die Tätigkeit des Gehilfen in einem inneren Zusammenhang zur ärztlichen Behandlung steht.[104]

Die Ermächtigung des Arztes zur Erhebung und Speicherung von Daten ergibt sich im Übrigen nicht allein aus seiner Schweigepflicht, sondern ferner aus deren Zusammenspiel mit dem Charakter der ärztlichen Tätigkeit in Form der Befunderhebung und Diagnose sowie anderen zur Feststellung von Krankheiten und Leiden geeigneten und erforderlichen Maßnahmen, die naturgemäß sämtlich eine Datenerhebung zum Gegenstand haben. Sie sind wesentlicher Gegenstand der ärztlichen Behandlung und Ausübung von Heilkunde und in dem Zusammenhang nicht hinwegzudenken, sodass die Datenerhebung grundsätzlich im Patienteninteresse liegt. Deshalb enthält die Eingehung des Behandlungsverhältnisses grundsätzlich eine konkludente Einwilligung des Patienten. Eine dementsprechende Datenerhebung würde also berechtigt erfolgen.

Nimmt man eine Ermächtigung des Pflegepersonals zur Datenerhebung nicht bereits wegen des Zusammenhangs seiner Hilfstätigkeiten zu der ärztlichen Heilbehandlung an, so wird man sie jedenfalls dann nicht anzweifeln können, wenn das Tätigkeitsfeld der nichtärztlichen Berufsgruppe durch Substitution entsprechend modifiziert wird. Dann gehörten die Erhebung und Speicherung von Patientendaten zu der von ihr selbstständig verrichteten Ausübung von Heilkunde. Eine Schweigepflicht würde das Pflegepersonal dann erst recht treffen. Die Datenerhebung wäre in diesem Falle von der Patienteneinwilligung nicht weniger gedeckt als bei ärztlicher Ausübung, so dass wiederum ein Grundrechtseingriff entfiele. Bedenken hinsichtlich der Beeinträchtigung des informationellen Selbstbestimmungsrechts des Patienten aus Art. 1 Abs. 1, Art. 2 Abs. 1 GG durch den Einsatz des Pflegepersonals bei der Substitution sind daher unbegründet.

103 Heintschel-Heinegg/*Weidemann*, StGB § 203 Rn. 15; MünchKomm/*Cierniak*, StGB § 203 Rn. 31.
104 Vgl. *OLG Oldenburg*, NJW 1982, 2615 (2616); *OLG Hamm*, NStZ 2010, 164.

c)   Recht des Arztes auf Berufsfreiheit gem. Art. 12 Abs. 1 GG

aa)   Schutzbereich und Eingriff

Ein weiteres möglicherweise betroffenes Grundrecht stellt das Recht des Arztes auf Berufsfreiheit gem. Art. 12 Abs. 1 GG dar. Als dessen Bestandteil kommt eine Beschränkung der ärztlichen Berufsausübung in Betracht. Dem Arzt würden nämlich bestimmte Tätigkeits- und Kompetenzbereiche abgenommen, die im Rahmen einer Aufgabenumverteilung anderen Berufsgruppen zugeschrieben würden, insbesondere im Bereich der »selbstständigen Heilkundeausübung«. Diese Ausübung von Heilkunde bildet einen Kernbereich ärztlicher Tätigkeit und prägt damit das Berufsbild des Arztes, was auch durch den Arztvorbehalt in § 1 HeilpraktG deutlich wird. Würde dem Arzt ein Teil genommen, veränderte man das bislang typische und wesentliche Feld seiner Berufsausübung und griffe somit in dessen Berufsfreiheit ein.

bb)   Verfassungsrechtliche Rechtfertigung (Grundrechtsschranke)

Das Grundrecht unterliegt allerdings einem Gesetzesvorbehalt, Art. 12 Abs. 1 S. 2 GG.[105] Der Grundrechtseingriff könnte mithin verfassungsrechtlich gerechtfertigt sein. Hierzu bedarf es wiederum in formeller Hinsicht eines verfahrens- und kompetenzgemäß zustande gekommenen Gesetzes. Für die gesetzliche Einführung der Substitution konnte die Gesetzgebungszuständigkeit des Bundes bereits festgestellt werden.[106] Die Möglichkeit, das Grundrecht einzuschränken, richtet sich in materieller Hinsicht nach der Verhältnismäßigkeit des entsprechenden Gesetzes. Im Rahmen der Verhältnismäßigkeit muss auch dieser Eingriff einen legitimen Zweck verfolgen und geeignet und erforderlich sein, um sein Ziel angemessen zu erreichen.[107] Die Anforderungen an die Grundrechtsschranke steigen dabei mit der Intensität des Eingriffs in die Berufsfreiheit. Man unterscheidet im Sinne der sog. Drei-Stufen-Theorie zwischen den Eingriffsstufen der Berufsausübungsregelungen (1. Stufe) sowie denjenigen der subjektiven (2. Stufe) und objektiven Berufszulassungsvoraussetzungen (3. Stufe).[108] Die

---

105 Auch wenn der Wortlaut anderes vermuten lässt, bezieht sich der Gesetzesvorbehalt nicht allein auf die Berufsausübung, sondern das gesamte einheitliche Grundrecht der Berufsfreiheit in all seinen Teilgarantien, da Berufswahl und Berufsausübung untrennbar zusammengehören vgl. Sodan/*Sodan*, GG Art. 12 Rn. 1 mwN BVerfGE 7, 377 (402).
106 S. oben, S. 34ff.
107 Vgl hierzu z. B. *Pieroth/Schlink*, Grundrechte, Rn. 289ff.; Sachs/*ders.*, GG, Art. 20 Rn. 149ff.
108 BVerfGE 7, 377, 405ff.

Stufenanforderungen beeinflussen die Verhältnismäßigkeitsprüfung.[109] Die hier betroffene 1. Stufe (Berufsausübungsregelungen) stellt die vergleichsweise geringsten Anforderungen an eine verfassungsrechtliche Rechtfertigung. Um den Anforderungen der Verhältnismäßigkeit zu genügen, bedürfen Eingriffe der ersten Stufe zur Rechtfertigung u.a. lediglich »hinreichender Gründe des *Gemeinwohls*«.[110]

Auch wenn man berücksichtigt, dass heilkundliche Tätigkeiten einen wesentlichen Kernbereich ärztlicher Tätigkeit ausmachen und dem ärztlichen Betätigungsfeld im Wege der Substitution entzogen werden, sind sowohl eine subjektive als auch eine objektive Berufszulassungsbeschränkung abzulehnen (2. und 3. Stufe). Durch die Veränderung des Tätigkeitsfeldes wird dem Arzt nicht die Möglichkeit des »Ob«, also die Freiheit der Berufswahl, genommen. Heilkundliche Tätigkeiten könnte man selbst dann noch ausüben, wenn alle denkbaren heilkundlichen Tätigkeiten im Sinne einer Substitution anderen Berufsgruppen »übertragen« würden. Dann könnte man denjenigen entsprechenden Beruf anstreben, dem diese Tätigkeiten nach der Substitution zugewiesen wurden. Unabhängig davon sollen dem Arzt aber keinesfalls alle Aufgaben entzogen werden.[111]

Ferner ist zu bedenken, dass das BVerfG die Gesundheitsversorgung der Bevölkerung[112] sowie die finanzielle Stabilität der gesetzlichen Krankenversicherung[113] als »überragend wichtig« anerkannt hat. Erst recht genügen diese Aspekte dann den Anforderungen, die an vernünftige Erwägungen des Gemeinwohls zu stellen sind. Sie gehen jedenfalls einer Berufsausübungsregelung vor. Hinzu kommen die durch eine Substitution ärztlicher Leistungen im Einzelnen geförderten Zwecke der Arbeitsumverteilung und Neuorganisation der Gesundheitsberufe. Diese sollen zu einer Optimierung des Gesamtleistungssystems – auch vor dem Hintergrund wirtschaftlicher Aspekte – führen, indem nichtärztliche Gesundheitsberufe stärker einbezogen und deren Kompetenzen erweitert werden. Ein entsprechendes Gesetz dient zugleich der Unterstützung und Entlastung der Ärzteschaft und somit der Funktionalität und Finanzierbarkeit des Gesundheitssystems.[114] Insgesamt liegt damit ein *legitimer* Zweck vor, der sich aus dem Gesichtspunkt vernünftiger Erwägungen des *Gemeinwohls* als zweckmäßig darstellt.

---

109 Vgl. Sodan/*Sodan*, GG Art. 12 Rn. 29.

110 BVerfGE 7, 377 (405f.); 16, 286 (297); 65, 116 (125); vgl. dazu Sodan/*Sodan*, GG Art. 12 Rn. 30; Sachs/*ders.*, GG, Art. 12 Rn. 126.

111 So auch *Bonvie,* in: *Jorzig u.a.*, Delegation und Substitution, S. 23 – hier zur Substitution im Rahmen von § 63 Abs. 3c SGB V.

112 BVerfGE 103, 172, 184 = NJW 2001, 1779, 1780; BVerfGE 78, 179, 192.

113 *BVerfG*, MedR 2001, 639.

114 S. oben, S. 39.

Die *Geeignetheit* der Übertragung ärztlicher heilkundlicher Tätigkeit durch Substitution zur Förderung der Zwecke sowie die Erforderlichkeit des Eingriffs konnten bereits bejaht werden.[115]

Die *Angemessenheit*, also die Frage nach der Bewertung des Eingriffs im Verhältnis zu dem von ihm verfolgten Zweck, erfordert eine Abwägung zwischen den von Eingriff und Zweck betroffenen und miteinander kollidierenden Interessen und Gütern. Dabei ist auch der Grad der Betroffenheit bzw. Beeinträchtigung und der Interessen- bzw. Gütergefährdung zu berücksichtigen.[116] Der – sowohl im Hinblick auf den Eingriff in Art. 2 Abs. 2 S. 1 GG als auch in Art. 12 Abs. 1 GG – verfolgte Zweck, eine Verbesserung des medizinischen Versorgungssystems durch Arztentlastung, verbesserte Aufgabenverteilung und Förderung der Selbstständigkeit und Eigenverantwortung der nichtärztlichen Gesundheitsberufe, dient in vielfacher Hinsicht dem Allgemeinwohl, gleichzeitig auch den betroffenen Berufsgruppen. Für den Eingriff in Art. 12 Abs. 1 GG muss beachtet werden, dass dieser nur die Berufsausübung und damit lediglich die erste Stufe der Berufsfreiheit der Ärzteschaft tangiert. Eine Bewertung der Angemessenheit hängt zwar grundsätzlich davon ab, wie sehr die Berufsausübungsfreiheit durch die Veränderung des Aufgabenfeldes betroffen wird. Eine Einführung der Substitution in bestimmten Bereichen würde dem Arzt aber niemals alle Tätigkeiten nehmen. Hinzukommt, dass Art. 12 Abs. 1 GG grundsätzlich keinen Schutz vor Konkurrenz bietet; er vermittelt keinen Anspruch »auf Erfolg im Wettbewerb und auf Sicherung künftiger Erwerbsmöglichkeiten«.[117]

Während also ein entsprechendes, die Substitution regelndes Gesetz vor allem die Förderung von Gemeinwohlinteressen bezweckt, greift es lediglich in die erste Stufe des Schutzbereichs von Art. 12 Abs. 1 GG ein, ohne diesen jedoch auszuhöhlen. Dieses Verhältnis, für sich allein betrachtet, ist regelmäßig als angemessene Eingriff/Zweck-Relation anzuerkennen. Darüber hinaus kann bei der Bewertung der Angemessenheit einer entsprechend konkreten Regelung davon ausgegangen werden, dass die Rechtfertigung eines Eingriffs in Art. 2 Abs. 2 S. 1 GG gleichzeitig die Rechtfertigung des Eingriffs in Art. 12 Abs. 1 GG bedeutet. Dies ergibt sich zum einen daraus, dass der Schutzbereich von Art. 12 Abs. 1 GG nur auf der ersten Stufe betroffen ist und die Rechtfertigungsanforderungen damit bereits insgesamt niedriger angelegt sind. Demgegenüber handelt es sich bei dem durch Art. 2 Abs. 2 S. 1 GG geschützten Rechtsgut um einen be-

---

115 S. oben, S. 40.
116 Vgl. *Michael/Morlok*, Grundrechte, Rn. 626; *Pieroth/Schlink*, Grundrechte, Rn. 299ff.; Sachs/*ders.*, GG, Art. 20 Rn. 154ff.
117 BVerfGE 105, 252 (273); BVerwGE 71, 183 (193), vgl. ferner *Jarass*/Pieroth, GG Art. 12 Rn.20 mwN zur Bedeutung von Art. 12 GG bei staatlicher Einwirkung auf den Wettbewerb.

sonders sensiblen Bereich, so dass an einen solchen Eingriff höhere Rechtfertigungsanforderungen zu stellen sind als die o.g. für den beschriebenen Eingriff in
Art. 12 Abs. 1 GG.

Bei Abwägung zwischen Eingriffszweck und Eingriffsintensität in Art. 12
Abs. 1 GG ist daher von der Angemessenheit dieser Relation und damit eines
solchen Gesetzes zur Substitution auszugehen. Eine abschließende Betrachtung
kann dennoch stets erst im Hinblick auf die konkrete Beschaffenheit des Ein-
griffs(-mittels) erfolgen.[118]

cc)   Zwischenergebnis zur Verletzung von Art. 12 Abs. 1 GG

Ein Eingriff in Art. 12 Abs. 1 GG durch die Substitution ärztlicher Tätigkeiten ist
bei entsprechender Ausgestaltung der Regelung verfassungsrechtlich gerechtfertigt. Das Grundrecht auf Berufsfreiheit der Ärzte stünde einer Substitution nicht
entgegen.

d)   Zwischenergebnis zur verfassungsrechtlichen Vereinbarkeit insgesamt

Die Substitution ärztlicher Leistungen verstößt nicht gegen das Recht auf informationelle Selbstbestimmung der Patienten gem. Artt. 1 Abs. 1, 2 Abs. 1 GG.
Sie greift aber in den Schutzbereich von Art. 2 Abs. 2 S. 1 GG (Recht der Patienten) und Art. 12 Abs. 1 GG (Recht der Ärzte) ein. Unter Einhaltung der Anforderungen an die Grundrechtsschranken (sog. Schranken-Schranken), also abhängig
von ihrer konkreten Ausgestaltung, ist die Substitution jedoch verfassungsrechtlich gerechtfertigt und damit verfassungskonform. Im Übrigen bestehen keine
grundrechtlichen Bedenken.

2.   Einfachgesetzliche Verstöße

Der Substitution ärztlicher Leistungen könnten ferner einfachgesetzliche Regelungen entgegenstehen.

---

118   S. dazu exemplarisch die Beurteilung der Angemessenheit des grundrechtlichen Eingriffs
      durch die Regelung in § 63 Abs. 3c SGB V, S. 141ff.

a)   Grundsatz des Arztvorbehaltes

Insoweit kommen in erster Linie solche Normen in Betracht, die den Grundsatz des Arztvorbehalts festschreiben. Dieser ist in verschiedenen Vorschriften enthalten und schreibt gewisse Tätigkeiten vorrangig, teils sogar ausschließlich der Ärzteschaft zu, sodass sich hieraus eine Wertungskollision mit der Substitution ergeben könnte.

aa)   Spezifisch geregelte Fälle

Der Arztvorbehalt wird gesetzlich lediglich für Einzelfälle angeordnet. Eine ausdrückliche Regelung findet sich in

- § 24 Infektionsschutzgesetz[119]
- §§ 218 ff. StGB[120]
- § 2 Abs. 1 Kastrationsgesetz[121]
- §§ 3 Abs.1 Nr. 3, 8 Abs. 1 S. 1 Nr. 4 und § 8 Abs. 2 Transplantationsgesetz[122]
- § 7 Abs. 2 Transfusionsgesetz[123]
- §§ 9, 11 Embryonenschutzgesetz[124]
- §§ 23 Nr. 5, 24 Abs. 3 Röntgenverordnung[125] (mit der Ausnahme gem. § 24 Abs. 2 Nr. 1 RöV für MTA i.S.d. § 1 Nr. 2 MTAG[126])

---

119 Gesetz zur Verhütung und Bekämpfung von Infektionskrankheiten beim Menschen vom 20.07.2000 (BGBl. I 2000, S. 1045), zuletzt geändert durch Art. 2a Gesetz zur Umsetzung der Dienstleistungs-Richtlinie im Gewerberecht und in weiteren Rechtsvorschriften vom 17.07.2009 (BGBl. I 2009, S. 2091).

120 Strafgesetzbuch (StGB) in der Fassung der Bekanntmachung vom 13.11.1998 (BGBl. I 1998, S. 3322), zuletzt geändert durch Art. 1 Gesetz zur Verbesserung und Bekämpfung von Geldwäsche und Steuerhinterziehung vom 28.04.2011 (BGBl. I 2011, S. 676).

121 Gesetz über die freiwillige Kastration und andere Behandlungsmethoden vom 15.08.1969 (BGBl. I 1969, S. 1143), zuletzt geändert durch Art. 85 FGG-Reformgesetz vom 17.12.2008 (BGBl. I 2008, S. 2586).

122 Gesetz über die Spende, Entnahme und Übertragung von Organen und Geweben (Transplantationsgesetz) in der Fassung der Bekanntmachung vom 04.09.2007 (BGBl. I 2007, S. 2206), zuletzt geändert durch Art. 3 Gesetz zur Änderung. arzneimittelrechtlicher und anderer Vorschriften vom 17.07.2009 (BGBl. I 2009, S. 1990).

123 Gesetz zur Regelung des Transfusionswesens in der Fassung der Bekanntmachung vom 28.08.2007 (BGBl. I 2007, S. 2169), zuletzt geändert durch Art. 12 Gesetz zur Änderung arzneimittelrechtlicher und anderer Vorschriften vom 17.07.2009 (BGBl. I 2009, S. 1990).

124 Gesetz zum Schutz von Embryonen vom 13.12.1990 (BGBl. I 1990, S. 2746), zuletzt geändert durch Art. 22 Achtes Euro-Einführungsgesetz vom 23.10.2001 (BGBl. I 2001, S. 2702).

- § 13 Abs. 1 Betäubungsmittelgesetz[127]
- §§ 40 Abs. 2 S. 1, Abs. 4 Nr. 3, 41 Abs. 1, 2 und §§ 48, 49 Arzneimittelgesetz[128]
- § 1 Abs. 1 Medizinprodukteverschreibungsverordnung[129]
- §§ 20 Abs. 1 Nr. 2, Abs. 4 Nr. 4, 21 Nr. 3 Medizinproduktegesetz[130]
- § 41 Abs. 6 Strahlenschutzverordnung[131].[132]

Die gesetzliche Anordnung des Arztvorbehalts unterstreicht die Bedeutung der dort genannten Tätigkeiten. Deren Gefahrträchtigkeit erfordert unter anderem, dass in diesen Bereichen ein Vorgehen mit wissenschaftlich gesicherten medizinischen Kenntnissen gewährleistet ist.[133] Zu dem Zweck werden sie einem Arztvorbehalt unterstellt. Die spezielle gesetzliche Anordnung des Arztvorbehalts für bestimmte Tätigkeiten lässt darauf schließen, dass diese Tätigkeiten aufgrund ihrer Wichtigkeit und Gefahrträchtigkeit grundsätzlich nicht einer Substitution durch Leistungen nichtärztlichen Personals zugänglich sind.

125 Verordnung über den Schutz vor Schäden durch Röntgenstrahlen (RöV) in der Fassung der Bekanntmachung vom 30.04.2003 (BGBl. I 2003, S. 604).
126 Gesetz über technische Assistenten in der Medizin vom 02.08.1993 (BGBl. I 1993, S. 1402) zuletzt geändert durch Gesetz zur Umsetzung der Richtlinie 2005/36/EG des Europäischen Parlaments und des Rates über die Anerkennung von Berufsqualifikationen der Heilberufe vom 02.12.2007 (BGBl. I 2007, S. 2686, 2729).
127 Gesetz über den Verkehr mit Betäubungsmitteln in der Fassung der Bekanntmachung vom 01.03.1994 (BGBl. I 1994, S. 358) zuletzt geändert durch Art. 6 Arzneimittelmarktneuordnungsgesetz vom 22.12.2010 (BGBl. I 2010, 2262).
128 Gesetz über den Verkehr mit Arzneimitteln in der Fassung der Bekanntmachung vom 12.12.2005 (BGBl. I 2005, S. 3394), zuletzt geändert durch Art. 7 Arzneimittelmarktneuordnungsgesetz vom 22.12.2010 (BGBl. I 2010, 2262).
129 Verordnung über die Verschreibungspflicht von Medizinprodukten in der Fassung der Bekanntmachung vom 21.08.2002 (BGBl. I 2002, S. 3393), zuletzt geändert durch Art. 1a ÄndVO vom 23.06.2005 (BGBl. I 2005, S. 1798).
130 Gesetz über Medizinprodukte in der Fassung der Bekanntmachung vom 07.08.2002 (BGBl. I 2002, S. 3146), zuletzt geändert durch Art. 12 Gesetz zur Änderung krankenversicherungsrechtlicher und anderer Vorschriften vom 24.07.2010 (BGBl. I 2010, S. 983).
131 Verordnung über den Schutz vor Schäden durch ionisierende Strahlen vom 20.07.2001 (BGBl. I 2001, S. 1714, ber. BGBl. I 2002, S. 1459) zuletzt geändert durch Art. 2 Gesetz zur Änderung haftungsrechtlicher Vorschriften des Atomgesetzes und zur Änderung sonstiger Rechtsvorschriften vom 29.08.2008 (BGBl. I 2008, S. 1793).
132 Vgl. *Pitz*, Medizinalpersonal, S. 55f; *Spickhoff/Seibl*, MedR 2008, 463 (466); Laufs/*Kern*, Hdb. d. Arztrechts, § 45, Rn. 6; *Taupitz/Pitz/Niedziolka*, Der Einsatz nicht-ärztlichen Heilpersonals bei der ambulanten Versorgung chronisch kranker Patienten, S. 18f.
133 *Deutsch*, NJW 1991, 721 (722).

bb)   §§ 15, 28 SGB V

Problematischer erscheint eine Beurteilung der §§ 15, 28 SGB V in ihrem Verhältnis zur Substitution. § 15 Abs. 1 SGB V weist Ärzten (und Zahnärzten) allgemein die (zahn-)ärztliche Behandlung zu, ohne hierbei konkrete Tätigkeiten zu benennen. Aus § 28 SGB V ergibt sich eine Umschreibung dieser (zahn-) ärztlichen Behandlung. Darunter fällt gem. § 28 Abs. 1 bzw. 2 SGB V die Tätigkeit des Arztes, die zur Verhütung, Früherkennung und Behandlung von Krankheiten nach den Regeln der ärztlichen Kunst bzw. die Tätigkeit des Zahnarztes, die zur Verhütung, Früherkennung und Behandlung von Zahn-, Mund- und Kieferkrankheiten nach den Regeln der zahnärztlichen Kunst ausreichend und zweckmäßig ist.[134] Die in § 15 Abs. 1 SGB V i.V.m. § 28 SGB V formulierte Zuweisung der Aufgaben stellt also ebenfalls einen Arzt- bzw. Zahnarztvorbehalt dar, allerdings allgemein formuliert.

§ 28 Abs. 1 S. 2 SGB V (bzw. § 28 Abs. 2 S. 10 i.V.m. Abs. 1 S. 2 SGB V) sowie § 15 Abs. 1 S. 2 SGB V fassen zwar unter die (zahn-)ärztliche Behandlung auch Hilfeleistungen anderer Personen, die von dem (Zahn-)Arzt angeordnet werden und zu verantworten sind, sodass bereits darin eine Ausnahme vom Arztvorbehalt gesehen werden könnte. Damit wird jedoch kein Fall der Substitution umschrieben. Denn diese betrifft vielmehr die eigenverantwortliche Tätigkeit anderer Personen. Die genannte Regelung in §§ 15, 28 SGB V bezüglich der Hilfeleistung anderer deutet also weniger auf eine generelle Vereinbarkeit mit der Substitution, sondern eher mit der Delegation hin.

Eine Vereinbarkeit der Substitution mit diesen Vorschriften könnte sich aber aus der jüngsten Neufassung des § 15 Abs. 1 S. 1 SGB V ergeben. Der dieser Norm angefügte zweite Halbsatz[135] lässt als ausdrückliche Ausnahme »andere Bestimmungen in Modellvorhaben nach § 63 Abs. 3c SGB V« zu. Sofern diese einen Fall der Substitution ärztlicher Leistungen erfasst, stünde ihr ein Arztvorbehalt aus §§ 15, 28 SGB V also nicht entgegen. Ob § 63 Abs. 3c SGB V eine Substitution ärztlicher Leistungen regelt, wird im Verlauf der Arbeit noch zu erörtern sein.[136] Den §§ 15, 28 SGB V allein lässt sich nichts Näheres dazu entnehmen.[137] Deutlich wird an dieser Stelle aber zumindest, dass Ausnahmen von dem hier geregelten Arztvorbehalt möglich sind.

---

134   Zu der zahnärztlichen Behandlung gehören ferner konservierend-chirurgische Leistungen und Röntgenleistungen, die im Zusammenhang mit Zahnersatz einschließlich Zahnkronen und Suprakonstruktionen erbracht werden, § 28 Abs. 2 S. 1, letzter Hs. SGB V.

135   Eingeführt mit Wirkung vom 01.07.2008 durch das PfWG vom 28.05.2008 (BGBl. I 2008, S. 874).

136   S. dazu unten, S. 59-77.

137   Zur weiteren Auslegung von §§15, 28 SGB V im Lichte des § 63 Abs. 3c SGB V s. unten, S. 64-66.

cc)   Arztvorbehalt zur Heilkundeausübung gem. § 1 und § 5 HeilpraktG

Das Heilpraktikergesetz formuliert ebenfalls einen allgemeinen Arztvorbehalt zur Heilkundeausübung, nennt aber keine konkreten Tätigkeiten. Die »Heilkundeausübung«[138] wird als solche grundsätzlich dem Arzt zugewiesen. Als bundesgesetzliche Regelung ist dieses Prinzip in §§ 1 Abs. 1, 5 HeilpraktG[139] verankert. Danach bedarf jeder, der nicht als Arzt »bestallt«[140] ist, der Erlaubnis für die Ausübung von Heilkunde gem. § 1 Abs. 1 HeilpraktG. § 5 HeilpraktG stellt Verstöße unter Strafe. Heilkunde darf also nur von Ärzten, von Nicht-Ärzten dagegen nur mit Heilpraktikererlaubnis ausgeübt werden.[141] Dieser Erlaubniszwang dient dem erklärten Gesetzeziel, die Volksgesundheit zu schützen.[142]

Die Substitution ärztlicher Tätigkeit bedeutet in der Regel aber gerade auch die Ausübung von Heilkunde (als typische ärztliche Tätigkeit) durch Nichtärzte i.S.d. § 1 Abs. 2 HeilpraktG. Die §§ 1, 5 HeilpraktG stellen mithin eine gesetzliche Hürde für die Substitution dar. Das bei einer Substitution eingesetzte nichtärztliche Personal bedürfte einer »Heilpraktikererlaubnis«, um Heilkunde auszuüben.

Die Frage, ob diese Voraussetzungen bei der hier interessierenden Substitution erfüllt werden müssen und können, bedarf jedoch keiner Erörterungen, wenn die Anwendbarkeit des Heilpraktikergesetzes auf den Fall der Substitution bereits aus anderen Gründen abzulehnen ist.

(1)   Anwendbarkeit des Heilpraktikergesetzes

Die Nichtanwendbarkeit des Heilpraktikergesetzes könnte sich aufgrund des betroffenen Personenkreises ergeben. Ursprünglich verfolgte das Gesetz eine Ab-

---

138   § 1 Abs. 2 HeilpraktG definiert die Ausübung von Heilkunde als »berufs- oder gewerbsmäßig vorgenommene Tätigkeit zur Feststellung, Heilung oder Linderung von Krankheiten, Leiden oder Körperschäden bei Menschen«.
139   Sog. Gesetz über die berufsmäßige Ausübung der Heilkunde ohne Bestallung (Heilpraktikergesetz) vom 17.02.1939 (RGBl. I 251, zuletzt geändert durch Art. 15 Gesetz vom 23.10.2001 (BGBl. I 2001, 2072).
140   Heute: als Arzt i.S.d §§ 2ff. BÄO »approbiert« ist, (sog. Bundesärzteordnung (BÄO) neugefasst durch Bekanntmachung vom 16.04.1987 (BGBl. I 1987, 1218) zuletzt geändert durch Art. 5 Gesetz vom 24.07.2010 (BGBl. I 2010, 983)).
141   S. auch *Dannecker/Becker*, GesR 2010, 449 (452); *Quaas/Zuck*, Medizinrecht, § 33 Rn. 7.
142   Vgl. BVerfGE 78, 155 (156); *Dünisch/Bachmann*, HPG § 1 Rn. 1.2.

schaffung der allgemeinen Kurierfreiheit[143] und die Beseitigung des Heilpraktikerstands.[144] Demnach galten die Vorschriften primär im Arzt/Heilpraktiker-Verhältnis, sodass man annehmen könnte, der Erlaubniszwang richte sich nicht an andere Heilberufe. Im Laufe der Zeit entwickelte sich die Norm in Hinblick auf die Bedeutung der verfassungsrechtlich geschützten Berufsfreiheit jedoch zu einer Anspruchsnorm, die jedermann, der entsprechende Voraussetzungen erfüllt, einen Anspruch auf die Erteilung der Heilkundeausübungserlaubnis gewährt. So misslangen letztlich alle Bestrebungen, den Heilpraktikerberuf als solchen »aussterben« zu lassen. Es änderte jedoch nichts an dem vom Gesetzgeber weiterhin angestrebten Zweck, den Patienten jedenfalls nicht ungeeigneten Heilbehandlern auszusetzen.[145] In Abkehr von dem ursprünglich primären Ziel der Beseitigung des gesamten Heilpraktikerstandes rückte also schließlich dieses Ziel der Gefahrenabwehr in den Vordergrund.[146] Deshalb besteht weiterhin Anlass, die Heilkundeausübung allein Ärzten und Erlaubnisinhabern vorzubehalten. Der Erlaubniszwang für die Heilkundeausübung kann daher nicht mit dem Argument abgelehnt werden, das Heilpraktikergesetz sei mangels personeller Betroffenheit des zur Substitution eingesetzten nichtärztlichen Personals unanwendbar.

Der Erlaubniszwang könnte jedoch aufgrund eines anderen Arguments entfallen. Teilweise wird die Anwendbarkeit des Heilpraktikergesetzes auf medizinische nichtärztliche Berufe mangels tatbestandsmäßigen Handelns abgelehnt.[147] So fehle es unter bestimmten Umständen an dem zur Legaldefinition der Heilkundeausübung gem. § 1 Abs. 2 HeilpraktG gehörenden Merkmal der »berufs- oder gewerbsmäßigen (...) Tätigkeit«. Diese Betrachtungsweise passt aber jedenfalls nicht auf die Substitution. Sie ist gerade dadurch gekennzeichnet, dass das eingesetzte nichtärztliche Personal eigenständig im Rahmen seiner berufs- oder gewerbsmäßigen Tätigkeit an Stelle des Arztes zur Ausübung von Heilkunde tritt. Somit steht auch dieser Ansatz der Anwendbarkeit des Heilpraktikergesetzes nicht entgegen.[148]

---

143 Die zeitweise bestehende Kurierfreiheit erlaubte jedermann die Ausübung von Heilkunde, selbst die berufs- oder gewerbsmäßige, ohne ärztliche Approbation oder sonstige Prüfung oder Ausbildung, vgl. *Bockelmann*, NJW 1966, 1145.
144 Vgl. BVerfGE 78, 155 (155f.); ausführlich zu dieser Entwicklung auch *Bockelmann*, NJW 1966, 1145ff; ferner *Pitz*, Medizinalpersonal, S. 59.
145 *Dünisch/Bachmann*, HPG § 1 Rn. 1.
146 Vgl. auch *Kerber*, jurisPR-MedizinR 12/2010 Anm. 2; Krauskopf/*Wagner*, SGB V § 28 Rn. 11.
147 Vgl. dazu anhand des Beispiels des Rettungsassistenten *Neupert*, MedR 2009, 649 (650); *Pitz*, Medizinalpersonal, S. 84.
148 Im Ergebnis lehnt auch *Neupert*, MedR 2009, 649 (650) die Argumentation bezogen auf das Beispiel des Rettungsassistenten ab.

(2) Verfassungswidrigkeit des Heilpraktikergesetzes

Möglicherweise findet der Erlaubniszwang des Heilpraktikergesetzes wegen dessen Verfassungswidrigkeit keine Anwendung. In Betracht kommt ein Verstoß gegen das Recht der Berufsfreiheit gem. Art. 12 Abs. 1 GG für alle Berufe, die durch den Erlaubniszwang von der Heilkundeausübung ausgeschlossen werden. Das BVerfG hat die Frage jedoch bereits verneint. Lediglich vereinzelte verfassungswidrige Formulierungen wurden mit Beschluss des Bundesverfassungsgerichts[149] für nichtig erklärt. Die übrigen Bestimmungen des Heilpraktikergesetzes hielten dagegen der verfassungsrechtlichen Prüfung stand. Dies erscheint vor dem Hintergrund plausibel, dass einem Grundrechtseingriff in Form des Erlaubniszwangs die Gesundheit des Volkes als hohes Allgemeingut gegenübersteht. Die Abwägung entscheidet sich in der Regel stets zugunsten des Letzteren. Damit ist eine Nichtigkeit des Heilpraktikergesetzes wegen Verfassungswidrigkeit abzulehnen.

(3) Teleologische Reduktion bei Heilhilfsberufen

Des Weiteren kommt eine teleologische Reduktion in Betracht, die im Ergebnis eine Anwendung des Heilpraktikergesetzes auf das im Wege der Substitution eingesetzte nichtärztliche Personal hindern könnte. Insoweit werden verschiedene Ansichten vertreten. Bezüglich bestimmter Berufsgruppen, die Heilhilfstätigkeiten ausführen, ist man sich einig, dass sie keiner Erlaubnis zur Heilkundeausübung bedürfen.[150] Möglicherweise führt eine vergleichende Betrachtung dieser Berufsgruppen und der Lage der im Rahmen einer Substitution eingesetzten nichtärztlichen Berufe weiter.

Den Ausgangspunkt bildet der Wortlaut des Gesetzes. Genau genommen umfasst der Wortsinn der Heilkunde bereits jede Heil*hilfs*tätigkeit. Alle im Dienste der Therapie und Diagnose von menschlichen Krankheiten, Leiden oder Körperschäden, insbesondere auch assistierende Gruppen, wie Krankenpfleger, medizinisch-technische Assistentinnen etc. oder auch Handwerksberufe (wie etwa orthopädische Schuhmacher und Augenoptiker)[151] fielen danach unter den Begriff der Heilkundeausübenden und unterlägen – im Gegensatz zu approbierten Ärzten – gem. § 1 Abs. 1 HeilpraktG einem Erlaubniszwang. Die Folge wäre ein

---

149 S. Beschl. des BVerfG v. 10.05.1988 – 1 BvR 482/84 u.a. – (BGBl. I 1988, S. 1587).
150 Ausführlich dazu und mwN *Pitz*, Medizinalpersonal, S. 70ff; differenzierend *Schnitzler*, MedR 2010, 828 (829f.); *Taupitz/Pitz/Niedziolka,* Der Einsatz nicht-ärztlichen Heilpersonals bei der ambulanten Versorgung chronisch kranker Patienten, S. 28ff.
151 Vgl. *Dünisch/Bachmann*, HPG § 1 Rn. 6.3.

Stillstand der gesamten Gesundheitspflege, da es zunächst der Erlaubniserteilung bedürfte. Dieses buchstäbliche Verständnis des § 1 Abs. 2 HeilpraktG entspricht deshalb nicht dem Sinn des HeilpraktG.[152] Der Wortlaut der Legaldefinition ist erkennbar zu weit[153] und daher teleologisch zu reduzieren. Für den Begriff der Heilkundeausübung müssen nach berichtigtem Verständnis die Verrichtungen »ärztliche Fachkenntnisse« erfordern[154] und deren Fehlen eine Gefahr von Gesundheitsschädigungen[155] für die Allgemeinheit oder wenigstens für den individuellen Ratsuchenden mit sich bringen.[156] Denn nur in der Sicherung vor Gefahren der Volksgesundheit rechtfertigt sich nämlich die Beschränkungswirkung des Heilpraktikergesetzes.[157]

Eine andere Begründung zur Ablehnung der Heilkundeausübung bei medizinischen Hilfstätigkeiten[158] durch sog. Heilhilfspersonal lautet, Angehörige dieser Berufe stellten lediglich den verlängerten Arm des Arztes im Rahmen dessen eigener Heilkundeausübung dar.[159] Heilhilfspersonal übe daher schon keine (eigene) erlaubnispflichtige Heilkunde aus und sei aus dem Grunde von dem Erlaubniszwang auszunehmen. Dogmatisch handelt es sich auch dabei um eine teleologische Reduktion der Vorschriften.

Eine Entscheidung darüber, welcher Ansatz vorzugswürdig erscheint, kann an dieser Stelle letztlich dahinstehen, gelangen doch im Ergebnis beide auf vertretbare Weise zu einer Ablehnung des Erlaubniszwanges gem. § 1 Abs. 1

---

152 Vgl. dazu auch *Schelling*, § 1 HeilpraktG, Rn. 20, in: *Spickhoff*, Medizinrecht.
153 Vgl. *Taupitz/Pitz/Niedziolka*, Der Einsatz nicht-ärztlichen Heilpersonals bei der ambulanten Versorgung chronisch kranker Patienten, S. 21; hinsichtlich anderer Aspekte ist der Wortlaut wiederum zu eng gefasst: Er umfasst beispielsweise weder die Krankheitsprophylaxe noch den kosmetisch indizierten chirurgischen Eingriff, vgl *Dünisch/Bachmann*, HPG § 1 Rn. 6.3; *Bockelmann*, NJW 1966, 1145 (1146); Erbs/Kohlhaas/*Pelchen*, HeilpraktG § 1 Rn. 5.
154 BVerwGE 23, 140 (145); 35, 308 (310, 312); 94, 269 (274); darüber hinaus wird in BVerwGE 66, 367 (369); 134, 345 (346) zum Erfordernis der »ärztlichen Fachkenntnis« als alternative Voraussetzung die »heilkundliche Fachkenntnis« genannt, das als Merkmal aber kaum bestimmter zu erfassen sein wird; kritisch dazu *Taupitz/Pitz/Niedziolka*, Der Einsatz nicht-ärztlichen Heilpersonals bei der ambulanten Versorgung chronisch kranker Patienten, S. 23f.
155 S. BVerwGE 35, 308 (310f.); 94, 269 (275); 134, 345 (346); dazu BVerfGE 78, 155 (156); 106, 62 (106f.).
156 Vgl. *BVerwG*, NJW 1966, 418 (418f.), 1966, 1187 (1188f.); sowie ferner *Dünisch/Bachmann*, HPG § 1 Rn. 6.3; *Bockelmann*, NJW 1966, 1145 (1151); *Schnitzler*, MedR 2010, 828 (829); Krauskopf/*Wagner*, SGB V § 28 Rn. 12; *Schelling*, § 1 HeilpraktG, Rn. 12, in: *Spickhoff*, Medizinrecht.
157 *Schelling*, § 1 HeilpraktG, Rn. 12, in: *Spickhoff*, Medizinrecht.
158 § 1 Abs. 2, letzter Hs. HeilpraktG (»auch wenn sie [Heilkunde] im Dienste von anderen ausgeübt wird«) meint gerade nicht die Verrichtung von Hilfstätigkeiten zur Heilkunde, s. auch Erbs/Kohlhaas/*Pelchen*, HeilpraktG § 1 Rn. 15, und kann daher nicht herangezogen werden.
159 Vgl. *Schnitzler*, MedR 2010, 828 (830); *Dünisch/Bachmann*, HPG § 1 Rn. 6.3.5 mwN.

HeilpraktG. Die damit verbundenen teleogischen Erwägungen in Hinblick auf den primären Zweck, die Volksgesundheit und das individuelle Patientenwohl durch das HeilpraktG zu schützen, überzeugen. Eine davon losgelöste Erlaubnispflicht für jegliche Tätigkeiten die im Zusammenhang zur Heilkunde stehen, würde dem eigentlichen Sinn nur zuwiderlaufen. Daher muss unter Verweis auf die grundsätzliche Ungefährlichkeit der konkreten Tätigkeit von Heilhilfspersonal von einem Erlaubniszwang abgesehen werden.[160] Heilhilfstätigkeiten sind folglich insgesamt von dem Erlaubniszwang nach § 1 Abs. 1 HeilpraktG auszunehmen.[161]

Dieser Gedankengang lässt sich jedoch nicht ohne weiteres auf die Substitution ärztlicher Leistungen übertragen, die eine Ersetzung des Arztes und die Verrichtung dessen heilkundlicher Tätigkeiten in eigener Angelegenheit vorsieht. Da keine Approbation als Arzt vorliegt, besteht für solche Tätigkeiten, die eine Gefährdung der Volksgesundheit oder der Gesundheit eines Einzelnen mit sich bringen – und darunter fällt die selbstständige Heilkundeausübung – ein Erlaubniszwang.[162] Eine Befreiung davon lässt sich gerade nicht mit dem Argument, Heilhilfspersonal agiere lediglich als Werkzeug des Arztes oder führe nur gefahrlose Tätigkeiten aus, begründen. Es bleibt deshalb bei der Anwendbarkeit des Heilpraktikergesetzes und dem Erlaubniszwang. Das im Rahmen der Substitution eingesetzte nichtärztliche Personal bedarf somit einer Erlaubnis.

(4)   Erlaubnis zur Heilkundeausübung

Eine solche Erlaubnis ließe sich auf verschiedenen Wegen erlangen. Zum einen bestünde die Möglichkeit, dass das nach der Substitution eingesetzte Personal eine *Heilpraktikererlaubnis* gem. § 1 Abs. 1 HeilpraktG i.V.m. DV-HeilpraktG[163] beantragen könnte. Dagegen spricht allerdings, dass die hinter der Substitution stehende Wertentscheidung gewiss keinen Ausbau der Heilpraktikerschaft beabsichtigt. Eine generelle Einordnung des nichtärztlichen Personals als »Heilpraktiker« widerspräche ferner dem hinter der Substitution stehenden Gedanken, das

---

160 Zu den sog. »bagatellartige Heilmaßnahmen« *Dünisch/Bachmann*, HPG § 1 Rn. 6.3.1 in Bestätigung des Korrektivs des Heilkundebegriffs s.o.; vgl. auch Erbs/Kohlhaas/*Pelchen*, HeilpraktG § 1 Rn. 8.

161 Vgl. ferner zu den verschiedenen Ansätzen zur Begrenzung des Heilkundebegriffs des HeilpraktG mwN *Schnitzler*, Das Recht der Heilberufe, S. 130f.

162 So bejaht *Schnitzler*, MedR 2010, 828 (830) im Ergebnis ebenfalls eine Erlaubnispflicht bei selbstständiger heilkundlicher Tätigkeit nichtärztlichen Personals.

163 Erste Durchführungsverordnung zum Gesetz über die berufsmäßige Ausübung der Heilkunde ohne Bestallung (HeilprakG) in der im BGBl. III, Gliederungsnummer 2122-2-1, veröffentlichten bereinigten Fassung, zuletzt geändert durch Art. 2 der Verordnung vom 04.12.2002 (BGBl. I 2002, S. 4456).

nichtärztliche Personal als eigenständigen Leistungserbringer anstelle des Arztes auftreten zu lassen. »Heilpraktiker« i.S.d. HeilpraktG sind im Gegensatz dazu und zu Ärzten – jedenfalls im Rahmen der GKV – grundsätzlich jedoch nicht zur Leistungserbringung berechtigt.[164] Die Substitution soll also nicht den Kreis der Heilpraktiker erweitern, sondern eine andere berufliche Ebene schaffen, die den Ärztestand bei gewissen Tätigkeiten ersetzt und die gleiche Pflichten und Rechte hat. Dies muss grundsätzlich auch die Möglichkeit einschließen, gegenüber der GKV abzurechnen. Eine Qualifikation des Substitutionspersonals als »Heilpraktiker« würde solchen Bestrebungen nicht gerecht.

Als weitere Möglichkeit käme eine *Erlaubnis eigener Art*[165] in Betracht. Mangels anderweitiger ausdrücklicher Regelung wäre eine derartige Erlaubnis i.S.v. § 1 HeilpraktG im Rahmen eines formalen Verfahrens zu erteilen, das vergleichbare Voraussetzungen wie das Verfahren i.S.d. DV-HeilpraktG zugrunde legt. So kann eine Überprüfung der erforderlichen Qualifikationen im Einzelfall gewährleistet werden, allerdings in einem weiteren bürokratischen und aufwändigen Verfahren.[166] Es setzte außerdem ein Regularium voraus, das die ursprünglichen Voraussetzungen des HeilpraktG und der DV-HeilpraktG den neuen Gegebenheiten anpasste. Danach würde also anknüpfend an die bestehende Qualifikation eine zusätzliche Erlaubnis zur Heilkundeausübung in einem gesonderten Verfahren gefordert, so wie es auch für Heilpraktiker gilt.

Alternativ ist zu überlegen, ob die erforderliche Erlaubnis nicht *stillschweigend* mit Abschluss der durch Ausbildungs- und Prüfungsordnung geprägten Qualifikation erteilt werden kann.[167] Dann würde die Erlaubnis nicht gesondert gewährt, sondern wäre bereits der Anerkennung der Qualifikation immanent. Dem stehen aber die o.g. gesetzgeberischen Wertungen[168] entgegen. Denn es widerspräche den Wertungen des HeilpraktG, ausschließlich von »Heilpraktikern« eine Heilkundeausübungserlaubnis zu verlangen, während alle anderen Heilberufe bereits aufgrund ihrer Ausbildungs- und Prüfungsordnungen zur Heilkundeausübung befugt wären. Dem primären Zweck des Gefahrenschutzes

---

164 Vgl. Krauskopf/*Wagner*, SGB V § 28 Rn. 11.

165 In Abgrenzung zu der in § 2 Abs. 1 DV-HeilpraktG beschriebenen *Heilpraktikererlaubnis*.

166 BVerwGE 134, 345 (354) betont, dass die Kenntnisüberprüfung keinem formalisierten Verfahren folgt, sondern dem damit verfolgten Zweck der Sachverhaltsermittlung zur Gefahrenabwehr dient. Demnach würden weitere Ermittlungsweisen nach der Prüfung von Ausbildungszeugnissen und sonstigen Nachweise jeweils nach Einzelfall bestimmt.

167 So – allerdings differenzierend – wohl *Dünisch/Bachmann*, HPG § 1 Rn. 6.3.5; Stemmer/Haubrock/*Böhme*, Gutachten zu den zukünftigen Handlungsfeldern in der Krankenhauspflege, S. 247; vgl. dazu *Taupitz/Pitz/Niedziolka*, Der Einsatz nicht-ärztlichen Heilpersonals bei der ambulanten Versorgung chronisch kranker Patienten, S. 26 mwN.

168 Vgl. dazu o., S. 53f.

würde man damit nicht hinreichend gerecht, der Grundsatz des Erlaubnisvorbehaltes vielmehr ins Gegenteil verkehrt.

Allerdings ist zu beachten, dass von Ärzten außer der Ablegung der Staatsexamen und der Approbation[169] ebenfalls keine weitere Erlaubnis zur Ausübung von Heilkunde i.S.d. § 1 HeilpraktG gefordert wird. Die Gewährleistung der entsprechenden Eignung des jeweiligen Heilbehandlers kann also offenbar auch auf andere Weise gesichert werden. Das HeilpraktG selbst schließt andere Formen als die formale Erlaubniserteilung i.S.v. § 1 HeilpraktG ebenfalls nicht ausdrücklich aus. Daher kommt die Erteilung der Erlaubnis außerhalb eines entsprechenden formellen Verfahrens i.S.v. § 1 HeilpraktG gleichermaßen in Betracht. Würde eine solche – im Gegensatz zur oben erwähnten stillschweigenden Erlaubnis – lediglich für spezielle, konkretisierbare Fälle, insbesondere nur für bestimmte Berufsgruppen, ausgesprochen, widerspräche dies ferner nicht dem oben beschriebenen Grundsatz des Erlaubnisvorbehalts. Denkbar wäre deshalb eine *Erlaubnis in gesetzlicher Form*, solange sie sich auf spezielle, etwa dem Arztberuf vergleichbare Tätigkeiten, wie sie die zur Substitution eingesetzten Kräfte ausüben, bezieht und keine allgemeingültige Wirkung entfaltet. Die entsprechende Norm ließe sich dann als echte, eigene Befugnisnorm bewerten, die – losgelöst von einem gesonderten Verfahren – durch Anknüpfung an die Qualifikation des betroffenen Personals aus sich heraus zur Heilkundeausübung berechtigt.

Es bedarf also nach allem einer Heilkundeausübungserlaubnis für den konkreten Einsatz nichtärztlichen Personals im Rahmen der Substitution.[170] Sie kann in einem dafür vorgesehen formellen Verfahren i.S.d. § 1 HeilpraktG oder per gesetzlicher Regelung erteilt werden. Solange es daran fehlt, besteht keine Vereinbarkeit zwischen den hinter § 1 HeilpraktG und einer Substitution stehenden Wertentscheidungen. Heilkundliche Tätigkeit durch nichtärztliches Personal widerspräche dann dem HeilpraktG. Eine Erlaubnis ist für das im Wege der Substitution ärztlicher Leistungen einzusetzende Personal mithin zwingend.

Voraussetzungen, Art und Weise ihrer Erteilung werden später exemplarisch im Zusammenhang mit § 63 Abs. 3c SGB V erörtert.[171]

---

169 Zum Regelfall der Approbation, die gem. §§ 3-9 BÄO als Legitimationstatbestand bereits umfassend befugt, sowie dahingehende Alternativen der BÄO vgl. *Schelling*, § 2 BÄO, Rn. 1,§ 1 HeilpraktG, Rn. 2, in: *Spickhoff*, Medizinrecht.

170 Sofern eine passende Erlaubnis konstruierbar ist, bedarf es insbesondere auch keines spezielleren Gesetzes, das im Sinne des Grundsatzes »lex posterior derogat legi priori« das HeilpraktG als früheres Gesetz aufhebt. Dies widerspräche dem rechtseinheitlichen Prinzip, einen möglichst harmonischen Ausgleich zwischen verschiedenen Rechts- und Interessenkollisionen der Rechtsordnung zu finden. Zu einer derartigen *lex specialis* vgl. *Neupert* MedR 2009, 649 (650f.).

171 S. u., S. 146ff.

b) Grundsatz der persönlichen Leistungserbringung

Der in den §§ 15 Abs. 1 S. 1, 28 Abs. 1 SGB V verankerte Grundsatz der persönlichen Leistungserbringung steht der Substitution ärztlicher Leistungen nicht entgegen. Zwar sieht dieser vor, dass der Arzt bzw. Zahnarzt grundsätzlich seine Leistungen selbst zu erbringen hat. Im Rahmen der Substitution werden jedoch bestimmte Tätigkeiten nicht dem Arzt zugeordnet, sondern originär dem eingesetzten nichtärztlichen Personal zugewiesen.

Bezüglich solcher, nicht seinem Kompetenzfeld unterliegender Aufgaben, trifft den Arzt deshalb keine persönliche Leistungserbringungspflicht.

c) Zwischenergebnis zur Vereinbarkeit mit einfachem Recht

Um den Wertungen des einfachen Rechts gerecht zu werden, welches die Heilkundeausübung grundsätzlich der Ärzteschaft vorbehält, bedarf das im Wege der Substitution ärztlicher Leistungen einzusetzende nichtärztliche Personal zur Ausübung von Heilkunde einer Erlaubnis. Diese kann in einem Verfahren i.S.v. § 1 HeilpraktG oder gesetzlich durch eine Befugnisnorm erteilt werden.

II. Ergebnis zur Rechtskonformität der Substitution

Im Allgemeinen ist die Substitution auf verfassungsrechtlicher Ebene grundsätzlich wegen Eingriffs in Art. 12 Abs. 1 GG und insbesondere in Art. 2 Abs. 2 S. 1 GG unzulässig, sofern dieser nicht im Einzelfall gerechtfertigt ist. Dazu bedarf es einer gesetzlichen Regelung, die formellen und materiellen Anforderungen zur verfassungsrechtlichen Rechtfertigung genügt und in folgendem noch bezüglich ihrer Erfordernisse untersucht wird.[172]

Auf einfachgesetzlicher Ebene müssen der Grundsatz des Arztvorbehalts und der damit verbundene Erlaubnisvorbehalt zur Heilkundeausübung gem. §§ 1, 5 HeilpraktG beachtet werden. Daraus ergibt sich, dass das bei der Substitution eingesetzte nichtärztliche Personal einer Erlaubnis zur Heilkundeausübung i.S.v. § 1 HeilpraktG bedürfte. Die entsprechende gesetzliche Regelung müsste dieses Erfordernis mit aufnehmen.

Damit lässt sich zusammenfassen, dass die Substitution ärztlicher Leistungen durch Leistungen nichtärztlichen Personals unter Beachtung bestimmter Vorgaben zulässig ist.

---

172 S. dazu exemplarisch die dahingehende Beurteilung von § 63 Abs. 3c SGB V, S. 140ff.

C. Zulässigkeit der Substitution ärztlicher Tätigkeit durch Kranken- und Altenpflegepersonal (§ 63 Abs. 3c SGB V)

Aufgrund der gewonnenen Erkenntnisse empfiehlt sich jetzt eine konkretere Betrachtung der zuvor lediglich im Allgemeinen analysierten Rechtslage. Es gilt zu prüfen, ob eine Substitution ärztlicher Tätigkeit durch nichtärztliches Personal bereits nach bestehenden gesetzlichen Regelungen zulässig ist, also schon entsprechende Rechtsgrundlagen verfassungskonformer Art vorhanden sind oder ob sie neu geschaffen werden müssen. Als solche Regelungen kommen § 63 Abs. 3c SGB V i.V.m. § 4 Abs. 7 KrPflG/AltPflG in Betracht. Diese durch das PfWG eingeführten Vorschriften sehen die Möglichkeit vor, im Rahmen von Modellvorhaben ärztliche Tätigkeiten, bei denen es sich um selbstständige Ausübung von Heilkunde handelt, auf Angehörige der im Krankenpflegegesetz und im Altenpflegegesetz geregelten Berufe zu übertragen. Der Gesetzestext deutet also auf eine Substitution ärztlicher Leistungen durch Leistungen des Kranken- und Altenpflegepersonals hin, könnte also die erforderliche Regelung darstellen, der es für die Zulässigkeit der Substitution bedarf. Damit die Zulässigkeit einer Substitution aber an den Voraussetzungen des § 63 Abs. 3c SGB V gemessen werden kann, muss zunächst untersucht werden, ob die Vorschrift als Rechtsfolge wirklich eine Substitution vorsieht. Bei entsprechender Annahme wären die sich aus der Vorschrift dafür ergebenden Grundvoraussetzungen zu erörtern. Dabei soll u.a. geprüft werden, ob Mindestanforderungen[173] für eine Substitution eingehalten wurden, und ob die von § 63 Abs. 3c SGB V geregelte Übertragung ärztlicher Tätigkeiten Kranken- und Altenpflegepersonal unter sonstigen Gesichtspunkten zulässig ist.

I. Rechtsfolge des § 63 Abs. 3c SGB V

Die Untersuchung der Zulässigkeit der Substitution i.S.v. § 63 Abs. 3c SGB V verlangt also zunächst eine Antwort auf die Frage, ob diese Norm als Rechtsfolge eine Substitution im o.g. Sinne vorsieht.

Die Vorschrift ordnet an, dass »Modellvorhaben nach Absatz 1 (...) eine Übertragung ärztlicher Tätigkeiten« auf den in der Vorschrift näher beschriebenen Personenkreis (Angehörige der im Krankenpflegegesetz und Altenpflegegesetz geregelten Berufe) vorsehen können. Jedenfalls die Qualifikationsanforderung an diese Gruppe, die die Tätigkeit wahrnimmt, stellt also eine Tatbestandsvoraussetzung dar. Ebenso verhält es sich mit der Umschreibung des Übertra-

---

173 S. hierzu oben, S. 32-58ff.

gungsgegenstandes, der ärztlichen Tätigkeit. Ferner bezieht sich die Tätigkeitsübertragung nur auf »Modellvorhaben nach Absatz 1«, so dass auch solche entsprechenden Modellvorhaben als Tatbestandsvoraussetzung verstanden werden müssen. Die Rechtsfolge besteht demnach in der »Übertragung ärztlicher Tätigkeiten« auf den in der Vorschrift näher umschriebenen Berufskreis. Ob darin eine *Substitution* liegt, ist im Wege der Auslegung zu ermitteln.

1.   Auslegung des Merkmals »Übertragung ärztlicher Tätigkeiten«

a)   Grammatikalische Auslegung

Den Ausgangspunkt einer jeden Auslegung bildet der Wortlaut.[174] Eine weitere Auslegung verbietet sich, sofern die grammatikalische Auslegung zu einem eindeutigen Ergebnis führt.[175] Mangels gesetzlicher Definition der »Übertragung ärztlicher Tätigkeiten« gilt der allgemeine Sprachgebrauch, maßgeblich ist also die mögliche Interpretation aufgrund natürlicher Betrachtung.

aa)   »Übertragung« und »Substitution«

Der Begriff der »Übertragung« hat unterschiedliche allgemeine Bedeutungen.[176] Im Hinblick auf die »Übertragung« einer Tätigkeit versteht man darunter die Übergabe einer Aufgabe an eine andere Person.[177] Allerdings lassen sich hieraus nicht die konkrete Ausgestaltung dieses Vorgangs und deren Folgen entnehmen. Der aus dem lateinischen stammende Begriff der »Substitution« hingegen steht für »Ersetzung«.[178] Er meint beispielsweise im wirtschaftlichen Kontext »das Ersetzen von Gütern oder Produktionsfaktoren, die gleiche Aufgaben bzw. denselben Zweck erfüllen«.[179]

---

174 S. *Larenz/Canaris,* Methodenlehre, S. 141; Staudinger/*Coing/Honsell,* Eckpfeiler, Kap. B. Rn. 61; MünchKomm/*Säcker,* BGB Einl. Rn. 128; zu den Methoden der Gesetzesauslegung allgemein *Larenz/Canaris,* Methodenlehre, S. 141ff.
175 Vgl. BVerfGE 19, 147 (251); 78, 350 (357); zu den Methoden der Gesetzesauslegung in der Rspr. des BVerfG allgemein *Bleckmann,* JuS 2002, 942 ff.
176 Vgl. auch die Erkenntnisse zu dem allgemeinen Begriff der »Übertragung« oben, S. 23.
177 Vgl. *Duden* – Deutsches Universalwörterbuch, Stichwort «übertragen».
178 S. ferner zum Begriff der »Substitution« oben, S. 23.
179 Vgl. *Duden* – Das Lexikon der Wirtschaft, Stichwort »Substitution«.

bb) Verhältnis der Begriffe

Während der Begriff der »Substitution« also inhaltlich näher ausgestaltet ist, beschreibt der Begriff der »Übertragung« lediglich einen abstrakten Vorgang. Im Verhältnis zueinander stellt die »Übertragung« deshalb den Oberbegriff dar.[180] Die Substitution ist somit eine mögliche Form der Übertragung, und zwar in einer speziellen Ausgestaltung. Ob die in § 63 Abs. 3c SGB V erwähnte »Übertragung ärztlicher Tätigkeiten« aber gerade den Sonderfall einer »Substitution« meint, lässt sich nicht eindeutig feststellen, weil eine »Übertragung« in verschiedenen Formen erfolgen kann.[181] Das Merkmal »Übertragung ärztlicher Tätigkeiten« lässt sich demnach ebenso gut als »Delegation« ärztlicher Tätigkeiten oder als »Assistenz« verstehen.

cc) Gegenstand der »Übertragung«

Es soll deshalb geprüft werden, ob eine nähere Betrachtung des zu »übertragenden« Gegenstandes[182] bei der Auslegung des fraglichen Merkmals weiterhilft. Den Übertragungsgegenstand des Abs. 3c bilden solche ärztlichen Tätigkeiten, bei denen es sich um »selbstständige Ausübung von Heilkunde« handelt. Worin jedoch der Anknüpfungspunkt der Selbstständigkeit besteht, bedarf der Klärung.

Ginge es um die Selbstständigkeit der Ausübung im Sinne der *Ausführung der Tätigkeit*, so trüge die nähere Betrachtung des Übertragungsgegenstandes nicht zur Klärung der Frage bei, ob Abs. 3c die Substitution oder auch die Delegation betrifft, da bei beiden Tätigkeitsformen ein selbstständiges Handeln des Adressaten vorliegt.[183] Bezöge sich die Selbstständigkeit hingegen eben auf das *initielle Tätigwerden*, also auf die eigene Motivation und den persönlichen Antrieb zur Ausübung von »selbstständiger« – im Sinne eigener – Heilkunde, ohne dass der Betreffende der Anordnung eines anderen Heilkundeausübenden unterläge,[184] ließe dies eher auf eine Substitution schließen.

---

180 Vgl. hierzu oben, S. 23.
181 Zu verschiedenen Formen der medizinischen Arbeitsteilung und damit Möglichkeiten der »Übertragung« s.o., S. 23 ff.
182 Wenngleich dieser in erster Linie eine Tatbestandsvoraussetzung darstellt, die in einem späteren Zusammenhang der eingehenderen Untersuchung unterliegen soll, vgl. dazu S. 122 – 139.
183 Zur Erläuterung des hier zugrundegelegten Substitutions- und Delegationsbegriffs s.o., S. 23 f.
184 Zur Differenzierung zwischen »selbstständiger« und »unselbstständiger Tätigkeit« auch *Schnitzler*, MedR 2010, 828 (830).

Die grammatikalische Betrachtung gewährt aber keinen eindeutigen Aufschluss darüber, welchen Bezugspunkt die beschriebene »Selbstständigkeit« der Heilkundeausübung hat. Diese Überlegung führt deshalb nicht zur Klärung der Frage, ob Abs. 3c einen Fall der Substitution oder der Delegation beschreibt.

dd) Zwischenergebnis zur grammatikalischen Auslegung

Bei dem Merkmal der »Übertragung ärztlicher Tätigkeiten« des § 63 Abs. 3c SGB V könnte es sich zwar um Substitution handeln. Es fehlt aber an eindeutigen Anhaltspunkten in der Norm. Folglich bedarf es zur Interpretation weiterer Auslegungsmethoden.

b) Systematische Auslegung

Die systematische Auslegung betrachtet die Vorschrift ihrer Struktur, ihrer Stellung und Funktion nach, auch im Verhältnis zum Gesamtgefüge der Norm selbst und zu anderen mit ihr in Zusammenhang stehenden Vorschriften.[185]

aa) Norminterne Systematik

(1) § 63 Abs. 3b und Abs. 3c SGB V

Zur Klärung des Merkmals der »Übertragung ärztlicher Tätigkeiten« könnte zunächst ein Blick auf die anderen Absätze der Norm hilfreich sein. Es bietet sich insbesondere eine vergleichende Betrachtung von § 63 Abs. 3c SGB V mit dem zeitgleich geschaffenen § 63 Abs. 3b SGB V an, da beide Absätze einen ähnlichen Aufbau aufweisen. Letzterer sieht – ebenfalls im Rahmen von Modellvorhaben – die Möglichkeit der »*Vornahme*« der dort aufgezählten Tätigkeiten durch qualifiziertes nichtärztliches Personal vor, bei der es sich aber nicht um selbstständige Ausübung von Heilkunde handelt.

Die Regelung der »*Vornahme*« und der »*Übertragung*« von Tätigkeiten in verschiedenen Absätzen einer Norm, die ansonsten sehr ähnlich formuliert sind, legt den Schluss nahe, beide Konstellationen seien differenziert zu verstehen. Während der Begriff der »Vornahme« einer Tätigkeit sich auf ihre Ausführung

---

185 Zur systematischen Auslegung vgl. *Bleckmann*, JuS 2002, 942 (944).

bis zum Erfolgseintritt erstreckt,[186] deutet die »Übertragung« einer Tätigkeit in Abgrenzung dazu auf einen dauerhaften Übergang der Tätigkeit (also über den bloßen Tätigkeitserfolg hinaus) mit allen damit verbundenen Rechten und Pflichten hin[187]. Diese Interpretation spräche eher für die Auslegung der »Übertragung« des Abs. 3c als »Substitution«. Denn sowohl »Substitution« als auch »Übertragung« sehen nach hiesigem Verständnis einen vollständigen Übergang der mit der betroffenen Tätigkeit verbundenen Rechte und Pflichten vor.

Dagegen lässt sich indes anführen, dass der aus der systematischen Stellung hervorgehende Unterschied zwischen Abs. 3b und Abs. 3c möglicherweise eben doch nicht in den differierenden Begriffsinhalten von »Vornahme« und »Übertragung« einer Tätigkeit (als Tätigkeitsbezeichnungen) liegt, sondern in der Qualität der Tätigkeiten. Beide Absätze unterschieden sich nach diesem Ansatz im Wesentlichen durch die jeweils beschriebenen Tätigkeiten. Tätigkeiten, die *keine* »selbstständige Ausübung von Heilkunde« darstellen, unterfielen danach Abs. 3b, würden also durch nichtärztliches Personal im Wege der Assistenz oder der Delegation »vorgenommen«, während sich Abs. 3c dagegen auf solche Tätigkeiten bezöge, »bei denen es sich um *selbstständige* Ausübung von Heilkunde durch die entsprechenden Berufsgruppen handelte«. Auf diese Weise gelangt man allerdings erneut zu dem im Rahmen der grammatikalischen Auslegung erörterten Problem, dass die Selbstständigkeit einer Tätigkeit allein sich nicht als Abgrenzungskriterium zwischen Delegation und Substitution eignet.[188] Da dieser Gedanke nicht weiterführt, spricht mehr für eine Auslegung, die die Normabsätze aufgrund der genannten Tätigkeitsformen (»Vornahme«/»Übertragung«) differenziert. Eine solche Betrachtungsweise legt, wie soeben festgestellt, eher eine Interpretation des Abs. 3c als Substitution nahe, ist aber auch nicht zwingend.

(2)   Zwischenergebnis zur norminternen systematischen Auslegung

Da die normeigene systematische Auslegung nicht zu einem eindeutigen Ergebnis führt, ist Abs. 3c mit weiteren Auslegungsmethoden zu analysieren. Es empfiehlt sich als nächster Schritt eine Betrachtung der Vorschrift im Gesamtgefüge des SGB V.

---

186 Unter dem Begriff der »Vornahme« ist u.a. eine »Durchführung« oder »Ausführung« zu verstehen, vgl. *Duden* – Universalwörterbuch.

187 Von einer »Übertragung« kann bei »Übergabe«, »Abtretung« oder »Abgabe einer Aufgabe oder Amtes« die Rede sein, vgl. *Duden* – Universalwörterbuch.

188 S.o. S. 61.

bb)   Normexterne Systematik innerhalb des SGB V

(1)   § 15 Abs. 1 SGB V

Weiteren Aufschluss könnte das Verhältnis von § 63 Abs. 3c SGB V zu § 15 Abs. 1 SGB V bieten. § 15 Abs. 1 S. 1 SGB V beschreibt den allgemeinen Grundsatz der persönlichen Leistungserbringung der Ärzte bzw. Zahnärzte, der oben[189] bereits angesprochen wurde. Die Ausnahmeregelung des S. 2 legt fest, dass Hilfeleistungen durch andere Personen erbracht werden dürfen, wenn sie erforderlich sind und der Arzt bzw. Zahnarzt sie anordnet und die Verantwortung übernimmt. Typischerweise werden »Hilfeleistungen« i.S.d. § 15 Abs. 1 S. 2 SGB V stets im Zusammenhang mit der »Delegation« ärztlicher Leistungen genannt.[190] Entsprechend dem dargestellten[191] Verständnis der Begrifflichkeiten könnte diese Formulierung jedoch sowohl die »Assistenz« als auch die »Delegation« betreffen. Für die Frage, ob die Rechtsfolge des § 63 Abs. 3c SGB V (»Übertragung ärztlicher Tätigkeiten«) eine Substitution vorsieht, braucht eine Entscheidung zwischen Delegation und Assistenz in § 15 Abs. 1 S. 2 SGB V aber nicht getroffen zu werden, weil diese Bestimmung jedenfalls keine Substitution enthält.

Geklärt werden muss allerdings das Verhältnis von § 15 Abs. 1 *S. 1* SGB V i.V.m. § 63 Abs. 3c SGB V einerseits zu § 15 Abs. 1 *S. 2* SGB V andererseits, weil es möglicherweise Schlüsse auf den Tatbestand des § 63 Abs. 3c SGB V zulässt. Dabei ist die Änderung durch das PfWG[192] in die Betrachtung miteinzubeziehen. Denn die Gesetzesnovelle hat in § 15 Abs. 1 S. 1 SGB V eine weitere Einschränkung des Grundsatzes der ärztlichen persönlichen Leistungserbringungspflicht eingeführt: Nach dessen 2. Halbsatz gilt das Prinzip nur (noch), »soweit nicht in Modellvorhaben nach § 63 Abs. 3c SGB V etwas anderes bestimmt ist«. Die Erwähnung dieser Ausnahme in S. 1, der die ärztliche Tätigkeit betrifft, im Gegensatz zu der anderen Ausnahmeregelung des S. 2, bei dem es um Hilfsleistungen geht, lässt auf einen unterschiedlichen Regelungsgehalt von S. 1 und S. 2 schließen.[193] Unabhängig davon, ob S. 2 die Assistenz und/oder die Delegation regelt, wäre beides sowohl von der persönlichen Leistungserbringung des Arztes (S. 1, 1. Hs.) als auch von deren Ausnahme (S. 1, 2. Hs.) in Form »anderer Bestimmung« im Rahmen von Modellvorhaben nach § 63 Abs. 3c

---

189 S.o., S. 58.
190 Vgl. oben, S. 50.
191 S. 24ff.
192 S. Art. 5 Nr. 4 des Gesetzes zur strukturellen Weiterentwicklung der Pflegeversicherung (Pflege-Weiterentwicklungsgesetz/PfWG) vom 28.05.2008 (BGBl. I 2008, S. 874).
193 Vgl. hierzu oben, s. S. 50.

SGB V zu unterscheiden. Zu dieser Annahme führt folgende Überlegung: Würden »andere Bestimmungen« nach § 63 Abs. 3c SGB V die Ausnahmen in S. 2 betreffen, wäre nicht zu erklären, warum der Verweis auf Modellvorhaben in S. 1 geregelt wurde.

§ 15 Abs. 1 SGB V deutet also im Rahmen der systematischen Auslegung darauf hin, dass § 63 Abs. 3c SGB V aufgrund seiner Verortung in S. 1 nicht die Ausnahmeregelung des S. 2 zur Assistenz bzw. Delegation meint, sondern eine andere Ausnahme vom Grundsatz der persönlichen Leistungserbringungspflicht darstellt.[194] § 63 Abs. 3c SGB V gehört also zu S. 1, der sich mit ärztlicher Tätigkeit befasst, während S. 2 hingegen lediglich Hilfstätigkeiten betrifft. Dies und die Einordnung des § 63 Abs. 3c in den Bereich ärztlicher Behandlung sprechen dafür, dass § 63 Abs. 3c SGB V einen Fall der Substitution und nicht der Assistenz oder Delegation ärztlicher Tätigkeiten enthält.

(2)   § 28 Abs. 1 SGB V

Ein weiteres Argument, die Rechtsfolge des § 63 Abs. 3c SGB V als Substitution zu verstehen, kann u. U. durch Heranziehung des § 28 Abs. 1 SGB V gewonnen werden. Die Norm beschreibt in S. 1 den Inhalt der ärztlichen Behandlung und stellt in S. 2 klar, dass darunter auch die vom Arzt angeordnete und von ihm zu verantwortende Hilfeleistung anderer Personen (nach der eingangs entwickelten Terminologie Assistenz bzw. Delegation)[195] fallen, vergleichbar mit der Regelung des § 15 Abs. 1 S. 2 SGB V. Stellt man dem Inhalt des § 28 Abs. 1 S. 2 SGB V nun § 63 Abs. 3c SGB V, also die »Übertragung ärztlicher Tätigkeiten«, gegenüber, kann folgender Unterschied festgestellt werden: § 28 Abs. 1 SGB V fasst unter den Begriff der ärztlichen Behandlung auch Hilfeleistungen wie Assistenz und Delegation. Dagegen sieht § 63 Abs. 3c SGB V die »Übertragung« ärztlicher Tätigkeiten vor. Die Übertragung ärztlicher Tätigkeiten ist aber ein anderer Vorgang als die in § 28 Abs. 1 SGB V beschriebene sog. ärztlich angeordnete Hilfeleistung, was durch die getrennte Verortung der Bestimmungen innerhalb des SGB V unterstrichen wird. Im Gegensatz zu der bloßen Begriffserläuterung des § 28 Abs. 1 SGB V betrifft die »Übertragung« ärztlicher Tätigkeiten gem. § 63 Abs. 3c SGB V also eine andere Ebene.[196] § 28 Abs. 1 erläutert den

---

194 Vgl. dazu auch *Trenk-Hinterberger*, § 15 SGB V, Rn. 4, in: *Spickhoff*, Medizinrecht.
195 S. o., S. 24f.
196 Im Ergebnis ebenfalls für eine Differenzierung zwischen Delegation (»Hilfeleistungen anderer Personen« nach § 15 Abs. 1 S. 2 SGB V) und der Ausübung von ärztlicher Tätigkeit nach § 63 Abs. 3c SGB V *Roters*, ZMGR 2009, 171 (173).

Begriff der ärztlichen Tätigkeit, während § 63 Abs. 3c SGB V regelt, was mit diesen beschriebenen Tätigkeiten geschehen kann: sie lassen sich »übertragen«.

Diese Erkenntnis spricht erneut für den Unterschied und die notwendige Abgrenzung des § 63 Abs. 3c SGB V zu den in § 28 Abs. 1 S. 2 SGB V beschriebenen Hilfeleistungen (Delegation und Assistenz) und deutet ebenfalls auf ein Verständnis des § 63 Abs. 3c SGB V als Form der Substitution hin, wenngleich immer noch nicht zwingend.

(3)   § 87 Abs. 2b S. 5 SGB V

Ein Vergleich mit § 87 Abs. 2b S. 5 SGB V bestätigt jedoch die zuvor gefundenen Ergebnisse. § 87 Abs. 2b S. 5 SGB V ordnet eine Vergütungsregelung für ärztlich angeordnete Hilfeleistungen i.S.d. § 28 Abs. 1 S. 2 SGB V an, die in der Häuslichkeit des Patienten in Abwesenheit des Arztes erbracht werden. Auch hier wird auf die in § 28 Abs. 1 S. 2 und in § 15 Abs. 1 S. 2 SGB V gewählte Formulierung zurückgegriffen, was allein die Deutung der in Frage stehenden Tätigkeit als Assistenz oder Delegation zulässt. Ein dem § 63 Abs. 3c vergleichbarer Wortlaut, wie etwa die »Übertragung ärztlicher Tätigkeiten«, taucht an dieser Stelle nicht auf. Aufgrund der systematischen Stellung von § 87 Abs. 2b S. 5, § 15 Abs. 1 S. 2, § 28 Abs. 1 S. 2 SGB V und § 63 Abs. 3c SGB V innerhalb eines Normgefüges ist aber insgesamt von einem einheitlichen Verständnis der Bestimmungen auszugehen. Die Inhalte der aufeinander aufbauenden § 87 Abs. 2b S. 5, § 15 Abs. 1 S. 2 und § 28 Abs. 1 S. 2 SGB V einerseits, die sich sämtlich mit der Delegation bzw. Assistenz befassen, sind demnach von dem Regelungsgehalt des § 63 Abs. 3c SGB V andererseits abzugrenzen. Dies spricht gegen die Annahme einer Delegation oder Assistenz als Rechtsfolge des § 63 Abs. 3c SGB V und weist bereits deutlich auf eine Substitution hin.

(4)   Zwischenergebnis zur normexternen systematischen Auslegung innerhalb
        des SGB V

§ 63 Abs. 3c SGB V stellt mit dem Tatbestandsmerkmal der »Übertragung ärztlicher Tätigkeiten« ein Novum im SGB V dar. Andere Regelungen des SGB V sehen für vergleichbare Situationen lediglich eine Assistenz oder Delegation vor. Es spricht deshalb vieles dafür, dass im SGB V keine weitere Assistenz oder Delegation, sondern in § 63 Abs. 3c SGB V etwas anderes geregelt sein soll. Ob es sich jedoch wirklich um eine Substitution ärztlicher Leistungen handelt, kann allerdings auch anhand der normeigenen systematischen Auslegung nicht zweifelsfrei festgestellt werden. Daher empfiehlt sich die Heranziehung weiterer Auslegungskriterien.

cc) Normexterne Systematik außerhalb des SGB V

Zu betrachten sind Vorschriften außerhalb des SGB V, die im Zusammenhang zu § 63 Abs. 3c SGB V stehen und daher zur Auslegung beitragen könnten.

(1) § 2 BÄO

Möglicherweise enthält § 2 Abs. 5 BÄO[197] Hinweise darauf, ob § 63 Abs. 3c SGB V eine Substitution regelt. Die Norm setzt den Begriff der »Ausübung der Heilkunde« mit der »Ausübung des ärztlichen Berufes« unter der Berufsbezeichnung als Arzt/Ärztin gleich. Da sich in § 63 Abs. 3c SGB V auch die Formulierung »Ausübung von Heilkunde« als Konkretisierung der zu übertragenden »ärztlichen Tätigkeiten« findet, legt dies den Gedanken nahe, dass mit einer derartigen »Übertragung ärztlicher Tätigkeiten« eine Übertragung der ärztlichen Kompetenz, also des wesentlichen Betätigungsfeldes und nicht bloß einzelner Verrichtungen, gemeint ist. Auch wenn der Begriff der »Ausübung« selbst nur geringen Aussagewert hinsichtlich der Abgrenzung von Delegation bzw. Assistenz zur Substitution hat, so sprechen für letztere jedoch Struktur und Inhalt des § 2 Abs. 5 BÄO, die folgenden Schluss zulassen: Die »Ausübung der Heilkunde« ist ärztlicher Tätigkeit gleichzusetzen.[198] Eine entsprechende Übertragung erfolgt deshalb nicht punktuell bezogen auf einzelne Handlungen, sondern einheitlich im Sinne ganzer Teilgebiete. Im Hinblick auf § 63 Abs. 3c SGB V müsste dies zur Folge haben, dass die entsprechende Pflegekraft bei der »selbstständigen Ausübung von Heilkunde« (§ 63 Abs. 3c SGB V) dann auch insoweit einem Arzt i.S.d. § 2 Abs. 5 BÄO gleichsteht, abgesehen von ihrem Status als »Arzt«/»Ärztin«. Daher bedeutete der Einsatz der Pflegekraft eine Ersetzung ärztlichen Handelns und nicht lediglich eine Hilfe zur ärztlichen Tätigkeit. Dies erlaubt die Annahme einer Substitution in § 63 Abs. 3c SGB V, widerspräche jedenfalls einer solchen nicht.

---

197 Sog. Bundesärzteordnung neugefasst durch Bekanntmachung vom 16.04.1987 (BGBl. I 1987, 1218) zuletzt geändert durch Art. 5 Gesetz vom 24.07.2010 (BGBl. I 2010, 983)).
198 Vgl. auch *Dannecker/Becker*, GesR 2010, 449 (453).

(2)   § 1 HeilpraktG

Der Grundsatz des Arztvorbehalts gem. § 1 HeilpraktG steht hingegen einer Substitution auf den ersten Blick entgegen, weil damit zum Ausdruck gebracht sein könnte, Heilkunde dürfe nur von Ärzten ausgeübt werden. Die Bestimmung schließt jedoch keineswegs jede nichtärztliche Form der Heilkundeausübung aus, sondern stellt sie lediglich unter Erlaubniszwang.[199] Ein Widerspruch zwischen der Auslegungsvariante des § 63 Abs. 3c als Substitution und dem Heilpraktikergesetz besteht daher dann nicht, wenn die Regelung zu § 63 Abs. 3c eine solche Erlaubnis mitumfasst.

Die Norm müsste dann jedoch auch entsprechenden materiellen Anforderungen genügen, d.h. u.a. eine hinreichende Qualifikation verlangen, die eine Erlaubnis zur Heilkundeausübung als Ausnahme vom Grundsatz des Arztvorbehalts rechtfertigt. Die Bewertung, ob die Norm diesem Erfordernis gerecht wird, richtet sich nach ihrer tatbestandlichen Ausgestaltung. Ein Wertungswiderspruch wäre mithin zu verneinen, sofern § 63 Abs. 3c SGB V die Anforderungen an eine Erlaubnis zur Heilkundeausübung erfüllt.[200]

(3)   Zwischenergebnis zur normexternen systematischen Auslegung außerhalb des SGB V

Auch einfachgesetzliche Wertentscheidungen außerhalb des SGB V lassen eine Auslegung des § 63 Abs. 3c SGB V als Substitution zu. So unterstützt die Wertung des § 2 BÄO diese Annahme. Der auf den ersten Blick bestehende Wertungswiderspruch zu § 1 HeilpraktG kann bei genauerer Betrachtung sogar als weiteres Argument für eine entsprechende Auslegung des § 63 Abs. 3c SGB V gelten. Die Rechtsfolge des § 63 Abs. 3c SGB V lässt sich u. U. nämlich als Erlaubnis zur Heilkundeausübung werten, sofern der Tatbestand die erforderlichen Voraussetzungen festsetzt, um auch materiell eine Erlaubnis zu rechtfertigen. Maßgeblich ist dafür dessen konkrete Ausgestaltung[201], also u.a. die geforderte Qualifikation, der vorgesehene Übertragungsgegenstand des § 63 Abs. 3c SGB V als gesetzlich angeordnete Substitution und der Durchführungsrahmen.

199   S.o., S. 51.
200   Ob § 63 Abs. 3c SGB V eine entsprechende Erlaubnis enthält, behandelt die Arbeit in einem späteren Zusammenhang, s.u., S. 146ff.; zu den allgemeinen Anforderungen der Heilkundeausübungserlaubnis vgl. S. 55f.
201   Vgl. zu dieser Betrachtung die Ausführungen auf S. 146ff.

Die bisher gefundene Auslegung ist zwar möglich, aber auch nicht zwingend. Mangels eindeutiger Interpretation sind deshalb weitere Auslegungsmittel heranzuziehen.

c) Historisch – teleologische Auslegung

Möglicherweise vermag die historisch-teleologische Auslegung das bisherige Ergebnis zu bestätigen. Maßgeblich ist danach der sog. subjektive Zweck der Norm, wie er sich von Normvorstellung, Regelungsabsicht und Zielvorstellungen des Gesetzgebers ableiten lässt.[202] In diesem Zusammenhang muss geprüft werden, ob sich unter Rückgriff auf Entwürfe, Motive, Denkschriften, Begründungen sowie Parlamentsdebatten aus der Entstehungsgeschichte[203] ergibt, welche Rechtsfolge der Gesetzgeber mit der Schaffung des § 63 Abs. 3c SGB V regeln wollte.[204]

aa) Gesetzesmaterialien

Die der Norm zugrunde liegenden Gesetzesmaterialien[205] nennen den Begriff der »Substitution« nicht. Gleichwohl sprechen gewichtige Anhaltspunkte dafür, dass § 63 Abs. 3c SGB V dieser Bedeutungsgehalt zukommen sollte. So heißt es in der Begründung der BT-Drs. 16/7439 zu Art. 6 Nr. 8 des Pflege-Weiterentwicklungsgesetzes (PfWG) im Hinblick auf § 63 Abs. 3c SGB V, dass bestimmte ärztliche Leistungen im Rahmen von Modellvorhaben durch entsprechend qualifizierte Pflegefachkräfte ohne vorherige ärztliche Veranlassung erbracht werden können.[206] Dieses nichtärztliche Personal solle als eigenständiger Leistungserbringer auftreten,[207] also im eigenen und nicht etwa in einem fremden Kompetenzbereich tätig werden. Dafür muss aber das Kriterium der »Übertragung ärztlicher Tätigkeiten« dahingehend verstanden werden, dass die originäre Kompetenz für entsprechende Tätigkeiten, und nicht allein ihre Ausführung, übergehen solle. Der hinter der Norm stehende subjektive Gesetzeszweck liegt mithin in einer deutlichen Kompetenzerweiterung des nichtärztlichen Gesund-

---

202 Vgl. *Larenz/Canaris*, Methodenlehre, S. 149.

203 Zur Bedeutung der Entstehungsgeschichte für die Auslegung, vgl. BVerfGE 1, 117 (127); 63, 266 (289 ff.); 92, 365 (409 f.).

204 Zur Bedeutung der Normvorstellungen der an der Vorbereitung und Abfassung des Gesetzes beteiligten Personen, vgl. *Larenz*, Methodenlehre, S. 328 f., 344.

205 Insbesondere in den BT-Drs. 16/8525, 16/7439, BR-Drs 718/07.

206 S. BT-Drs. 16/7439, S. 97.

207 S. BT-Drs. 16/7439, S. 42, 97; ferner die vorangegangene BR-Drs. 718/07, S. 95, 234.

heitspersonals durch eine »stärkere Einbeziehung in Versorgungskonzepte«.[208] Inhaltlich deutet diese Absicht auf die Einführung einer Substitution hin. Eine solche Überlegung wird durch die von Seiten des historischen Gesetzgebers ausdrückliche Abgrenzung der §§ 63 ff. SGB V von »bereits bestehenden Möglichkeiten der Delegation ärztlicher Tätigkeiten auf nichtärztliche Heilberufe« bestätigt, nach der die §§ 63 ff. SGB V »darüber … hinaus« gehen sollen.[209]

bb)   Gutachten 2007 des Sachverständigenrates

Im Rahmen der Entwicklungsgeschichte des § 63 Abs. 3c SGB V darf das Gutachten 2007 des Sachverständigenrates zur Begutachtung der Entwicklung im Gesundheitswesen »Kooperation und Verantwortung – Voraussetzungen einer zielorientierten Gesundheitsversorgung«[210] nicht unerwähnt bleiben. Es behandelte bereits vor der Entstehung der ersten Entwürfe zum PfWG[211] u.a. »die Entwicklung der Zusammenarbeit der Gesundheitsberufe als Beitrag zu einer effizienten und effektiven Gesundheitsversorgung«[212] und erörterte auch die Frage nach dem optimalen Einsatz der an der Gesundheitsversorgung beteiligten Berufsgruppen. Der Sachverständigenrat empfahl darin eine stärkere Einbeziehung nichtärztlicher Gesundheitsberufe.[213]

Wenn man berücksichtigt, dass das Gutachten dem Gesetzgeber zum Zeitpunkt der Entstehung des PfWG vor- und ihm auch zugrunde lag[214] – die Gesetzgebungsarbeit wurde unmittelbar im Anschluss eingeleitet –, ist davon auszugehen, dass das Gutachten jedenfalls u.a. Anlass und Motivation für die Schaffung des § 63 Abs. 3c SGB V geboten hat.

Es setzte sich mit »Formen der Zusammenarbeit«[215] auseinander und definierte zum einen die »Delegation«, zum anderen auch die »Substitution«.[216] Vorrang wurde dabei weder der einen noch der anderen Form eingeräumt, allerdings

---

208   S. BT-Drs. 16/7439, S. 42.
209   S. BT-Drs. 16/7439, S. 42.
210   Vgl. Gutachten 2007 des Sachverständigenrates zur Begutachtung der Entwicklung im Gesundheitswesen, Kooperation und Verantwortung – Voraussetzungen einer zielorientierten Gesundheitsversorgung vom 07.09.2007 (Sachverständigenratgutachten 2007), abgedruckt in BT-Drs. 16/6339.
211   Der erste Entwurf wurde am 19.10.2007 vorgelegt, s. BR-Drs.718/07.
212   S. SVR-Gutachten 2007, in: BT-Drs. 16/6339, S. 41ff.
213   Vgl. SVR-Gutachten 2007, in: BT-Drs. 16/6339, S. 26, 28, 98ff.
214   Vgl. hierzu den Verweis auf das seinerzeit aktuelle Sachverständigenratgutachten in BT-Drs. 16/7439, S. 119.
215   S. SVR-Gutachten 2007, in: BT-Drs. 16/6339, S. 54ff.
216   AaO.

letztlich folgendes Vorgehen zur Entwicklung der Zusammenarbeit angeregt:[217] Zunächst sollten im Wege der Delegation ärztliche Aufgaben an nichtärztliches Personal abgegeben werden. In einem zweiten Schritt schlug der Sachverständigenrat vor, in Modellvorhaben eine größere Eigenständigkeit des nichtärztlichen Personals einzuführen und später zu bewerten. Als dritter Schritt wurde bei Bewährung eine breitere Einführung dieser Neuerung in Aussicht genommen.

Der Sachverständigenrat sprach sich somit im Hinblick auf die stärkere Einbeziehung von nichtärztlichen Gesundheitsberufen sowohl für eine Delegation ärztlicher Aufgaben als auch für eine darüber hinaus gehende stärkere Eigenständigkeit des nichtärztlichen Personals aus. Eine Befürwortung der Substitution lässt sich damit zwar dem gesamten Gutachten entnehmen. Der Wunsch nach stärkerer Eigenständigkeit nichtärztlichen Personals wurde aber nicht zwingend mit der Einführung der Substitution gleichgesetzt. Die Substitution sollte nur eine Säule der Reform bilden.

Nimmt man an, dass die Schaffung des § 63 Abs. 3c SGB V auf dem Gutachten beruhte, lässt sich als subjektiver Zweck der Norm also die Stärkung der Kompetenzen nichtärztlicher Gesundheitsberufe ableiten, die das Gutachten insgesamt ausdrücklich empfahl[218]. Dem Sachverständigenratgutachten ist jedoch keine eindeutige Antwort auf die Frage zu entnehmen, welche Form der Zusammenarbeit der Gesetzgeber in § 63 Abs. 3c SGB V regeln wollte. Der Umstand, dass die Delegation zu jener Zeit rechtlich als auch praktisch bereits bestand, spricht dafür, dass durch die Regelung des § 63 Abs. 3c SGB V in Anlehnung an das Gutachten eher der »zweite Schritt«, also derjenige zur größeren Eigenständigkeit der nichtärztlichen Gesundheitsberufe, vollzogen werden sollte. Dafür wäre eine Substitution geeignet. Letzterer Schluss lässt sich zum einen jedoch weder unmittelbar aus dem Gutachten folgern, noch ein dieser Überlegung entsprechender subjektiver Gesetzgeberwille eindeutig feststellen.

cc)   Zwischenergebnis zur historisch – teleologischen Auslegung

Auch die historisch-teleologische Auslegung spricht für eine Substitution, bietet jedoch erneut kein eindeutiges Ergebnis. Eine Gesamtbetrachtung der grammatikalischen, systematischen und historisch-teleologischen Auslegung zur Rechtsfolge des § 63 Abs. 3c SGB V legt aber bisher den Schluss nahe, dass diese Vorschrift eine Substitution regelt. Gleichwohl verbleiben Zweifel, die im Wege der objektiv-teleologischen Auslegung auszuräumen sind.

217 S. SVR-Gutachten 2007, in: BT-Drs. 16/6339, S. 28 [Nr.11], 98ff.
218 S. SVR-Gutachten 2007, in: BT-Drs. 16/6339, S. 28 [Nr.11], 98.

d)   Objektiv – teleologische Auslegung

Die objektiv-teleologische Auslegung fragt unabhängig von der Zeit der Entstehung, welche Auslegung der Norm dem Gesetzesziel allgemeingültig und aktuell am besten entspricht. Zwei Auslegungskriterien sind dabei ausschlaggebend. Zunächst sind die objektiven Zwecke der gesetzlichen Regelung zu ermitteln, indem man alle Interessen, die von den unterschiedlichen Auslegungsvarianten betroffen sind, gegenüberstellt. Im Anschluss ist deren in der Rechtsordnung zum Ausdruck gekommenes Rang- und Wertungsverhältnis aufzuklären.

Der objektive Zweck einer Regelung, die sog. ratio legis, kann regelmäßig nicht eindeutig von ihrem subjektiven Zweck abgegrenzt werden. Vielmehr haben beide denselben Ausgangspunkt, die hinter einer Regelung stehenden Motive und Ziele zu fördern. Der objektive Zweck geht jedoch insofern weiter, als er sich im Laufe der Zeit weiterentwickeln kann und aktuellen Gegebenheiten anpasst, während der subjektive Zweck des Gesetzes nur die ursprüngliche Intention der am Gesetzgebungsverfahren Beteiligten spiegelt. Die objektiv-teleologische Auslegung erfasst also auch Ziele, die der Gesetzgeber zur Zeit der Entstehung der Norm nicht ins Auge fassen konnte. In der Regel ergeben sich allerdings kaum Unterschiede zwischen subjektivem und objektivem Zweck, wenn seit der Entstehung der Norm wenig Zeit verstrichen und keine den Sachbereich betreffenden Änderungen erfolgt sind.

§ 63 Abs. 3c SGB V wurde durch Gesetz vom 28.05.2008 eingeführt. Der subjektive Gesetzeszweck bestand in der stärkeren Einbeziehung nichtärztlicher Gesundheitsberufe, die insgesamt zu einer Optimierung der Arbeitsverteilung und -abläufe auf dem Gesundheitssektor und damit der Wirtschaftlichkeit und Funktionalität des Gesundheitssystems beitragen sollte. Dieser Zweck würde zwar auch bei einer Stärkung der Assistenz- oder Delegationsmöglichkeiten gefördert. Eine Substitution wirkt sich im Vergleich jedoch gravierender und effektiver aus.[219] Denn zu der Optimierung von Organisation und Aufgabenteilung trägt diejenige Form der Kompetenzerweiterung stärker bei, in der eigenständige Leistungserbringer mehr Eigenverantwortung übernehmen und somit Ärzte in ihren Tätigkeiten nicht nur unterstützen, sondern sogar vollständig entlasten. So werden Funktionalität und Finanzierbarkeit des Gesundheitssystems gefördert. Dies kommt sowohl dem Allgemeinwohl als auch einzelnen Berufsgruppen zugute.

Da der objektive Zweck einer Regelung u.a. auch ihre »Ausgewogenheit« im Sinne optimaler Berücksichtigung der betroffenen Interessen bedeutet,[220] müssen alle Interessen berücksichtigt werden, bevor deren im Gesetz zum Ausdruck ge-

---

219   Vgl. hierzu auch oben, S. 39f.
220   *Larenz/Canaris*, Methodenlehre, S. 153.

kommenes Rangverhältnis festgestellt wird. Hierbei ist das Auslegungsergebnis zu wählen, das einen Widerspruch zu anderen Rechtsvorschriften möglichst vermeidet.[221]

aa) Betroffene Interessen

Bereits die vorangegangenen Auslegungsmethoden haben gezeigt, dass Rechtsfolge der »Übertragung ärztlicher Tätigkeiten« im Rahmen des § 63 Abs. 3c SGB V entweder eine Assistenz bzw. Delegation oder aber eine Substitution ärztlicher Tätigkeiten sein könnte. Um den § 63 Abs. 3c SGB V objektiv zugrundeliegenden Zweck feststellen zu können, bedarf es nach oben Gesagtem zunächst der Ermittlung der damit verbundenen maßgeblichen Interessenkonflikte von Arzt, nichtärztlichem Personal, Patienten und der Allgemeinheit.

(1) Interesse der Patienten

Verstünde man unter der Tätigkeitsübertragung des § 63 Abs. 3c SGB V Assistenz oder Delegation, verbliebe die Letztverantwortlichkeit beim anweisenden Arzt, sodass der Sorgfaltsmaßstab weiterhin am Facharztstandard zu messen wäre. Der Patient könnte im Falle einer Schädigung den Arzt wegen Verletzung seiner Auswahl-, Anleitungs- oder Überwachungspflicht zur Verantwortung ziehen, und zwar zusätzlich zu der ausführenden nichtärztlichen Pflegeperson. Damit kämen im finanziellen Interesse des Patienten mehrere, darunter mit dem Arzt regelmäßig auch solvente Schuldner in Betracht, die die Aussicht auf Kompensation stärken würden. Hinzuträte das Interesse des Patienten im Hinblick auf sein eigenes gesundheitliches Wohl, eine dem Facharztstandard gerechte Behandlung zu erhalten.

Legte man § 63 Abs. 3c SGB V hingegen als Substitution aus, liegt es im Interesse aller Patienten, dass der Arzt sich auf die auf ihm verbleibenden Tätigkeitsgebiete konzentrieren kann. Ferner hat der Patient u. U. angesichts knapper Ressourcen und prognostiziertem Ärztemangel generell Interesse daran, überhaupt eine Heilbehandlung zu erhalten, auch wenn diese »nur« durch eine Pflegekraft erfolgte.

---

221 Vgl. *Larenz/Canaris*, Methodenlehre, S. 165.

(2)   Interesse der Ärzteschaft

Ginge man von Assistenz oder Delegation im Gegensatz zur Substitution aus, träfe den jeweiligen Arzt ein höheres Haftungsrisiko aufgrund der größeren Verantwortlichkeit, das allerdings wohl auch mit der besseren Entlohnung einherginge. Das Interesse des Arztes an einer Verringerung des Haftungsrisikos und an einer mit der Substitution einhergehenden, deutlicheren Arbeitsentlastung mag insgesamt überwiegen. Andererseits darf nicht außer Betracht bleiben, dass eine Substitution dem Interesse derjenigen Ärzte widerspricht, die einen Verlust ihrer Kompetenzen und Arbeits- und Aufgabengebiete hinnehmen müssten. Ihre Zahl wird ebenfalls nicht gering sein.

(3)   Interesse des einzusetzenden nichtärztlichen Personals

Das Haftungsrisiko der nichtärztlichen Pflegekraft würde im Rahmen der Assistenz oder Delegation auf die Ausführungsverantwortlichkeit beschränkt. Beide Formen lassen jedoch das Streben nach Kompetenzerweiterung unberücksichtigt, das im Interesse der betreffenden Berufsgruppen liegt.
    Mehr Eigenverantwortung käme dem nichtärztlichen Pflegepersonal dagegen bei der Substitution zu. Damit wären zwar auch ein erhöhtes Haftungsrisiko sowie eine Erweiterung der Pflichten verbunden, gleichzeitig führte sie regelmäßig aber ebenso zu weitergehenden Rechten, auch in wirtschaftlicher Hinsicht.

(4)   Allgemeinwohlinteressen

Die Substitution fördert langfristig Allgemeinwohlinteressen zur Kostenersparnis im Gesundheitsversorgungssystem und trägt auf diese Weise zu dessen Funktionalität und Finanzierbarkeit bei. Sie stellt zudem eine neue Form der Arbeitsteilung dar, deren Einführung eine positive Weiterentwicklung der medizinischen Versorgung zumindest erwarten lässt.

(5)   Rang- und Wertungsverhältnis

Nachdem dargestellt wurde, welche Interessen betroffen sind, ist deren Rang- und Wertungsverhältnis untereinander zu ermitteln, das sich aus den unterschiedlichen Interpretationsvarianten ergibt. Geht man von der *engeren* Interpretation des § 63 Abs. 3c aus, der zufolge eine Assistenz oder Delegation geregelt wird, hätte der Gesetzgeber in seiner Wertentscheidung dem Interesse des Patienten an der Erhaltung des Facharztstandards und der Gewährleistung wirtschaftlicher Kompensation im Schadensfall Vorrang eingeräumt.

Nimmt man die *weitere* Auslegungsvariante des § 63 Abs. 3c SGB V der Substitution an, wäre die Wertentscheidung des Gesetzgebers insgesamt zugunsten von Allgemeinwohlinteressen ausgegangen. Dann genössen die organisatorische Weiterentwicklung in der medizinischen Versorgung sowie die Funktionalität und Wirtschaftlichkeit des gesamten Gesundheitsversorgungssystems Vorrang gegenüber Individualinteressen.

Stellt man alle betroffenen Interessen, die sich im Rahmen der möglichen Auslegungsvarianten ergeben, gegenüber, so fällt auf, dass sich zwischen den Ärzte-, Pflegekräfte- und Patienteninteressen kein eindeutiges Rang- und Wertungsverhältnis feststellen lässt, weil auf allen Seiten jeweils Interessen sowohl für als auch gegen eine Substitution sprechen. Deshalb erscheint es gerechtfertigt, den Allgemeinwohlinteressen den Vorrang zu geben, die sich insgesamt auf eine Auslegung der Norm i.S.e. Substitution richten. Hinzukommt, dass auch die übrigen Auslegungsmethoden[222] diese Interpretation nahelegen, da der Hauptzweck des Gesetzes in der positiven Weiterentwicklung des Gesamtsystems, nicht aber im Verbleib bei bislang ohnehin bestehenden Möglichkeiten (Assistenz und Delegation) liegt. Im Zusammenspiel mit den bisherigen Überlegungen kommt daher zum Ausdruck, dass solchen der Allgemeinheit dienlichen Zwecken der Vorrang gebührt. Darin verwirklicht sich folglich der abstrakt vernünftige Grund des § 63 Abs. 3c SGB V, der sog. objektive Zweck. Demnach geht es also um Substitution.

bb)   Vermeidung von Wertungswidersprüchen

Unter den genannten Auslegungsvarianten ist schließlich diejenige vorzugswürdig, die sich möglichst homogen in die Rechtsordnung einbettet, also Wertungswidersprüche zu anderen Rechtsvorschriften vermeidet.[223] Ob die Interpretation des § 63 Abs. 3c SGB V als Substitution auch unter diesem Gesichtspunkt Vorrang genießt, müsste folglich anhand gesetzgeberischer Wertentscheidungen sowie Prinzipien und Ordnungsvorstellungen, wie sie in der übrigen Rechtsordnung zu Tage treten, ermittelt werden. Dieses Vorgehen dient dazu, die Einheit der Rechtsordnung zu wahren.

Die Zulässigkeit der Substitution konnte in Bezug auf ihre Vereinbarkeit mit anderen einfachgesetzlichen Rechtsvorschriften (insbesondere § 1 HeilpraktG) bereits festgestellt werden, wenn die dort genannten Voraussetzungen erfüllt

---

222 S. o., S. 60–72.
223 Vgl. *Larenz/Canaris*, Methodenlehre, S. 165.

werden.[224] Der Substitution stehen als Auslegungsergebnis daher keine Wertungswidersprüche anderer einfacher Rechtsvorschriften entgegen.

cc)   Zwischenergebnis zur objektiv – teleologischen Auslegung

Sinn und Zweck des § 63 Abs. 3c SGB V sowie der Vergleich zu einfachgesetzlichen Regelungen außerhalb des SGB V sprechen für die Auslegung der Vorschrift als eine Form der Substitution.

e)   Verfassungskonforme Auslegung

Das Auslegungsergebnis muss schließlich verfassungskonform sein. Auch insoweit lässt sich aus dem Prinzip der Einheit der Rechtsordnung die Vermutung entnehmen, der Gesetzgeber habe bei einer möglichen Auslegung demjenigen Gesetzesverständnis entsprechen wollen, welches das Verfassungsrecht nicht verletzt.

Wie bereits im Hinblick auf die Prüfung der Substitution ärztlicher Leistungen im Allgemeinen erörtert, sind das Recht auf Leben und körperliche Unversehrtheit der Patienten gem. Art. 2 Abs. 2 S. 1 GG sowie das Recht auf Berufsfreiheit der Ärzte gem. Art. 12 Abs. 1 GG betroffen. Es wurde jedoch bereits oben ermittelt, dass die durch die Substitution ausgelösten grundrechtlichen Eingriffe an sich die an die Grundrechtsschranke gestellten Anforderungen erfüllen können.[225] Bei Berücksichtigung der entsprechenden formellen und materiellen Voraussetzungen ist grundsätzlich von einer Vereinbarkeit von Substitution und Verfassungsrecht auszugehen.

Maßgeblich entscheidet darüber indessen die konkrete Ausgestaltung der gesetzlichen Regelung, hier also des § 63 Abs. 3c SGB V. Insbesondere die materielle Rechtmäßigkeit – vor allem die Verhältnismäßigkeit von Eingriff und Mittel – hängt von den Tatbestandsvoraussetzungen ab, die das Eingriffsmittel näher ausgestalten. Die Vereinbarkeit des geforderten Auslegungsergebnisses mit der Verfassung bedarf daher einer kritischen Prüfung im Rahmen der Ermittlung einzelner Tatbestandsmerkmale des § 63 Abs. 3c SGB V. Grundsätzliche verfas-

---

224 S. dazu oben die Prüfung der Zulässigkeit der Substitution im Allgemeinen, S. 47 – 58,
     sowie die Ausführungen im Rahmen der Systematik, S. 62ff., und der verfassungskonformen Auslegung gleich, S. 76.
225 S.o., S. 32ff., 47.

sungsrechtliche Bedenken gegenüber der Substitution als Rechtsfolge konnten im Übrigen hingegen ausgeräumt werden.[226]

f) Ergebnis der Auslegung

Die in § 63 Abs. 3c SGB V umschriebene Rechtsfolge der »Übertragung ärztlicher Tätigkeiten« betrifft einen Fall der Substitution ärztlicher Leistungen durch nichtärztliche Leistungen. Zu seiner Vereinbarkeit mit den Wertungen des einfachen Rechts (HeilpraktG) und der Verfassung (Art. 2 Abs. 2 S. 1 GG, Art. 12 Abs. 1 GG) müsste der Tatbestand jedoch die oben angeführten Voraussetzungen[227] erfüllen, die deshalb im Folgenden zu prüfen sind.

II. Tatbestand und Rechtskonformität des § 63 Abs. 3c SGB V

Nachdem festgestellt werden konnte, dass die Rechtsfolge des § 63 Abs. 3c SGB V in einer Substitution besteht, gilt es nun den Tatbestand der Norm auf drei Fragestellungen hin zu prüfen: Zunächst sind die einzelnen Tatbestandsvoraussetzungen zu klären, um ihre Gesetzeskonformität feststellen zu können. Denn § 63 Abs. 3c SGB V kann eine Substitution nur dann in zulässiger Weise anordnen, wenn die Vorschrift selbst rechtswirksam ist, d.h. ihr gesamter Regelungsgehalt nicht gegen sonstige Vorschriften und letzlich auch nicht das Prinzip der Einheit der Rechtsordnung verstößt. Die Erörterung der Tatbestandsmerkmale dient in einem zweiten Schritt auch der Beurteilung, ob der Tatbestand die o.g.[228] Grundrechtseingriffe verfassungsrechtlich rechtfertigt.[229] Schließlich muss in einem dritten Schritt geprüft werden, ob § 63 Abs. 3c SGB V eine zu dem Erlaubniszwang des § 1 HeilpraktG[230] korrespondierende wirksame Erlaubnis umfasst.[231]

Die Untersuchung beginnt mit einer Betrachtung der einzelnen Tatbestandsmerkmale, da sie den Ausgangspunkt für die Beurteilung bilden.

---

226 S. o., S. 32ff.; 47.
227 S. o., S. 39ff.; 44ff.
228 Vgl. zur Grundrechtsbetroffenheit von Art. 2 Abs. 2 S. 1 GG und Art. 12 Abs. 1 GG oben, S. 32ff. und S. 76f.
229 S. dazu später S. 140 – 146.
230 Vgl. hierzu oben, S. 55ff.
231 S. dazu später S. 146 – 147.

1. Tatbestandsvoraussetzungen

§ 63 Abs. 3c SGB V setzt voraus,

- dass die Substitution im Rahmen von *Modellvorhaben* nach § 63 Abs. 1 SGB V erfolgt,
- dass die betroffenen Personen, durch deren Tätigkeiten die Leistungen substituiert werden, eine *Zusatzqualifikation* i.S.v. § 4 Abs. 7 KrPflG/AltPflG vorweisen und
- dass Übertragungsgegenstand solche ärztliche Tätigkeiten bilden, bei denen es sich um *selbstständige Ausübung von Heilkunde* handelt.

a) »Modellvorhaben nach § 63 Abs. 1«

Die »Übertragung ärztlicher Aufgaben« findet also im Rahmen von sog. »Modellvorhaben nach [§ 63] Absatz 1 [SGB V]« statt. Es gilt deshalb zunächst zu klären, was unter dem Begriff »Modellvorhaben« zu verstehen ist. Danach wendet sich die Arbeit dem Problem zu, ob Modellvorhaben selbst eventuell gegen einfaches Recht oder die Verfassung verstoßen.

aa) Allgemeines

Regelungen zu »Modellvorhaben« finden sich in den §§ 63 – 65 SGB V innerhalb des 10. und letzten Abschnitts des dritten Kapitels (»Leistungen der Krankenversicherung«), der sich mit der »Weiterentwicklung der Versorgung« befasst. Modellvorhaben eröffnen Krankenkassen die Möglichkeit, im Rahmen innovativer Versorgungsformen neuartige Vertragsbeziehungen mit Leistungserbringern zu erproben.[232] Sie sollen also die Gelegenheit schaffen – ggf. auch über das geltende Recht hinaus – Leistungen, Maßnahmen und Verfahren zu testen und dadurch das Gesamtsystem der GKV weiterzuentwickeln,[233] ohne das bisherige System in Frage zu stellen, bevor aussagekräftige Ergebnisse vorliegen.[234] Daher sieht § 63 Abs. 3 S. 1 SGB V u.a. auch die Möglichkeit vor, dass man bei der Vereinbarung und Durchführung von Modellvorhaben nach § 63 Abs. 1

---

232 Vgl. Schnapp/Wigge-*Knieps*, § 12 Rn. 7; Krauskopf/*Krauskopf*, SGB V § 63 Rn.1; KassKomm/*Roters*, § 63 Rn. 2; Hauck/Noftz/*Flint*, § 63 Rn. 4; LPK-SGB V/*Kruse*, § 63 Rn. 2; Becker/Kingreen/*Huster*, SGB V § 63 Rn. 1.

233 Vgl. Schnapp/Wigge-*Knieps*, § 12 Rn. 7.

234 LPK-SGB V/*Kruse*, § 63 Rn. 3.

SGB V von den Vorschriften des vierten (»Beziehungen der Krankenkassen zu den Leistungserbringern«, §§ 69 – 140h) und zehnten Kapitels des SGB V (»Versicherungs- und Leistungsdaten, Datenschutz, Datentransparenz«, §§ 284 – 305b) abweichen kann, soweit dies für die Modellvorhaben erforderlich ist, ferner von den Vorschriften des KHG[235] und des KHEntgG[236] sowie den nach diesen Vorschriften getroffenen Regelungen (z. B. der Bundespflegesatzverordnung[237]). Diese Suspensionsmöglichkeit wird für die Weiterentwicklung der Versorgungsstrukturen i.S.v. § 63 Abs. 1 SGB V für unerlässlich erachtet,[238] um »sozialrechtliche Hürden«[239] durch zwingende Normen abzubauen.[240] Modellvorhaben sind insoweit also privilegiert.[241] Abweichungen sind allerdings nur im Rahmen der Erforderlichkeit erlaubt.

Die §§ 63 – 65 SGB V stellen dafür einen allgemeinen Rahmen zur Verfügung, der mit speziellen Vorschriften zu besonderen Versorgungsformen (wie z. B. §§ 73a ff. SGB V, die strukturierten Behandlungsprogramme, §§ 137 f und g SGB V und die Integrierte Versorgung, §§ 140a ff. SGB V) verknüpft ist. »Modellvorhaben« traten 1997[242] an die Stelle der bereits 1988[243] in das SGB V

---

235 Sog. Gesetz zur wirtschaftlichen Sicherung der Krankenhäuser und zur Regelung der Krankenhauspflegesätze (Krankenhausfinanzierungsgesetz) vom 10.04.1991 (BGBl. I 1991, S. 886) zuletzt geändert durch Art. 1, Gesetz vom 17.03.2009 (BGBl. I 2009, S. 534).

236 Sog. Gesetz über die Entgelte für voll- und teilstationäre Krankenhausleistungen (Krankenhausentgeltgesetz) vom 23.04.2002 (BGBl. I 2002, S. 1412, 1422) zuletzt geändert durch Art. 8, Gesetz vom 22.12.2010 (BGBl. I 2010, S. 2309).

237 Verordnung zur Regelung der Krankenhauspflegesätze – Bundespflegesatzverordnung (BPflV) vom 26.09.1994 (BGBl. I 1994, S. 2750), zuletzt geändert durch Art. 10, Gesetz vom 22.12.2010 (BGBl. I 2010, S. 2309).

238 BT-Drs. 13/6087, S. 26 (Zu § 63 [Zu Abs. 3]).

239 *Koenig/Engelmann/Hentschel*, SGb 2003, 189 (190).

240 Vgl. *Quaas/Zuck,* Medizinrecht, § 11 Rn. 20.

241 Teilweise wird diese durch § 63 Abs. 3 S. 1 SGB V eingeräumte Gestaltungsfreiheit vor dem Hintergrund des sog. Vorbehalts des Gesetzes als »nicht unproblematisch« bewertet, s. Becker/Kingreen/*Huster*, SGB V § 63 Rn.6 unter Verweis auf die Rechtslage vor dem 2. GKV-NOG (vom 23.06.1997, BGBl. I 1997, S. 1520; zuletzt geändert durch Art. 13 Gesetz vom 22.12.1999, BGBl. I 1999, S 2626; aufgelöst durch Art. 217 Gesetz vom 14.08.2006 (BGBl. I 2006, S. 1869) und auf *Wigge*, MedR 1996, 172ff. zu der damaligen Rechtslage. Das Prinzip des Gesetzesvorbehalts ist für das Sozialrecht speziell in § 31 SGB I verankert, wird im Allgemeinen aber bereits mit der in Art. 20 Abs. 3 GG verankerten Gesetzmäßigkeit der Verwaltung verbunden, vgl. hierzu grundlegend *BVerfGE* 98, 218 (251). Ein Verstoß dagegen muss jedoch verneint werden, weil die Suspensionsmöglichkeit in § 63 Abs. 3 SGB V ihre gesetzliche Grundlage findet. Die Träger handeln bei Abweichung von den dispositiven Vorschriften i.S.d. § 63 SGB V gesetzmäßig, denn sie werden gerade durch § 63 Abs. 3 S. 1 SGB V von der Anwendung der genannten Normen befreit, vgl. *Quaas/Zuck,* Medizinrecht, § 11 Rn. 22.

242 Durch das zweite GKV-Neuordnungsgesetz vom 23.06.1997 (BGBl. I 1997, S. 1520), ergänzt und modifiziert durch das GKV-Modernisierungsgesetz vom 14.11.2003 (BGBl. I 2003, S. 2180).

aufgenommenen »Erprobungsregelungen«.[244] Neu gegenüber den früheren »Erprobungsregelungen« ist der den Krankenkassen und ggf. ihren Vertragspartnern eingeräumte, teilweise weit reichende Gestaltungsspielraum hinsichtlich Ausgestaltung und Ziel von Modellvorhaben.[245] Während sich § 63 SGB V mit ihren Inhalten beschäftigt, regelt § 64 SGB V die erforderlichen Vereinbarungen und Kostenfolgen. § 65 SGB V ordnet die Auswertung von Modellvorhaben an. Die Normen sind als Einheit zu verstehen.[246] Aus der Struktur des § 63 SGB V ergibt sich eine notwendige Differenzierung zwischen Modellvorhaben nach Abs. 1 und Abs. 2. Modellvorhaben nach Abs. 1 dienen dem Ziel der »Verbesserung der Qualität und Wirtschaftlichkeit der Versorgung« der Versicherten durch die Weiterentwicklung bestimmter Bereiche im Rahmen der Leistungserbringung der GKV. Sie befassen sich mit Verfahrens-, Organisations-, Finanzierungs- und Vergütungsformen der Leistungserbringung und werden auch Strukturmodelle genannt. Modellvorhaben nach Abs. 2 betreffen Leistungen zur Verhütung und Früherkennung von Krankheiten sowie zur Krankenbehandlung außerhalb der Leistungen der Krankenversicherung. Man bezeichnet sie als Leistungsmodelle.

Die Substitution ärztlicher Leistungen soll gem. § 63 Abs. 3c SGB V im Rahmen eines Modellvorhabens nach Abs. 1, also einem Strukturmodell, erfolgen. Sie kann deshalb grundsätzlich im Bereich der GKV erprobt werden, um die Leistungserbringung dieses Versorgungssystems weiterzuentwickeln.

bb)   Vereinbarungen von Modellvorhaben

Modelle nach § 63 SGB V setzen voraus, dass eine entsprechende Vereinbarung nach § 64 Abs. 1 SGB V zwischen Leistungserbringern und Trägern der GKV getroffen wird. Dies gilt erst recht, wenn ein Modellvorhaben einen Eingriff in eine rechtlich geschützte Position eines Leistungserbringers bedeutet oder dessen Mitwirkung am Modell erfordert. Obwohl der Wortlaut auf den ersten Blick einen anderen Eindruck erweckt, besteht kein Alternativverhältnis zwischen den Optionen des § 63 Abs. 1 SGB V, Modellvorhaben »durchzuführen« oder »zu vereinbaren«.[247] Der Modellträger[248] hat das Vorhaben stets im Rahmen einer bestehenden Modellvereinbarung durchzuführen. Vereinbarungen nach § 64

243   Einführung von »Erprobungsregelungen« durch das Gesundheits-Reformgesetz vom 20.12.1988 (BGBl. I 1988, S. 2477).
244   Becker/Kingreen/*Huster*, SGB V § 63 Rn. 2; Schnapp/Wigge-*Knieps*, § 12 Rn. 7.
245   LPK-SGB V/*Kruse*, § 63 Rn. 4.
246   *Quaas/Zuck*, Medizinrecht, § 11 Rn. 7; Becker/Kingreen/*Huster*, SGB V § 63 Rn. 1.
247   *Quaas/Zuck*, Medizinrecht, § 11 Rn. 19, 44.
248   In der Regel Krankenkassen, vgl. § 63 Abs. 1 SGB V am Anfang; zu den Vereinbarungsparteien von Modellvorhaben gleich mehr, s. u., S. 81.

SGB V sind keine Gesamtverträge i.S.v. § 82 SGB V, sondern Verträge eigener Art öffentlich-rechtlichen Charakters.[249] Gegen den Willen des betreffenden Leistungserbringers, mit dem die Vereinbarung zu treffen ist, können Modellvorhaben deshalb nicht durchgeführt werden; es besteht kein Kontrahierungszwang.[250] Die diesen Modellen zugrundeliegenden Verträge i.S.d. § 64 Abs. 1 sind den für die Vereinbarungsparteien zuständigen Aufsichtsbehörden gem. § 63 Abs. 5 S. 3 zur Genehmigung vorzulegen.

Die Substitution ärztlicher Leistungen bedarf somit einer Vereinbarung. Fraglich ist, zwischen welchen Parteien diese zustande kommt.

(1)   Vereinbarungsparteien

Parteien der Vereinbarungen nach §§ 64, 63 SGB V sind neben »Krankenkassen und ihren Verbände« auf der einen Seite, ferner alle in der gesetzlichen Krankenversicherung zugelassene einzelne Leistungserbringer oder Gruppen[251] von Leistungserbringern auf der anderen Seite, § 64 Abs. 1 S. 1 SGB V.

(a)   Krankenkassen und ihre Verbände

Denkbare Träger von Modellvorhaben sind primär Krankenkassen und ihre Verbände.[252] Die Benennung der »Krankenkassen und ihrer Verbände« erfordert nicht notwendig ein Kollektiv als Vereinbarungspartner. Es müssen also nicht sämtliche Krankenkassen als Einheit, sondern es können vielmehr auch einzelne Krankenkassen Modellvorhaben durchführen, und zwar mit der Folge, dass auch

---

249 *Schirmer*, Vertragsarztrecht, S. 167 (E 7.7); *Quaas/Zuck,* Medizinrecht, § 11 Rn. 45; Becker/Kingreen/*Huster*, SGB V § 64 Rn. 5 sieht hierin öffentlich-rechtliche Verträge i.S.d. §§ 53ff. SGB X.

250 Vgl. *Quaas/Zuck,* Medizinrecht, § 11 Rn. 45; ferner *VK BK Arnsberg*, Beschl. vom 25.03.2009, VK 33/08, Rn. 138 (juris).

251 Als »Gruppe« wird dabei jede Form von organisiertem Zusammenschluss von Leistungserbringern verstanden, KassKomm/*Roters*, § 64 Rn. 2.

252 Ebenso können gem. § 63 Abs. 6 aber auch von den Kassenärztlichen Vereinigungen im Rahmen ihrer gesetzlichen Aufgabenstellung entsprechende Vereinbarungen initiiert und getroffen werden. In dem Fall finden die Vorschriften des zehnten Abschnitts (§§ 63 ff. SGB V) entsprechende Anwendung. Die gesetzliche Aufgabenstellung der Kassenärztlichen Vereinigungen liegt gem. § 77 Abs. 1 S. 1 SGB V in der Sicherstellung der vertragsärztlichen Versorgung gem. §§ 72 und 75 SGB V. Deshalb kommt den Kassenärztlichen Vereinigungen ein Initiativrecht auch nur in diesem Rahmen zu, vgl. dazu *Quaas/Zuck*, Medizinrecht, § 11 Rn. 42f. Allerdings geht der Anwendungsbereich von Modellvorhaben i.S.v. § 63 Abs. 3c SGB V zur Substitution darüber hinaus, so dass die Regelung vorliegend außer Betracht bleiben kann.

nur die Versicherten der als Modellträger beteiligten Krankenkasse betroffen sind. Dies zeigt ein vergleichender Blick auf andere Regelungen, in denen es auf die gemeinsame Betätigung sämtlicher Krankenkassen und Krankenkassenverbände ankommt, wie z. B. in § 109 Abs. 1 S. 1 SGB V.[253] Dort wird die »gemeinsame« Zuständigkeit aller Krankenkassen ausdrücklich hervorgehoben. In Frage kommt ferner die Vereinbarung eines gemeinsamen Modellvorhabens zwischen Kassen unterschiedlicher Kassenarten.[254]

Im Hinblick auf Modellvorhaben des § 63 Abs. 3c SGB V zur Substitution scheidet die letzte Variante allerdings aus, da deren Gegenstand stets die Mitwirkung eines Leistungserbringers erfordert. Auch hier gilt aber, dass es einzelnen Krankenkassen offensteht, die Erprobung eines derartigen Modells mit ihm zu vereinbaren.

(b)   Einzelne Vertragsärzte, Gemeinschaften dieser oder Kassenärztliche
        Vereinigungen

Auf der anderen Seite der Vereinbarung stehen also die Leistungserbringer. Hierunter fallen insbesondere auch Vertragsärzte oder entsprechende Gemeinschaften. Deren Möglichkeit, Vereinbarungspartner im Rahmen der vertragsärztlichen Versorgung zu werden, folgt bereits aus ihrer Nennung als «Leistungserbringer« im Gesetz. Die scheinbar überflüssige Angabe in der Sonderregelung des § 64 Abs. 1 S. 2 SGB V ist darauf zurückzuführen, dass ursprünglich allein Kassenärztliche Vereinigungen Vereinbarungspartner entsprechender Modellvorhaben sein konnten.[255] Sie wurden als mögliche Vereinbarungspartner in der geänderten Gesetzesfassung beibehalten, der Kreis der Beteiligten jedoch vergrößert.

Soweit die ärztliche Behandlung im Rahmen der vertragsärztlichen Versorgung betroffen ist,[256] kommen nach der Sonderregelung des § 64 Abs. 1 S. 2 SGB V zum Abschluss diesbezüglicher Modellvorhaben ausschließlich einzelne Vertragsärzte, entsprechende Gruppen oder wiederum die Kassenärztliche Vereinigung als Vereinbarungspartner der Krankenkassen und ihrer Verbände in Be-

---

253 Vgl. *Quaas/Zuck,* Medizinrecht, § 11 Rn. 17.
254 S. BT-Drs. 13/7264, S. 62 (Zu Art. 1 Nr. 20 [Zu § 64 Abs. 1]); LPK-SGB V/*Kruse,* § 64
     Rn. 3.
255 S. *Quaas/Zuck,* Medizinrecht, § 11 Rn. 53; vgl. zur Entwicklung der früheren Rechtslage
     BT-Drs. 13/7264, S. 62 (Zu Art. 1 Nr. 20 [Zu § 64 Abs. 1]); BT-Drs. 14/1245, S. 67 (Zu
     Nummer 26 [Zu Abs. 1]).
256 Nach den Intentionen des Gesetzgebers ist auf eine »unmittelbare« Betroffenheit abzu-
     stellen, s. BT-Drs. 13/7264, S. 62 (Zu Art. 1 Nr. 20 [Zu § 64 Abs. 1]), zum umstr. Um-
     fang dieses Vorbehalts s. Becker/Kingreen/*Huster*, SGB V § 64 Rn. 4; LPK-
     SGB V/*Kruse*, § 64 Rn. 1; KassKomm/*Roters*, § 64 Rn. 3.

tracht. Die Substitution unterliegt dieser Sonderregelung jedoch nicht, da bei der Substitution gerade von der ausschließlich *ärztlichen* Behandlung Abstand genommen werden soll, indem sie in bestimmten Bereichen durch eine *nichtärztliche* ersetzt wird. In dem Fall liefe eine Begrenzung der potentiellen Vereinbarungspartner auf der Leistungserbringerseite auf die Ärzteschaft der eigentlichen Zielrichtung der Substitution zuwider. Außerdem ist die Sonderregelung auf Fälle der ambulanten ärztlichen Versorgung begrenzt. Zu der Frage, ob dieser Sektor vorliegend bei der Substitution im Rahmen von Modellvorhaben überhaupt betroffen sein kann und ist, sogleich.[257]

(c)   Leistungserbringer, Gruppen von Leistungserbringern

Neben Vertragsärzten bzw. Vertragszahnärzten kommen alle anderen Leistungserbringer als Vereinbarungspartner in Betracht.[258] Der Begriff des Leistungserbringers selbst ist gegenüber »einzelnen Vertragsärzten« zwar weiter gefasst. Er erfährt in § 64 Abs. 1 S. 1 SGB V aber seinerseits eine wesentliche Einschränkung.

(aa)   Erforderlichkeit der Zulassung des Leistungserbringers

§ 64 Abs. 1 S. 1 SGB V fordert, dass nur »zugelassene« Leistungserbringer Vereinbarungsparteien werden können.[259] Die »Zulassung« zur Versorgung der gesetzlichen Krankenversicherung erfolgt in der Regel im Rahmen eines öffentlich-rechtlichen Verwaltungsverfahrens, indem die Leistungserbringer durch hoheitlichen Akt (Verwaltungsakt) in das GKV-Versorgungssystem einbezogen werden (Zulassung im *engen* Sinne). Entsprechende Formen sind beispielsweise in § 95 und § 124 SGB V verankert. Von »Zulassung« kann aber auch die Rede sein, wenn man allgemein die berechtigte Teilnahme an dem GKV-Versorgungssystem beschreibt, ohne hierbei näher nach der konkreten Teilnahmeform zu differenzie-

---

257   S. dazu u., S. 84ff.
258   Vgl. KassKomm/*Roters*, § 64 Rn. 2; *Nebendahl*, § 64 SGB V, Rn. 2ff., in: *Spickhoff*, Medizinrecht.
259   Vgl. hierzu *Quaas/Zuck,* Medizinrecht, § 11 Rn. 48; Hauck/Noftz/*Flint*, § 64 Rn. 12; vgl. ferner KassKomm/*Roters*, § 64 Rn. 2, der hervorhebt, dass sich der Zusatz »in der gesetzlichen Krankenversicherung zugelassen« in § 64 Abs. 1 S. 1 sinngemäß auf alle Leistungserbringer, also auch solche in Gruppen organisierte, beziehen muss, obwohl man dem Wortlaut nach das Zulassungserfordernis allein auf einzelne Leistungserbringer beziehen könnte.

ren (Zulassung im *weiten Sinne*).[260] Als verschiedene Ausformungen der Teilnahme an dem Versorgungssystem der gesetzlichen Krankenversicherung kommt neben der Zulassung im *engeren* Sinn die Ermächtigung, aber auch ein Versorgungsvertrag in Betracht.[261]

Durch das Zulassungserfordernis an die Leistungserbringer bei Substitution verbieten die §§ 63 ff. SGB V im Umkehrschluss zugleich, solche Leistungserbringer ohne Zulassung in das Versorgungssystem des SGB V einzubeziehen.[262] Deshalb bedarf jeder Leistungserbringer, der als Vertragspartner an einem Modellvorhaben gem. § 63 Abs. 3c SGB V teilnehmen will, stets zunächst einer Zulassung. Da das Zulassungserfordernis des § 64 Abs. 1 S. 1 SGB V den jeweils auftretenden Leistungserbringer trifft, gleichwohl aber nicht immer jeder diese Voraussetzung erfüllt, muss zwischen den denkbaren, unterschiedlichen Leistungserbringersubjekten differenziert werden. Nur so kann festgestellt werden, welche Leistungserbringer für die Vereinbarung von Modellvorhaben i.S.d. § 63 Abs. 3c SGB V in Betracht kommen.

(bb)　Leistungserbringer i.R.v. § 63 Abs. 3c SGB V

Sofern von der Leistungserbringung die Rede ist, betrifft dies inhaltlich Leistungen gegenüber dem Versicherten zur Verhütung, Früherkennung und Behandlung von Krankheiten i.S.d. §§ 20 bis 43b SGB V. Leistungserbringer sind folglich Personen und Einrichtungen, die dieser Tätigkeit nachgehen, beispielsweise Ärzte, Zahnärzte, Physiotherapeuten, Apotheken, medizinische Versorgungszentren, Krankenhäuser etc.[263]

Um zu klären, wer Leistungserbringer bei einer Substitution i.R.v. Modellvorhaben gem. § 63 Abs. 3c SGB V ist, bedarf es also der Erörterung, wer aufgrund der Umstände überhaupt als Leistungserbringer in Frage kommt und darüber hinaus nach oben Gesagtem über eine Zulassung verfügen muss. Dafür sind zunächst alle möglichen Leistungserbringer in die Betrachtung einzubeziehen, da der Wortlaut der Norm den von ihr potentiell betroffenen Kreis nicht konkretisiert. Es lässt sich daher auf unterschiedliche Subjekte als Leistungserbringer ab-

---

260　Zur weiteren Unterscheidung und der verlangten Form der »Zulassung« von Leistungserbringern bei Substitution s. u., S 151ff.

261　Vgl. ferner zu Teilnahmeformen der vertragsärztlichen Versorgung allgemein, insbesondere der Zulassung und der Ermächtigung, *Wahl*, Kooperationsstrukturen im Vertragsarztrecht, S. 92ff.

262　Vgl. Hauck/Noftz/*Flint*, § 64 Rn. 12; LPK-SGB V/*Kruse*, § 64 Rn. 2; *Nebendahl*, § 64 SGB V, Rn. 3, in: *Spickhoff*, Medizinrecht.

263　Regelungen zur Leistungserbringung und den Leistungserbringern finden sich im 4. Kapitel des SGB V.

stellen: Einerseits könnte der Träger der übergeordneten Einrichtung Leistungserbringer sein, z. B. das Krankenhaus, in dem das im Wege der Substitution einzusetzende nichtärztliche Gesundheits- und Krankenpflegepersonal arbeitet. Denkbar erscheint auch die Konstellation, dass das nichtärztliche Personal selbst als eigenständiger, verantwortlicher Leistungserbringer oder in Gruppen von solchen auftritt. Da die Ärzteschaft im Wege der Substitution gerade »ersetzt« werden soll, ist deren Status als Leistungserbringer an dieser Stelle schon der Natur der Sache nach ausgeschlossen.

Ob und wer Leistungserbringer bei der Substitution in Modellvorhaben gem. § 63 Abs. 3c SGB V wird, richtet sich zum einen danach, in welchem Arbeitsfeld das Substitutionspersonal tätig werden soll, zum anderen danach, ob dieser Tätigkeitsbereich die Möglichkeit zur Substitution bietet.

Die in § 63 Abs. 3c SGB V angesprochenen Kranken- und Altenpfleger können auf ambulanten und stationären Sektoren zum Einsatz kommen. Primär ist das sog. Gesundheits- und Krankenpflegepersonal jedoch im stationären Bereich in Krankenhäusern und vergleichbaren Pflegeeinrichtungen beschäftigt. Auch Altenpflegepersonal wird auf diesem Gebiet, insbesondere in geriatrischen und gerontopsychiatrischen Abteilungen, eingesetzt. Diese Sektoren sind für die Frage der Substitution von besonderer Bedeutung, da die Betreffenden im Krankenhaus mit denjenigen Ärzten, deren Leistungen substituiert werden, zusammenarbeiten. Außerdem kann Altenpflegepersonal aber auch in Pflege(wohn-)heimen tätig sein. Was diesen Sektor anbelangt, ist im Rahmen der vorliegenden Arbeit aber zu differenzieren, ob in dieser Einrichtung ärztliche Aufgaben anfallen, die Gegenstand einer Übertragung sein könnten. Denn nur dort, wo neben pflegerischen auch ärztliche Tätigkeiten erbracht werden, kann eine Ersetzung der ärztlichen Leistung intern veranlasst werden. Der Vollständigkeit halber nennenswert, jedoch im Rahmen der Substitution gem. § 63 Abs. 3c SGB V ebenfalls von geringerer Bedeutung, sind Konstellationen auf dem ambulanten Sektor, etwa häusliche Krankenpflegedienste sowie beispielsweise der Einsatz in Wohnheimen für Menschen mit Behinderung. Dabei fehlt nämlich das regelmäßige Aufkommen ärztlicher Tätigkeit. Der Kreis potenzieller Leistungserbringer bei der Substitution konzentriert sich in Modellvorhaben gem. § 63 Abs. 3c SGB V soweit vor allem auf Einrichtungen, in denen sowohl Ärzte als auch Substitutionspersonal beschäftigt sind.[264]

---

264 Anders dagegen lautet die Frage danach, ob man unabhängig von den organisationsinternen Gegebenheiten generell ärztliche heilkundliche Tätigkeiten durch das Pflegepersonal erledigen lässt, welche evtl. bislang von externen ärztlichen Kräften durchgeführt wurden, weil organisationsintern keine Ärzte beschäftigt werden. Diese Frage stellt sich jedoch nicht bei der Substitution innerhalb von Modellvorhaben, da sie nicht die Aufgabenverteilung externer Berufsgruppen beeinflussen können. Der beschriebene Fall wäre mithin zwar denkbar, jedoch müsste dafür eine rechtliche Grundlage geschaffen werden.

Geht man in vereinzelten Fällen davon aus, dass entsprechendes Kranken- oder Altenpflegepersonal (etwa anstelle oder neben Medizinischen Fachange- stellten) auch in vertragsärztliche Praxen des jeweiligen Arztes angestellt ist, ent- spräche eine solche personelle Besetzung zwar der beschriebenen erforderlichen Situation. Dennoch scheidet eine Substitution in dem hier zugrunde gelegten Sinne – im Rahmen von Modellvorhaben gem. § 63 Abs. 3c SGB V – für diesen Tätigkeitsbereich aus. Schließlich fehlt es hierbei an einer übergeordneten dritten Instanz, die die Substitution der ärztlichen durch nichtärztliche Tätigkeit anord- nen würde. Die übergeordnete Entscheidungskompetenz geht in der Praxis von dem jeweiligen Vertragsarzt selbst aus. Allein er könnte eine Substitution inner- halb seines Arbeitsbereiches anordnen, die er als Modellvorhaben vereinbart hät- te, und käme damit als potentieller Leistungserbringer in Betracht. Sofern man tatsächlich davon ausgeht, dass ein Vertragsarzt auf einer solchen Grundlage zur Substitution anweist, verwechselt man aber die Delegation mit der Substitution. Denn im Gegensatz zur Delegation liegt die Substitution gerade nicht in der Ent- scheidung des einzelnen Arztes.[265] Zudem wird kaum anzunehmen sein, dass der Vertragsarzt seine Leistungen vollständig, also samt der Verantwortlichkeit und der Abrechnungsmöglichkeit darüber, übertragen will. Dann wäre er doch gerade nicht mehr selbst Leistungserbringer, er würde vielmehr »ersetzt«. Wie schon oben erwähnt, stellt aus dem Grunde der Arzt niemals den Leistungserbringer ei- ner Substitution dar. Anstelle dessen wird er lediglich Hilfestellungen anfordern. Prinzipiell kommt daher auf diesem Bereich – jedenfalls vom Arzt ausgehend – in entsprechenden Modellvorhaben keine Substitution, sondern nur eine Delega- tion in Betracht. Der vertragsärztliche Bereich muss deshalb vorliegend auch ausgeklammert werden.

Als mögliche Leistungserbringer im Rahmen von Modellvorhaben gem. § 63 Abs. 3c SGB V kommen demnach also insbesondere Anstellungsunternehmen bzw. Träger übergeordneter Einrichtungen in Betracht, bei denen Pflegepersonal zur Substitution von Ärzten eingesetzt wird, typischerweise Krankenhäuser.[266]

Desweiteren ist fraglich, ob nicht das Substitutionspflegepersonal selbst Leis- tungserbringer sein könnte. Die Antwort hängt davon ab, ob Krankenhäuser oder Substitutionspflegekräfte über eine Zulassung verfügen. Dann sind sie mögliche

---

Sie liegt nicht in § 63 Abs. 3c SGB V, dessen Modellvorhaben einer Organisationseinheit bedarf, in der Pflegekräfte und Ärzte angestellt sind. Vgl. hierzu die Überlegungen zur Einführung der Substitution in die Regelversorgung und ihren entsprechenden Rechts- grundlagen, S. 149ff.

265 S. o., S. 25.
266 Dafür kämen auch Medizinische Versorgungszentren in Betracht; aA offenbar *Stem- mer/Haubrock/Böhme*, Gutachten zu den zukünftigen Handlungsfeldern in der Kranken- hauspflege, S. 30, die den Anwendungsbereich der § 63 Abs. 3c SGB V i.V.m. KrPflG/AltPflG vor Inkrafttreten des PfWG dagegen im ambulanten Sektor erwarten.

Vereinbarungspartner für Modellvorhaben zur Substitution gem. § 63 Abs. 3c SGB V und erlangen den Status als Leistungserbringer.

(aaa) Zulassung von Krankenhäusern als Leistungserbringer i.R.v. § 63 Abs. 3c SGB V

Krankenhäuser sind im Falle ihrer Zulassung also mögliche Leistungserbringer i.R.v. § 63 Abs. 3c SGB V. Regelungen zur Zulassung von Krankenhäusern finden sich in §§ 108 ff. SGB V. Diese werden durch den Abschluss von Versorgungsverträgen gem. § 109 Abs. 1 S. 1 SGB V i.V.m. § 108 Nr. 3 SGB V oder durch die Fiktion solcher gem. § 109 Abs. 1 S. 2 SGB V i.V.m. § 108 Nr. 1 bzw. Nr. 2 SGB V zur GKV-Versorgung zugelassen. Subsidiär dazu können Krankenhäuser in Ausnahmefällen durch eine sog. »(Instituts-)Ermächtigung« zur Versorgung zugelassen werden.

Die Möglichkeit der Zulassung von Krankenhäusern ist somit gesetzlich vorgesehen. Ihre Eignung als Vereinbarungspartner und damit Leistungserbringer in Modellvorhaben gem. § 63 Abs. 3c SGB V begegnet daher keinen Hindernissen.[267]

(bbb) Zulassung des Substitutionspflegepersonals i.R.v. § 63 Abs. 3c SGB V

Darauf, dass auch das in § 63 Abs. 3c SGB V erwähnte Substitutionspflegepersonal eigenverantwortlicher Leistungserbringer sein kann,[268] deuten sowohl der Wortlaut von § 64 Abs. 1 S. 1 SGB V als auch der aus den Gesetzesmaterialien hervorgehende Gedanke der wirtschaftlichen Selbstständigkeit des Substitutionspflegepersonals i.S.v. § 63 Abs. 3c SGB V hin.[269] Die erforderliche Zulassung ist für dieses Personal bislang jedoch gesetzlich noch nicht vorgesehen. Allerdings kommen nur solche Leistungserbringer zur Vereinbarung eines Modellvorhabens in Betracht, die zugelassen sind, § 64 Abs. 1 S. 1 SGB V.[270] Durch ein

---

267 Zur Zulassung von Krankenhäusern im Einzelnen, vgl. ferner Laufs/Kern/*Genzel/ Degener-Hencke*, Hdb. d. Arztrechts, § 83; *Quaas/Zuck,* Medizinrecht, § 26 Rn. 6ff.; Krauskopf/*Knittel*, SGB V § 109; Wenzel/*Quaas*, Kap. 12, Rn. 232; jurisPK-SGB V/*Wahl*, § 109 und § 108 mwN.

268 So wohl KassKomm/*Roters*, § 63 Rn. 18, ohne das Erfordernis der Zulassung zu beachten.

269 Vgl. zu den Bestrebungen, das Substitutionspflegepersonal i.S.v. § 63 Abs. 3c SGB V zu eigenständigen Leistungserbringern zu machen BT-Drs. 16/7439, S. 42, 97 (Zu Art. 6 Nr. 8 [§ 63]).

270 S. *Quaas/Zuck,* Medizinrecht, § 11 Rn. 48; Hauck/Noftz/*Flint*, § 64 Rn. 12.

Modellvorhaben dürften also keine »neuen« Leistungserbringer in das Versorgungssystem einbezogen werden. Daraus folgt somit ein Ausschluss des Substitutionspflegepersonals i.S.v. § 63 Abs. 3c SGB V.

Gegen die Annahme, das Substitutionspersonal des § 63 Abs. 3c SGB V selbst im Rahmen von Modellvorhaben als »zugelassener Leistungserbringer« zu behandeln, spricht zudem die Formulierung von § 63 Abs. 3c SGB V. Dort ist von dem »Übertragen von Aufgaben an das Pflegepersonal« die Rede. Adressat der Vereinbarung über ein Modellvorhaben ist also nicht das Pflegepersonal selbst, sondern derjenige, der die Aufgaben überträgt, da sonst von einer »Übernahme« die Rede sein müsste. Also richtet sich das Gesetz an eine dem Pflegepersonal und den Ärzten übergeordnete Instanz, die (arbeitsrechtlich) eine Aufgabenumverteilung anzuweisen vermag.

Die in den Gesetzesmaterialien zum Ausdruck kommende Bestrebung, das Substitutionspersonal selbst als eigenständigen Leistungserbringer einzustufen,[271] kann nach alledem nur so verstanden werden, dass darin das Fernziel für eine Regelung liegt, die im Anschluss an die Modellvorhaben Bestandteil der Regelversorgung sein soll. Mögliche Vereinbarungspartner von Modellvorhaben i.S.v. § 63 Abs. 3c SGB V bleiben aber bislang allein diejenigen Leistungserbringer, die Träger übergeordneter Einrichtungen sind und innerhalb deren Organisationseinheit neben Ärzten das Pflegepersonal gem. § 63 Abs. 3c SGB V beschäftigt ist. Substitutionspersonal ist also bei der Substitution in Modellvorhaben gem. § 63 Abs. 3c SGB V als Vereinbarungspartner und somit als direkter Leistungserbringer ausgeschlossen. Es kann nur mittelbar über seine Anstellungsunternehmen darin einbezogen werden.

(2)   Zwischenfazit

Im Fall von § 63 Abs. 3c SGB V sind mögliche Vereinbarungspartner entsprechender Modellvorhaben mit Krankenkassen solche Einrichtungen, die als zugelassene Leistungserbringer auftreten und sowohl ärztliches Personal als auch Substitutionspflegepersonal i.S.v. § 63 Abs. 3c SGB V beschäftigen. Darunter fallen insbesondere Krankenhäuser, deren Zulassungsvoraussetzungen in den §§ 108 ff. SGB V gesetzlich geregelt sind.

---

271 S. BT-Drs. 16/7439, S. 42, 97 (Zu Art. 6 Nr. 8 [§ 63]).

cc) Personeller Anwendungsbereich

Unter dem Gesichtspunkt, dass nur zulässige Modellvorhaben eine taugliche gesetzliche Grundlage der Substitution bilden, ist weiterhin zu klären, welcher Patientenkreis in Betracht kommt und ob die Art deren Einbeziehung Bedenken begegnet. Grundsätzlich werden in Modellvorhaben nur Versicherte der beteiligten Krankenkassen einbezogen. Die Zulässigkeit ihrer Teilnahme an Modellvorhaben hängt davon ab, ob sie freiwillig oder unfreiwillig erfolgt, in letztgenanntem Fall aufgrund eines Gesetzes oder einer Satzung.[272] Denn die Vorhaben könnten in Rechtspositionen der Beteiligten eingreifen, die dann irgendeiner Form der Legitimation oder Rechtfertigung bedürften.

Da es sich um neue Versorgungsformen handelt, müssen gem. § 63 Abs. 5 S. 1 SGB V die Ausgestaltung des Modellvorhabens, zumindest in seinen Grundzügen (Ziele, Dauer, Art und allgemeine Vorgaben) und die Teilnahmebedingungen in der Satzung festgelegt werden. Denn nur so haben die Versicherten die Möglichkeit der Kenntnisnahme. Entsprechende Regelungen fehlen im Gesetz. Die §§ 63 ff. SGB V enthalten insbesondere keine ausdrücklichen Bestimmungen, die die Versicherten zur Teilnahme an Modellvorhaben verpflichtet.[273] Dieser Umstand deutet auf eine Freiwilligkeit der Einbeziehung. Dafür spricht ferner, dass auch andere, den Modellvorhaben vergleichbare neue Versorgungsformen, wie der Strukturvertrag gem. § 73a SGB V und die Integrierte Versorgung gem. §§ 140a ff. SGB V, für die Versicherten nicht verpflichtend sind.[274] Hinzutritt, dass Modellvorhaben in die sich aus dem SGB V ergebende Rechtsposition des Versicherten eingreifen, z.B das Grundrecht aus Art. 2 Abs. 2 S. 1 GG verletzen können.[275] Schließlich wäre für die Änderung sozialversicherungsrechtlicher Ansprüche ohnehin eine gesetzliche Regelung erforderlich.[276] Denn § 63 SGB V ermächtigt die Krankenkassen nicht dazu, satzungsrechtlich einen Teilnahmezwang zu begründen.[277] Vielmehr kommt ein gegenteiliger Gesetzgeberwille in den Gesetzesmaterialien zum Ausdruck.[278]

---

272 Vgl. hierzu auch *Quaas/Zuck,* Medizinrecht, § 11 Rn. 40; Hauck/Noftz/*Flint*, § 63 Rn. 29.
273 So auch *BSG*, NZS 2003, 654 (656) Rn. 10, das den Begriff der »Teilnahme« für mehrdeutig hält.
274 S. § 73a, letzter Satz und § 140a Abs. 2 S. 1 SGB V.
275 Vgl. dazu S. 32ff.
276 Vgl. *BSG*, NZS 2003, 654 (656) Rn. 10.
277 So im Wesentlichen in Übereinstimmung mit Hauck/Noftz/*Flint*, § 63 Rn. 29; KassKomm/*Roters*, § 63 Rn. 22 und *BSG*, NZS 2003, 654 (656) Rn. 10, welches indes offen ließ, ob dies auch für Modellvorhaben gilt, die ausschließlich die Weiterentwicklung von Verfahrensformen bei der Leistungserbringung zum Gegenstand haben; vgl. ferner *Quaas/Zuck,* Medizinrecht, § 11 Rn. 40.
278 S. BT-Drs. 13/7264, S. 62; so auch *BSG*, NZS 2003, 654.

Insgesamt ist deshalb mangels entgegenstehender Anhaltspunkte ausschließlich von der freiwilligen Teilnahme an Modellvorhaben auszugehen. Modellvorhaben erstrecken sich personell also nur auf Versicherte derjenigen Krankenkassen, die sich am Modell beteiligen und nur auf deren Mitglieder, die dem Modell freiwillig beigetreten sind.[279] Einer solchen fakultativen Form der Patientenbeteiligung stehen keine rechtlichen Einwände entgegen, da bei freiwilliger Teilnahme regelmäßig zumindest eine konkludente Einwilligung in die Modellvorhabenbedingungen angenommen werden kann.

dd)   Weitere Problemfelder der Modellvorhaben

Der Regelung einer Substitution ärztlichen Handelns als Modellvorhaben könnten weitere Bedenken, und zwar verfassungsrechtlicher und einfachgesetzlicher Art, entgegenstehen.

Die begrenzte Flächenabdeckung bei der Durchführung von Modellvorhaben bedingt eine nur eingeschränkte Möglichkeit der Beteiligten zur Entfaltung in diesem Berufsfeld. Auch ist die Zahl der Ausbildungsplätze begrenzt. Dadurch würde ausgegrenztes nichtärztliches Personal gegenüber den Teilnehmern benachteiligt, sodass § 63 Abs. 3c SGB V u. U. den allgemeinen Gleichheitsgrundsatz gem. Art. 3 Abs. 1 GG verletzt. Ferner verstößt der Abschluss von Modellvorhabenvereinbarungen nur mit bestimmten Partnern möglicherweise gegen vergaberechtliche Grundsätze des GWB[280].[281] Es ist nicht ausgeschlossen, dass dieser Umstand gem. § 101b GWB u. U. zur Unwirksamkeit solcher Vorhaben führt.

(1)   Verstoß gegen Art. 3 Abs. 1 GG

Zunächst ist zu prüfen, ob Modellvorhaben für das nicht einbezogene Personal zu einem Verstoß gegen Art. 3 Abs. 1 GG führen.[282]

---

279 So auch *Quaas/Zuck,* Medizinrecht, § 11 Rn. 40; Rn. 53; *Koenig/Engelmann/Hentschel,* SGb 2003, 189 (191).
280 Sog. Gesetz gegen Wettbewerbsbeschränkungen (GWB) vom 15.07.2005 (BGBl. I 2005, S. 2114) zuletzt geändert durch Art. 3, Gesetz vom 22.12.2010 (BGBl. I 2010, S. 2262).
281 S. *Schirmer*, Vertragsarztrecht, S. 168 (E 7.7); Becker/Kingreen/*Huster*, SGB V § 64 Rn. 6.
282 Vgl. hierzu ferner *Igl/Staudte*, Weitere öffentlich-rechtliche Regulierung der Pflegeberufe und ihrer Tätigkeit, S. 136ff.

(a)   Ungleichbehandlung

Aufgrund der solchen Modellvorhaben immanenten begrenzten Verfügbar-
keit stünde von vornherein nur eine limitierte Anzahl von Ausbildungsplätzen
zur Verfügung. Sie hängt zusätzlich von der Aktivität der Krankenkassen und
teilnehmenden Institutionen (insbesondere Krankenhäusern) ab. § 63 Abs. 3c
SGB V verlangt ferner eine Qualifikation, die im Rahmen entsprechender Aus-
bildungsmodellvorhaben erworben wird, und schließt somit alle Pflegekräfte aus,
die daran nicht teilnehmen können. Infolgedessen bleibt ihnen vorerst auch die
Möglichkeit verwehrt, die entsprechende Qualifikation zu erlangen. Dadurch
würden ausgegrenzte Bewerber gegenüber den Teilnehmern benachteiligt, sodass § 63 Abs. 3c SGB V den allgemeinen Gleichheitsgrundsatz gem. Art. 3
Abs. 1 GG verletzen könnte. So wäre denkbar, dass z. B. Krankenschwestern mit
der gleichen Grundausbildung in ein entsprechendes Ausbildungsmodellvorha-
ben eingebunden werden, während andere davon ausgeschlossen bleiben, obwohl sie derselben Berufsgruppe angehören. Diese Ungleichbehandlung beruhte
darauf, dass die Ausbildung zu den neuen Substitutionstätigkeiten zunächst lediglich in Modellvorhaben durchgeführt wird, obwohl eine entsprechende Maßnahme in der Regelversorgung einen breiteren Zugang zur Ausübung Heilkunde
ermöglichte.
      Die Ungleichbehandlung müsste sachlich gerechtfertigt sein, um einen Ver-
stoß gegen Art. 3 Abs. 1 GG auszuschließen.

(b)   Sachliche Rechtfertigung

Als sachlicher Rechtfertigungsgrund kommen allein der dem Modellvorhaben
immanente Erprobungscharakter und die dadurch verfolgten Zwecke einer Weiterentwicklung des Gesundheitsversorgungssystems in Betracht. Sie erlauben es,
in Modellvorhaben von Bestimmungen des bestehenden Systems abzuweichen,
sofern und soweit es erforderlich ist, um alternative Verfahren und Systeme zu
erproben.[283] Zwar lassen sich damit nicht alle Verstöße gegen den Gleichheitsgrundsatz rechtfertigen. Bei einer Abwägung gilt es aber zu berücksichtigen,
dass eine Verletzung des Art. 3 Abs. 1 GG nicht dauerhaft, sondern nur für die
begrenzte Zeit des Modellvorhabens – längstens also acht Jahre (§ 63 Abs. 5 S. 2
SGB V) – besteht. Es kommt also nicht zu einer Perpetuierung dieses Zustandes,
sodass eventuelle Nachteile und Vorteilen sich nur zeitweise gegenüberstehen.
Den Staat trifft zwar grundsätzlich die Pflicht, Chancengleichheit, insbesondere

---

283 Vgl. zu dieser in § 63 Abs. 3 SGB V vorgesehen Möglichkeit oben, S. 78.

beim Berufs- und Ausbildungszugang, zu gewährleisten, also auch für eine möglichst gerechte Verteilung der Ausbildungsplatzkapazitäten zu sorgen. Dem steht jedoch gegenüber, dass Modellvorhaben möglicherweise Erkenntnisse für die Einführung neuer Versorgungsformen erbringen. Die damit verbundene Ungleichbehandlung erscheint zudem geeignet und erforderlich, um in einem vorerst begrenzten Rahmen zu wertvollen Erkenntnissen zu gelangen. Die Abwägung fällt nicht leicht, geht deshalb aber zugunsten der Modellvorhaben aus, nicht zuletzt weil sie durch ihren »kleineren, probeweisen Rahmen« die durch System- oder Verfahrensänderungen herbeigeführten Gefahren von Rechtsverletzungen oder Interessenkollisionen minimieren, indem sie den der Erprobung unterliegenden Betroffenenkreis eingrenzen. Man muss daher davon ausgehen, dass die geschilderte Ungleichbehandlung sachlich gerechtfertigt ist.

Insgesamt entfällt deshalb ein Verstoß gegen den allgemeinen Gleichheitsgrundsatz gem. Art. 3 Abs. 1 GG im Hinblick auf das nichtprivilegierte Personal.[284]

(2)   Verstoß gegen das Vergaberecht

Ferner ist zu prüfen, ob beim Abschluss von Modellvorhaben gem. § 63 Abs. 3c SGB V evtl. Verstöße gegen das Vergaberecht drohen, die es zu beachten und zu vermeiden gilt.

Vergaberechtliche Vorgaben sind auf unterschiedlichen Entscheidungsebenen der GKV-Versorgung von Bedeutung.[285] Neben der Entscheidung darüber, welches Personal zur Ausbildung und damit zur Teilnahme an Modellvorhaben zugelassen und dadurch zur Ausübung der Tätigkeiten berechtigt wird, stehen auch Auswahl und Entscheidung über die Vereinbarungspartner des Modellvorhabens in Rede. Im Rahmen des Modells beeinflusst die eine Entscheidung die andere: Nur das bei den Vereinbarungspartnern gem. § 63 Abs. 3c SGB V angestellte Pflegepersonal erhält die in § 63 Abs. 3c SGB V erwähnte Ausbildung und erfüllt damit die Anforderungen, um später ärztliche Tätigkeiten auszuüben. Die Wahl zum Vertragspartner der Modellvorhabenvereinbarung führt also zu einer Begünstigung dieser Leistungserbringer gegenüber den Nichtausgewählten. Darüber hinaus besteht die Möglichkeit, den Patienten als Teilnehmern an Modellvorhaben gem. § 63 Abs. 3 S. 3 SGB V Boni zu gewähren. Dies schafft einen

---

284   So auch Becker/Kingreen/*Huster*, SGB V § 64 Rn.6 mit Verweis auf die Rechtsprechung der Sozialgerichte, vgl. *LSG NRW*, HFR 2005, 707 (708), nach der Artt. 3 und 12 GG im Ergebnis regelmäßig auch nicht vor der Teilnahmeverweigerung an einem Modellvorhaben schützen.

285   Vgl. hierzu *Koenig/Engelmann/Hentschel*, MedR 2003, 562 (565).

zusätzlichen Anreiz, Leistungen des in Modellvorhaben einbezogenen Personals zu bevorzugen.

Es stellt sich deshalb die Frage, ob die den Krankenkassen zustehende Wahl der als Vereinbarungspartner in Betracht kommenden (privilegierten) Leistungserbringer nicht an vergaberechtlichen Kriterien gemessen werden muss, da sie weitreichende Folgen und unterschiedliche Auswirkungen für ausgewählte Leistungserbringer im Gegensatz zu Nichtausgewählten bedeuten kann. Unter Umständen unterliegt diese Wahl daher vergaberechtlichen Grundsätzen, deren Verstoß möglicherweise zur Unwirksamkeit der getroffenen Vereinbarungen gem. § 101 GWB führt. Vorab muss daher geklärt werden, ob der Abschluss entsprechender Vereinbarungen vergaberechtlichen Vorgaben überhaupt unterliegt, also Vergaberecht auf Modellvorhaben Anwendung findet.

(aa)   Anwendbarkeit des GWB

Das Vergaberecht ist im Wesentlichen in den §§ 97 – 101b GWB[286] geregelt. Die Normen setzen die gemeinschaftsrechtlichen Vorgaben (Richtlinie 2004/18/EG[287]) um und finden Anwendung, wenn ihr persönlicher und sachlicher Anwendungsbereich eröffnet sind, d.h. ein »öffentlicher Auftraggeber« (§ 98

286   Sog. Gesetz gegen Wettbewerbsbeschränkungen vom 15.07.2005 (BGBl. I 2005, S. 2114), zuletzt geändert durch Art. 3, Gesetz vom 22.12.2010 (BGBl. I 2010, 2262); darauf beruhen ferner u.a. die sog. Verordnung über die Vergabe öffentlicher Aufträge (VgV) in der Fassung der Bekanntmachung vom 11.02.2003 (BGBl. I 2003, S. 169), zuletzt geändert durch Art. 1 der Verordnung zur Änderung der VergabeVO und der SektorenVO vom 09.05.2011 (BGBl. I 2011, S. 800), die sog. Verordnung über die Vergabe von Aufträgen im Bereich des Verkehrs, der Trinkwasserversorgung und der Energieversorgung (Sektorenversorgung – SektVO) in der Fassung der Bekanntmachung gem. Art. 1 der Verordnung vom 23.09.2009 (BGBl. I 2009, S. 3110), zuletzt geändert durch Art. 2 der Verordnung zur Änderung der VergabeVO und der SektorenVO vom 09.05.2011 (BGBl. I 2011, S. 800), die sog. Allgemeinen Bestimmungen für die Vergabe von Bauleistungen (VOB/A – Teil A – Ausgabe 2009) vom 31.07.2009 (BAnz. Nr. 155 vom 15.10.2009, S. 3349), die sog. Allgemeinen Vertragsbedingungen für die Ausführung von Bauleistungen (VOB/B – Teil B – Ausgabe 2009) vom 31.07.2009 (BAnz. Nr. 155 vom 15.10.2009, S. 3349) und weitere Verordnungen (so etwa die sog. Allgemeinen Bestimmungen für die Vergabe von Leistungen (VOL/A) vom 20.11.2009 (BAnz. Nr. 196a, ber. 2010, S. 755) und die Vergabeordnung für freiberufliche Dienstleistungen (VOF) vom 18.11.2009 (BAnz. Nr. 185a)).

287   Richtlinie 2004/18/EG des Europäischen Parlaments und des Rates vom 31.03.2004 über die Koordinierung der Verfahren zur Vergabe öffentlicher Bauaufträge, Lieferaufträge und Dienstleistungsaufträge (ABl. Nr. L 134 S. 114, ber. ABl. Nr. L 351 S. 44) EU-Dok.-Nr. 3 2004 L 0018, zuletzt geändert durch Art. 2, ÄndVO (EG) 1177/2009 vom 30.11.2009 (ABl. Nr. L 314 S. 64), die die Nachfolgeregelung der Richtlinie 92/50 EWG des Rates vom 18.06.1992 über die Koordinierung der Verfahren zur Vergabe öffentlicher Dienstleistungsaufträge (ABl. Nr. L 209 S. 0001) darstellt.

GWB) einen »öffentlichen Auftrag« (§ 99 GWB) vergibt.[288] Die Modellträger, also in erster Linie Krankenkassen, müssten demnach als »öffentliche Auftraggeber« auftreten und die Vereinbarung von Modellvorhaben mit ausgewählten Leistungserbringern sich als Vergabe eines »öffentlichen Auftrags« darstellen, d.h. einen vergaberechtlich relevanten Beschaffungsvorgang bedeuten.

Eine dahingehende Untersuchung erübrigte sich allerdings, wenn für gesetzliche Krankenkassen die Anwendung des Vergaberechts generell ausgeschlossen ist. Dafür spricht § 69 Abs. 1 S. 2, 3 SGB V, wonach die Rechtsbeziehungen zwischen Krankenkassen und ihren Leistungserbringern durch bestimmte Vorschriften – die das GWB nicht einschließen – [289] eine abschließende Regelung finden.[290] Jedoch kann das nationale Recht keine europarechtlichen Vorgaben, die im nationalen Vergaberecht ihre Umsetzung gefunden haben, verdrängen.[291] Dies stellt deshalb nunmehr auch die Rechtsgrundverweisung des § 69 Abs. 2 S. 4 SGB V auf das Vergaberecht des GWB klar, der durch das GKV-OrgWG[292] eingeführt wurde. Das Vergaberecht ist folglich nicht bereits aufgrund von § 69 SGB V ausgeschlossen.

Im Folgenden werden daher die vorgenannten vergaberechtlichen Anwendungsvoraussetzungen geprüft, um zu klären, ob die Vereinbarung von Modellvorhaben gem. § 63 Abs. 3c SGB V einen vergaberechtlich relevanten Beschaffungsvorgang darstellt. Denn dann unterläge der Abschluss von entsprechenden Modellvereinbarungen auch vergaberechtlichen Anforderungen.

(aaa) Öffentlicher Auftraggeber gem. § 98 GWB

Eine Legaldefinition von »öffentlichen Auftraggebern« findet sich in § 98 GWB.[293] Inhaltlich entspricht sie dem Begriff des »öffentlichen Auftraggebers« gem. Art. 1 Abs. 9 der RL 2004/18/EG. In Anhang III der Richtlinie, auf den Art. 1 Abs. 9 Unterabs. 2 verweist, werden auch Krankenkassen als solche »öffentliche Auftraggeber« aufgeführt, sodass eine inhaltliche Prüfung bereits auf-

---

288 Vgl. auch *Wigge/Harney*, MedR 2008, 139 (147).
289 Aufgezählt werden das 4. Kapitel des SGB V, §§ 63, 64 SGB V, KHEntgG und KHG, danach erlassene Rechtsverordnungen sowie das BGB.
290 S. *Sieben*, MedR 2007, 706 (707); vgl. auch *Wollenschläger*, NZBau 2004, 655 (655); so ferner auch noch Schnapp/Wigge-*Knieps*, § 12 Rn. 12.
291 Vgl. *Hamann*, PharmR 2009, 509 (511); *Sieben*, MedR 2007, 706 (707).
292 Sog. Gesetz zur Weiterentwicklung der Organisationsstrukturen in der gesetzlichen Krankenversicherung vom 15.12.2008 (BGBl. I 2008, S. 2426).
293 Ihre Erfüllung durch Krankenkassen war lange umstritten, s. *Hamann*, PharmR 2009, 509 (511); *Byok*, NVwZ 2005, 53 mwN; vgl. ferner *Boldt*, NJW 2005, 3757 (3758f.); *Frenz*, NZS 2007, 233 (235f.); *Sieben*, MedR 2007, 706 (707); *Dreher*, NZBau 2005, 297 (299ff.); *BayObLG*, NZBau 2004, 623, *Wollenschläger*, NZBau 2004, 655.

grund der Richtlinie obsolet sein könnte. Damit würde jedoch verkannt, dass diese Regelung nur eine widerlegbare Vermutung schafft, die also lediglich Indizwirkung entfaltet; sie hat nur deklaratorischen, keinen konstitutiven Charakter.[294] Ob eine Institution ein »öffentlicher Auftraggeber« i.S.d. GWB ist, bemisst sich deshalb allein anhand der Anforderungen gem. § 98 GWB.

Für Krankenkassen kommt § 98 Nr. 2 GWB in Betracht. Erforderlich sind danach kumulativ: eine eigene Rechtspersönlichkeit, ein besonderer Gründungszweck in Form einer im Allgemeininteresse liegenden Aufgabenerfüllung nichtgewerblicher Art sowie die staatliche Beherrschung. Eine staatliche Beherrschung wird entweder bei entsprechender überwiegender Finanzierung oder Aufsicht der Leitung bzw. Bestimmung der Leitungs- /Aufsichtsorgane angenommen.[295]

(α)   Eigene Rechtspersönlichkeit

Bei Krankenkassen handelt es sich gem. § 4 Abs. 1 SGB V, § 29 Abs. 1 SGB IV um mit eigener Rechtspersönlichkeit ausgestattete Körperschaften des öffentlichen Rechts.[296]

(β)   Besonderer Gründungszweck

Sie müssten zu dem besonderen Zweck gegründet worden sein, im Allgemeininteresse liegende Aufgaben nichtgewerblicher Art zu erfüllen. Krankenkassen sind als Solidargemeinschaften gegründet worden, um im Interesse der Allgemeinheit die Gesundheit der Versicherten zu erhalten, wiederherzustellen oder zu bessern.[297]

Die Wahrnehmung dieser Aufgaben hat auf »*nicht gewerbliche*« Art zu erfolgen. Zu diesem Merkmal findet sich keine Legaldefinition. Eine undifferenzierte Heranziehung des deutschen Gewerbebegriffs verstieße gegen europarechtliche Auslegungsgrundsätze.[298] Unter einer teleologisch-europarechtlichen Betrachtung kommt es maßgeblich darauf an, ob ein Auftraggeber in jeglicher Hinsicht

---

294 Vgl. auch *Leinemann/Ebert/Kirch*, Die Vergabe öffentlicher Aufträge, Rn. 102; sowie *Wollenschläger*, NZBau 2004, 655 (656); *Gabriel*, NZS 2007, 344 (349).
295 Vgl. hierzu im Einzelnen jurisPK-VergR/*Zeiss* GWB, § 98, Rn. 30 – 114 .
296 S. auch Becker/Kingreen/*Mühlhausen*, SGB V § 4 Rn. 3; Krauskopf/*Krauskopf*, SGB V § 4 Rn. 3.
297 S. § 4 Abs. 1 S. 1 SGB V.
298 Vgl. auch Dauses/*Seidel/Mertens*, EU-Wirtschafrecht, H. IV. Rn. 99; Immenga/Mestmäcker/*Dreher*, GWB, § 98 Rn. 74; *Kaeding*, PharmR 2007, 241.

dem allgemeinen Druck des Wettbewerbs im Binnenmarkt unterliegt, denn in diesem Fall brauche er nicht zusätzlich den Zwängen des Vergaberechts ausgesetzt zu sein.[299] Danach verlangt das Kriterium mangelnder Gewerblichkeit, dass der Auftraggeber seine Aufgabe außerhalb marktmäßiger Mechanismen oder in Abweichung davon erfüllt, also eine marktbezogene Sonderstellung einnimmt.[300] Dazu bedarf es im Ergebnis der Abwesenheit mindestens einer der Kriterien, die die marktmäßigen Mechanismen typischerweise ausfüllen: Gewinnerzielungsabsicht, Nachfragebezogenheit und Wettbewerbsausgesetztheit.[301]

Vor diesem Hintergrund handeln gesetzliche Krankenkassen schon nicht gewerblich, weil ihre Tätigkeit nicht primär der Gewinnerzielung dient.[302] Die Finanzierung der gesetzlichen Krankenversicherung erfolgt – neben Zuweisungen aus dem Gesundheitsfond und weiteren staatlichen Einnahmen – solidarisch[303] durch Beiträge (und Zusatzbeiträge) der Versicherten und deren Arbeitgeber, die teilweise an den Lohn anknüpfen,[304] § 223 Abs. 2 SGB V. Die Beitragsbemessung beruht also grundsätzlich auf gesetzlichen Vorgaben (§§ 220 ff. SGB V). Krankenkassen können gem. § 242 Abs. 2 S. 1 SGB V zwar satzungsmäßig bestimmen, dass Prämien an ihre Mitglieder ausgezahlt werden, soweit die Zuweisungen aus dem Fonds den Finanzbedarf einer Krankenkasse übersteigen. Etwaige Rücklagen sind aber in erster Linie zunächst zur Sicherstellung ihrer Leistungsfähigkeit zu bilden, § 261 SGB V. Die Kassen sind demnach angehalten, sparsam und wirtschaftlich zu verfahren und so Beitragserhöhungen zu vermeiden, § 4 Abs. 4 S. 1 SGB V. Das Solidaritätsprinzip strebt auf die Weise insgesamt danach, die von der Solidargemeinschaft aufgebrachten Mittel primär für die Bedürfnisse der Versicherten und nicht zur Erzielung von Gewinnen zu verwenden.[305]

Die nichtgewerbliche Aufgabenerfüllung ändert sich auch nicht, wenn man die Bestrebungen des Gesetzgebers durch das Gesundheitsmodernisierungsge-

---

299 Vgl. Immenga/Mestmäcker/*Dreher*, GWB, § 98 Rn. 75; *Moosecker*, Öffentliche Auftragsvergabe der gesetzlichen Krankenkassen, S. 40, 42f.

300 Vgl. schon *Dreher*, DB 1998, 2582f.

301 S. auch *Kaeding*, PharmR 2007, 241 (241f.); Immenga/Mestmäcker/*Dreher*, GWB, § 98 Rn. 75ff.

302 S. *BayObLG*, NVwZ 2005, 117 (117f.); *Kaeding*, PharmR 2007, 241 (242); *Sieben*, MedR 2007, 706 (707).

303 S. § 3 SGB V.

304 Vgl. auch *Sieben*, MedR 2007, 706 (707); jüngste Änderungen, wie beispielsweise die nun einkommensunabhängigen Zusatzbeiträge der Versicherten (§ 242 SGB V) und der daraufbezogene Sozialausgleich aus Steuermitteln zum Schutz vor Überforderung (§ 242b i.V.m. § 242a SGB V), sind durch das sog. Gesetz zur nachhaltigen und sozial ausgewogenen Finanzierung der Gesetzlichen Krankenversicherung (GKV-FinG) vom 22.12.2010 (BGBl. I 2010, S. 2309) zum 01.01.2011 in Kraft getreten.

305 S. *BayObLG*, NVwZ 2005, 117 (118); auch *Moosecker*, Öffentliche Auftragsvergabe der gesetzlichen Krankenkassen, S. 42.

setz[306] von 2003 und das GKV-Finanzierungsgesetz[307] von 2010 berücksichtigt, den Wettbewerb der Krankenkassen zu stärken. Denn die Wettbewerbsstärkung ist lediglich auf beschränkte Handlungsfelder begrenzt. Die Tätigkeit der Krankenkassen basiert überdies weiterhin auf einer solidarischen Grundlage.[308] Sie setzt die gesetzlichen Krankenkassen jedenfalls keinem echten Leistungswettbewerb aus, da ihre Leistungen ebenso wie die Höhe der Beiträge prinzipiell weiterhin gesetzlich bestimmt sind.

Versicherte müssen ferner Beiträge für gesetzlich definierte Leistungen zahlen, so dass auch die Nachfragebezogenheit der Aufgabenerfüllung nicht einer solchen des freien Marktes entspricht. Der begrenzte Wettbewerb der Kassen untereinander bei der Anwerbung von Versicherten schadet dieser Betrachtungsweise ebenfalls nicht. Er dient zugunsten der Versicherten der Absenkung und Regulation kassenindividueller Zusatzbeiträge. Einer möglicherweise dennoch auftretenden Überforderung der Mitglieder setzt der Sozialausgleich Grenzen.

Es lässt sich daher festhalten, dass Krankenkassen Aufgaben *nicht gewerblicher Art* verfolgen,[309] die in der im Allgemeininteresse liegenden Gesundheitsversorgung der Bevölkerung bestehen. Darauf richtet sich ihr *besonderer Gründungszweck* i.S.d. § 98 Nr. 2 GWB, so dass sie auch das zweite Kriterium zur Qualifizierung als »öffentlicher Auftraggeber« i.S.d. der Norm erfüllt.

(γ)   Staatliche Beherrschung

Fraglich ist weiterhin, ob Krankenkassen einer »Beherrschung durch eine staatliche Stelle bzw. eine Stelle i.S.d. § 98 Nr. 1, 3 GWB« (auch als »hinreichende Staatsnähe« bezeichnet) unterliegen. Dann müsste die Tätigkeit der Krankenkassen aufgrund überwiegender Finanzierung oder Aufsicht über die Leitung wesentlich von einer staatlichen Stelle bzw. einer Stelle i.S.d. § 98 Nr. 1, 3 GWB beeinflusst werden. Das Gleiche gilt, wenn die entsprechende staatliche Stelle

---

306 Sog. Gesetz zur Modernisierung der gesetzlichen Krankenversicherung (GKV-Modernisierungsgesetz) vom 14.11.2003 (BGBl. I 2003, S. 2190), geändert durch Art. 12, Gesetz vom 21.07.2004 (BGBl. I 2004, S. 1791).

307 S. Fn. 304.

308 So werden ferner Wettbewerbsunterschiede, auf die die einzelne Krankenkasse keinen Einfluss hat, durch den sog. Risikostrukturausgleich gem. § 266 SGB V ausgeglichen, sodass es dahingehend zu keinem ausgeprägten Wettbewerb der Krankenkassen kommt, vgl. *Quaas/Zuck,* Medizinrecht, § 7 Rn. 44; *Moosecker*, Öffentliche Auftragsvergabe der gesetzlichen Krankenkassen, S. 42.

309 Vgl. hierzu auch die umfangreiche kartellrechtliche Literatur, insbes. die Rspr. des *EuGH*: Urt. vom 16.03.2004, GesR 2004, 190 (192f.) – AOK; Urt. vom 11.07.2006 – Rs. C-205/03 P, Slg. 2006, I-6319 – FENIN; Urt. vom 05.03.2009, NJW 2009, 1325 (1326ff., Tz. 33ff.) – Kattner.

oder sonstige Stelle (§ 98 GWB) mehr als die Hälfte der Mitglieder eines der zur Geschäftsführung oder zur Aufsicht berufenen Organe bestimmen kann und auf die Weise einwirkt. Das letztgenannte Merkmal der staatlichen Beherrschung aufgrund der überwiegenden Bestimmung von Leitungs- oder Aufsichtsorganen kann hingegen offensichtlich abgelehnt werden.[310]

(αα) Überwiegende staatliche Finanzierung

Gegen eine überwiegende staatliche Finanzierung der Krankenkassen wird teilweise eingewendet, dass sie nicht unmittelbar durch staatliche Stellen, sondern durch Versichertenbeiträge gem. § 220 Abs. 1 S. 1 SGB V sowie sonstige Einnahmen finanziert werden.[311] Dem Argument wäre zuzustimmen, wenn unter die staatliche Finanzierung i.S.d. Vergaberechts allein die unmittelbare staatliche Zuwendung fiele.[312] Eine dahingehende Auslegung[313] überzeugt jedoch nicht. Denn die erforderliche Art und Weise der Finanzierung, die dieses Kriterium erfüllt, wird im Gesetz nicht näher beschrieben.

Die Versicherten zahlen ihre Beiträge indessen nicht freiwillig, sondern aufgrund einer gesetzlichen Verpflichtung gem. §§ 3, 5 Abs. 1, 220 Abs. 1, 241 ff. SGB V. Auf diese Weise gewährleistet der Gesetzgeber die Finanzierung der Gesetzlichen Krankenversicherung.[314] Die Erhebung und Berechnung der Mitgliedsbeiträge folgt öffentlich-rechtlichen Vorschriften, vergleichbar den Rundfunkgebühren. Für Rundfunkanstalten wurde dementsprechend das Merkmal der »überwiegenden staatlichen Finanzierung« auch vom EuGH bejaht.[315] Es genüge nämlich, dass die Finanzierung durch staatlichen Akt eingeführt werde, sofern danach die Gebühren oder Beiträge zwangsweise von Berechtigten berechnet und eingefordert würden.[316] Damit wird also im Rahmen des Vergaberechts auch

---

310 Bei der Prüfung, ob Krankenkassen »öffentliche Auftraggeber« i.S.d. § 98 Nr. 2 GWB darstellen können, wird diese Variante daher in der Regel vernachlässigt, vgl. anstelle vieler *OLG Düsseldorf*, Beschluss vom 23.05.2007, MedR 2007, 725 (727).

311 So offenbar auch *Frenz*, NZS 2007, 233 (236) mwN (s. dort unter Fn. 34) etwa *BayObLG*, Beschluss vom 24.05.2004, NZBau 2004, 623 (624) = NZS 2005, 26 (27); *Byok/Jansen*, NVwZ 2005, 53 (55); vgl. dazu auch *Kingreen*, NJW 2009, 2417 (2418); *Moosecker*, Öffentliche Auftragsvergabe der gesetzlichen Krankenkassen, S. 48ff.

312 So etwa *Dreher*, NZBau 2005, 297 (302).

313 Vgl. *Dreher*, NZBau 2005, 297 (302).

314 S. *Sieben*, MedR 2007, 706 (708); so auch *EuGH*, Urteil vom 11.06.2009, PharmR 2009, 389 (395, Rn. 57, 59).

315 S. *EuGH*, Urteil vom 13.12.2007, NZBau 2008, 130ff, bestätigt in *EuGH*, PharmR 2009, 389 (395, Rn. 57, 59).

316 *EuGH*, NZBau 2008, 130 (133, Rn. 48f); so auch schon *OLG Düsseldorf*, Vorlagebeschluss vom 21.07.2006, NZBau 2006, 731; vgl. dazu *Kaltenborn*, GesR 2011, 1.

eine »mittelbare Finanzierung durch den Staat« als ausreichend erachtet.[317] Es könne keinen Unterschied machen, ob der Staat anordne, dass Beiträge direkt von den Krankenkassen einzuziehen seien oder ob er diese zunächst selbst erhebe, um sie im Anschluss an die Krankenkassen weiterzuleiten.[318] Hinzukommt, dass die Kassenfinanzen sich nicht allein aus Versichertenbeiträgen zusammensetzen, sondern auch durch Bundesmittel bezuschusst werden, vgl. §§ 221 – 221b SGB V.[319] Insgesamt unterliegt die Finanzierung dadurch im Wesentlichen einer staatlichen Regulation.

Somit führt eine Gesamtbetrachtung zu dem Ergebnis, dass die weitgehend staatlich vorgegebene und sichergestellte Finanzierung von Krankenkassen das Merkmal der »überwiegenden staatlichen Finanzierung« i.S.d. § 98 Nr. 2 GWB erfüllt.[320]

(ββ)   Staatliche Aufsicht der Leitung

Selbst wenn man diese Argumentation nicht teilt, könnte man zu der Annahme einer staatlichen Beherrschung aufgrund einer »Aufsicht der Leitung« gelangen.

Dieser Tatbestand erfordert eine enge Verbundenheit zwischen Staat und Krankenkassen, die eine Beeinflussung der Auftragsvergabe durch die öffentliche Hand ermöglicht.[321] Nur so kann die Vergleichbarkeit mit den anderen Varianten (überwiegende staatliche Finanzierung oder Bestimmung der Leitungsorgane) hergestellt werden. Allerdings fehlt es auch insoweit an einer Konkretisierung der Anforderungen an den Begriff der »Aufsicht« i.S.d. § 98 Nr. 2 GWB.

Unter Umständen könnte aber jedenfalls die Intensität der bestehenden Aufsicht über die Krankenkassen dem Erfordernis genügen. Sie unterliegen gem. §§ 87 ff. SGB IV und § 274 SGB V zunächst lediglich einer Rechtsaufsicht, also der Aufsicht des Staates über die Einhaltung von Gesetz und sonstigen für Krankenkassen maßgeblichen Vorschriften. Daraus folgt aber auch eine umfassende

---

317   S. *EuGH*, Urteil vom 11.06.2009, PharmR 2009, 389 (395, Rn. 59); sowie *VK Lüneburg*, Beschluss vom 21.09.2004, 203 – VgK 42/2004, Rn. 38 (juris); krit. dazu *Kingreen*, NJW 2009, 2417 (2418).

318   *EuGH*, Urteil vom 13.12.2007, NZBau 2008, 130 (133, Rn. 47); vgl. ferner *Kaltenborn*, GesR 2011, 1; *Boldt*, NJW 2005, 3757 (3759); *Gabriel*, NZS 2007, 344 (347) mwN.

319   So fließen etwa staatliche Mittel in den Gesundheitsfond, §§ 221, 221a SGB V, und zur Finanzierung des Sozialausgleiches, § 221b SGB V, ein.

320   So auch zuletzt *EuGH*, Urteil vom 11.06.2009, PharmR 2009, 389; *LSG NRW*, Beschluss vom 10.09.2009, NZBau 2010, 458 (460), *LSG Berlin-Brandenburg*, Beschluss vom 17.09.2010 – L 1 SF 98/10 B – (juris), Rn. 75; ferner *Moosecker*, Öffentliche Auftragsvergabe der gesetzlichen Krankenkassen, S. 43ff, 56ff.

321   Vgl. *Wollenschläger*, NZBau 2004, 655 (659) mwN.

staatliche Prüfungsbefugnis bezüglich der Geschäfts-, Rechnungs- und Betriebsführung.

Maßgeblich für eine Bejahung des Erfordernisses »staatlicher Beherrschung« ist eine Gesamtschau aller (auch faktischer) Eingriffsbefugnisse, die den Grad der staatlichen Beeinflussung bestimmen.[322] In diesem Zusammenhang spricht für eine staatliche Einflussnahme neben der geschuldeten Aufsicht desweiteren die Verpflichtung zur wirtschaftlichen Mittelverwendung (vgl. § 69 Abs. 2 SGB IV, §§ 4 Abs. 4 S. 1), sowie der periodischen (§ 274 SGB V) oder sonstigen (§ 88 Abs. 1 SGB IV) Prüfung der Geschäfts- und Rechnungsführung, die teilweise sogar die Zweckmäßigkeit des unternehmerischen Handelns betrifft.[323] Ferner muss der staatlichen Aufsichtsbehörde gem. § 70 Abs. 5 SGB IV rechtzeitig der Haushaltsplan der Krankenkassen vorgelegt werden. Gewisse Maßnahmen der gesetzlichen Krankenkassen bedürfen zudem der Genehmigung durch die Aufsichtsbehörden,[324] etwa Satzungsänderungen (auch die Bestimmung des Beitragssatzes, §§ 195 Abs. 1, 220 Abs. 2, 241 SGB V), Bau- und Grundstücksgeschäfte und die Beschaffung von Datenverarbeitungsunterlagen (§ 85 SGB IV). Die ursprüngliche alleinige Rechtsaufsicht wird also durch zahlreiche, zusätzliche Eingriffsbefugnisse zu einer auf wirtschaftliche Zweckmäßigkeitskontrolle ausgerichteten Fachaufsicht.[325] Den Krankenkassen verbleibt trotz ihrer Selbstverwaltung daher nur ein eng begrenzter Spielraum für eigene Entscheidungen.[326]

Mit der ganz überwiegenden Ansicht erfüllen die Befugnisse, die dem Staat bezüglich gesetzlicher Krankenkassen zustehen, das Merkmal der »staatlichen Aufsicht der Leitung« i.S.d. § 98 GWB.[327] Daher liegt eine staatliche Beherrschung jedenfalls (auch) aufgrund Merkmals vor.

---

322 Vgl. *OLG Düsseldorf*, Beschluss vom 23.05.2007, MedR 2007, 725 (728); *Gabriel*, NZS 2007, 344 (347).
323 Vgl. *OLG Düsseldorf*, MedR 2007, 725 (728).
324 Vgl. *Frenz*, NZS 2007, 233 (236); *Sieben*, MedR 2007, 706 (708); *OLG Düsseldorf*, MedR 2007, 725 (728).
325 So auch *Gabriel*, NZS 2007, 344 (347).
326 Auch das *BVerfG* hat diesen Spielraum aufgrund der sozialrechtlichen Vorgaben für nur gering erachtet. Aufgrund der hohen staatlichen Regelungsdichte auf diesem Sektor sei den Sozialversicherungsträgern eine »eigenverantwortliche Gestaltung des Satzungs-, Organisations-, Beitrags- und Leistungsrechts weitgehend verwehrt«, s. *BVerfG*, Beschluss vom 09.06.2004, NVwZ 2005, 572 (574); so auch *Moosecker*, Öffentliche Auftragsvergabe der gesetzlichen Krankenkassen, S. 60ff., 69ff., 78.
327 *LSG NRW*, Beschluss vom 10.09.2009, NZBau 2010, 458 (460), *LSG Berlin-Brandenburg*, Beschluss vom 17.09.2010 – L 1 SF 98/10 B – (juris), Rn. 75; *OLG Düsseldorf*, Beschluss vom 23.05.2007, MedR 2007, 725 (728); *Wollenschläger*, NZBau 2004, 655 (659f.) *Byok*, NVwZ 2005, 53 (55); *Frenz*, NZS 2007, 233 (236); *Sieben*, MedR 2007, 706 (708); aA *BayObLG*, Beschluss vom 24.05.2004, NZBau 2004, 623 (625); offen gelassen von *EuGH*, Urteil vom 11.06.2009, PharmR 2009, 389 (395,

(δ) Zwischenergebnis

Krankenkassen erfüllen demnach die erforderlichen Voraussetzungen von § 98 Nr. 2 GWB und sind in Übereinstimmung mit der Vermutung des Art. 1 Abs. 9 Unterabs. 2 i.V.m. dem Anhang III der Richtlinie 2004/18/EG als »öffentliche Auftraggeber« anzuerkennen.

(bbb) Öffentlicher Auftrag gem. § 99 GWB

Damit die Grundsätze des Vergaberechts Anwendung finden, müssten des Weiteren die Vereinbarungen über Modellvorhaben als »öffentliche Aufträge« zu werten sein. § 99 GWB definiert »öffentliche Aufträge« entsprechend Art. 1 Abs. 2 lit a) der Richtlinie 2004/18/EG als »entgeltliche Verträge zwischen öffentlichen Auftraggebern und Unternehmen über die Beschaffung von Leistungen, die Liefer-, Bau- oder Dienstleistungen zum Gegenstand haben, Baukonzessionen und Auslobungsverfahren, die zu Dienstleistungsaufträgen führen sollen«.

(α) Der Vertrag

(αα) Vereinbarung zwischen öffentlichen Auftraggebern und Unternehmen

Die Anwendung des Vergaberechts erfordert weiterhin zunächst einen Vertrag zwischen öffentlichen Auftraggebern und Unternehmen. Wie zuvor erörtert, erfüllen gesetzliche Krankenkassen die Anforderungen an »öffentliche Auftraggeber« i.S.v. § 98 GWB. Der Begriff des »Unternehmens« ist in den §§ 97 ff. GWB ebenfalls nicht definiert, wird aber für das gesamte GWB im Allgemeinen einheitlich verwendet. Mit der ganz h.M. ist dafür auf den sog. »funktionalen Unternehmensbegriff« abzustellen, nach dem die wirtschaftliche Betätigung des Vertragspartners im geschäftlichen Verkehr über seine Unternehmereigenschaft entscheidet.[328] Die ausgewählten Leistungserbringer, die sich an Modellvorhaben

Rn. 58); soweit zutreffend bemängelt wird, dass die *bloße* Rechtsaufsicht den Voraussetzungen des § 98 Nr. 2 GWB nicht gerecht werde, (so zunächst auch die h.L. vgl. mwN *BayObLG*, Beschluss vom 24.05.2004, NZBau 2004, 623 (625)) lässt dies (noch) die o.g. Besonderheiten der »(Rechts-) Aufsicht« im deutschen Gesundheitswesen außer Betracht.

328 Der *BGH* lässt »jedwede Tätigkeit im geschäftlichen Verkehr« [BGHZ 36, 91 (103)] zur Erfüllung des Merkmals genügen und hat sich ebenfalls für den weiten funktionalen – im Gegensatz zum institutionellen – Unternehmensbegriff entschieden; s. auch *BGH*, WuW/E BGH 1474, (juris, Rn. 39); ferner Immenga/Mestmäcker/*Zimmer*, GWB, § 1

i.S.v. § 63 Abs. 3c SGB V beteiligen, verfolgen mit dem Vertragsschluss regelmäßig ein wirtschaftliches Interesse, das auf Handlungen innerhalb des geschäftlichen Verkehrs ausgerichtet ist. Sie wollen ihre Tätigkeiten nach der entsprechenden Gebührenordnung abrechnen sowie ihre Leistungen der Vereinbarung entsprechend erfüllen und sind demzufolge als Unternehmer einzustufen.

Der öffentliche Auftraggeber muss seinerseits bei der fraglichen Vereinbarung als Einkäufer bzw. Nachfrager, also im Rahmen eines Beschaffungsvorgangs, auftreten.[329] Die Krankenkassen erfüllen dieses Erfordernis, da sie die Modellvorhaben abschließen, um Leistungen auf der Grundlage des sog. Sachleistungsprinzips[330] einzuholen. Bei den angesprochenen Vereinbarungen handelt es sich also regelmäßig um öffentlich-rechtliche Verträge eigener Art[331], und zwar zur Beschaffung von Dienstleistungen.

(ββ)   Rechtsform des Vertrags

Fraglich ist, ob besondere Anforderungen an die Rechtsform des Beschaffungsvertrags zu stellen sind, deren Nichteinhaltung dazu führen könnte, dass die §§ 97 ff. GWB unanwendbar sind. Teilweise[332] werden nämlich privatrechtliche Verträge verlangt, andere[333] erkennen hingegen auch öffentlich-rechtliche Verträge als Grundlage für den »öffentlichen Auftrag« i.S.v. § 99 GWB an.

Der Gesetzgeber selbst ging ursprünglich offenbar davon aus, dass nur privatrechtliche Verträge den Begriff des »öffentlichen Auftrags« erfüllen.[334] Seine Intention fand aber weder Eingang in eine gesetzliche Grundlage noch ist sie mit europäischem Recht vereinbar, da diesbezügliche EG-Vergaberichtlinien[335] öffentlich-rechtliche Verträge gerade nicht ausgrenzen.[336] Für einen »öffentlichen Auftrag« kommt es daher nach heutiger Rechtslage nicht auf die Ausgestaltung

Rn. 27, 32; Immenga/*Mestmäcker/Veelken*, GWB, § 36 Rn. 4; vgl. jurisPK-VergR/*Zeiss* GWB, § 99, Rn. 19; *Dreher/Hoffmann*, NZBau 2009, 273 (274); *Koenig/ Klahn/Schreiber*, PharmR 2008, 182 (185) mwN.

329   Vgl. jurisPK-VergR/*Zeiss* GWB, § 99, Rn. 5.

330   Zu der grundsätzlichen Stellung der gesetzlichen Krankenkassen als Nachfrager gegenüber Leistungserbringern aufgrund des Sachleistungsprinzips *Engelmann*, Kostendämpfung im Gesundheitswesen und EG-Wettbewerbsrecht, S. 79.

331   S. oben, S. 81, vgl. Fn. 249.

332   S. BT-Drs. 13/9340, S. 15; *OLG Celle*, NZBau 2000, 299 (300).

333   S. *Dreher/Hoffmann*, NZBau 2009, 273 (273); *Koenig/Engelmann/Hentschel*, MedR 2003, 562 (564); *Althaus*, NZBau 2000, 277, der sich ausführlich dieser Frage widmet.

334   Vgl. BT-Drs. 13/9340, S. 15.

335   Vgl. hierzu *EuGH*, Urteil vom 12. 7. 2001 - Rs. C-399/98 -, NZBau 2001, 512 (516) im Hinblick auf die Vereinbarkeit mit Art. 1 lit. a Richtlinie 93/37/EWG.

336   Vgl. *Dreher/Hoffmann*, NZBau 2009, 273 (274); Immenga/Mestmäcker/*Dreher*, GWB, § 99 Rn. 18.

des Vertrags an. Deshalb schadet die Einordnung der Modellvorhabenvereinbarung zwischen Krankenkassen und Leistungserbringern als Vertrag eigener Art mit öffentlich-rechtlichem Charakter der Subsumtion unter das Merkmal »öffentlicher Auftrag« i.S.d. § 99 GWB nicht.

(β)   Die Entgeltlichkeit

Bedenken ergeben sich jedoch im Hinblick auf das Erfordernis der »Entgeltlichkeit« des Vertrags.[337] »Entgelt« ist jeder wirtschaftliche, also »geldwerte« Vorteil für die Leistung.[338] Anlass für Zweifel an diesem Kriterium bieten zwei Überlegungen, die auf das besondere sozialrechtlichen Dreiecksverhältnis (Krankenkasse, Versicherten und Leistungserbringer) zurückgehen.

(αα)   Gegenseitigkeit

So könnte gegen einen entgeltlichen Vertrag i.S.d. § 99 GWB ein Vergleich der beschriebenen Dreiecks-Konstellation zu üblicherweise im Gegenseitigkeitsverhältnis erfolgenden vergaberechtsrelevanten Beschaffungsvorgängen sprechen. Denn die vertragsschließenden Leistungserbringer verpflichten sich in Modellvorhaben gem. § 63 Abs. 3c SGB V zwar, ihre Leistung im Gegenzug zu der Vergütung durch die vertragsschließende Krankenkasse zu erbringen. Diese Leistung wird aber nicht der Krankenkasse, sondern den Versicherten erbracht. Ein solches Dreiecksverhältnis allein schadet der Annahme eines öffentlichen Auftrags im Vergaberechtssinne jedoch noch nicht. Denn es bedarf zur Annahme eines entgeltlichen Vertrags keiner Entgeltzuordnung, die vorsieht, dass der Leistungsempfänger die Leistung auch selbst bezahlt. Nach zutreffender Ansicht[339] kommt es vielmehr allein darauf an, dass der öffentliche Auftraggeber auf dem Markt eine Nachfragerstellung einnimmt,[340] dass also eine entsprechende, ir-

---

337   Ausführlich hierzu *Dreher/Hoffmann*, NZBau 2009, 273 (276f.) mwN; s. auch *Koenig/Klahn/Schreiber*, PharmR 2008, 182 (185) unter dem Terminus der »Exklusivität der Leistungserbringung«.
338   Vgl. Immenga/Mestmäcker/*Bearbeiter*, GWB, § 99 Rn. 20.
339   S. Koenig/*Engelmann/Hentschel*, MedR 2003, 562 (564); *Sieben*, MedR 2007, 706 (708) und *Gabriel*, NZS 2007, 344 (348) im Hinblick auf den durchaus vergleichbaren Fall des Abschlusses von Verträgen zur Integrierten Versorgung; dazu auch *Moosecker*, Öffentliche Auftragsvergabe der gesetzlichen Krankenkassen, S. 101ff.
340   Vgl. *Gabriel*, NZS 2007, 344 (348); *Sieben*, MedR 2007, 706 (708).

gendwie geartete – und damit nicht notwendigerweise synallagmatisch ausgerichtete – Gegenleistung vereinbart wird.[341]

(ββ) Gegenleistung

Mögliche Bedenken bestehen aber auch im Hinblick auf die Gegenleistung. Denn der Anspruch hierauf entsteht nicht unmittelbar mit dem Vertragsabschluss zwischen Krankenhaus und Krankenkasse, sondern wird erst durch spätere Inanspruchnahme der Leistung durch den Versicherten ausgelöst. Dies stellt die Entgeltlichkeit des Vertrags deshalb in Frage, weil bei Vertragsabschluss ungewiss ist, ob und wann die Dienste des Auftragsnehmers von den Versicherten nachgefragt werden, für die er dann im Gegenzug eine geldwerte Gegenleistung erhält.[342] Denn die Entscheidung darüber liegt allein beim Versicherten.[343]

Anderseits trifft die Krankenkasse bereits bei der Modellvereinbarung eine Vorauswahl möglicher Leistungserbringer und steuert auf diese Weise den Kreis der später betroffenen Versicherten. Eine vollkommen freie Auswahl der Leistungserbringer besteht also für die Versicherten deshalb nicht mehr, weil allein die in den Modellvorhaben eingebundenen Leistungserbringer in Anspruch genommen werden können. Die Leistungserbringer erhalten also durch die Vereinbarung mit den Krankenkassen gewissermaßen bereits eine gegenüber nichtauserwählten Leistungserbringern gesicherte Erwerbsposition. Hinzu kommt die Möglichkeit, durch Boni Anreize zu schaffen, so dass die Krankenkassen die Versicherten auch dadurch zur Inanspruchnahme der von ihnen favorisierten

---

341 Vgl. *Dreher/Hoffmann*, NZBau 2009, 273 (274).
342 Vor diesem Hintergrund wird anstelle der Vereinbarung eines Entgelts als Gegenleistung bei Verträgen zwischen Krankenkassen und Leistungserbringern teilweise eine sog. Dienstleistungskonzession angenommen, die anerkanntermaßen keinen vergaberechtsrelevanten Beschaffungsvorgang darstellt, vgl. etwa *Sormani-Bastian*, Vergaberecht und Sozialrecht, z. B. S. 79f., 85, 251, die eine solche in vergleichbaren Konstellationen bejaht; ferner *Hesselmann/Motz*, MedR 2005, 498 (500f.). Bei einer Dienstleistungskonzession wird als Gegenleistung anstelle eines Entgelts das ausschließliche Recht vereinbart, die eigene Leistung unter Übernahme des wirtschaftlichen Risikos zu nutzen und entgeltlich zu verwerten, vgl. zur Terminologie und zur Einordnung weiterer Vertragsarten des Leistungserbringerrechts des SGB V als öffentlicher Auftrag in Abgrenzung zur Dienstleistungskonzession *Esch*, MPR 2009, 149; *Kingreen*, NJW 2009, 2417 (2418f.); *Kaltenborn*, GesR 2011, 1 (3, 4ff.); s. ferner anstelle vieler mwN *Gabriel*, NZS 2007, 344 (350), der die Einordung als Dienstleistungskonzession im Rahmen des Beispiels von Verträgen zur integrierten Versorgung ablehnt; so auch *Moosecker*, Öffentliche Auftragsvergabe der gesetzlichen Krankenkassen, S. 107ff.
343 Vgl. *Koenig/Engelmann/Hentschel*, MedR 2003, 562 (569), die bei ausreichendem Entscheidungsspielraum des Versicherten zu der Ablehnung eines öffentlichen Auftrags i.S.d. § 99 GWB gelangen; dem zustimmend ferner Schnapp/Wigge-*Becker*, § 25 Rn. 55.

Leistungserbringer lenken können.[344] Der wirtschaftliche Vorteil für die ausgewählten Leistungserbringer in Modellvorhaben besteht deshalb bereits darin, dass die Versicherten nur von ihnen die entsprechende Leistung erhalten. Dass der Anspruch auf die Gegenleistung erst mit der Inanspruchnahme der Leistung durch die Versicherten entsteht, schadet dem nicht. Denn bereits die Entscheidung der Krankenkasse über den/die Vereinbarungspartner stellt die maßgebliche Vorauswahl dar, die nach oben Gesagtem damit zugleich schon einen relevanten geldwerten Vorteil bildet.[345] Daher bestehen keine weiteren Zweifel daran, auch den Vertrag zwischen ihr und den Leistungserbringern selbst als »entgeltlich« i.S.d. § 99 GWB zu bewerten.[346]

(γ)   Zwischenergebnis

Vereinbarungen von Modellvorhaben i.S.d. § 63 Abs. 3c SGB V stellen entgeltliche Verträge zwischen Krankenkassen als öffentliche Auftraggeber und den entsprechenden Leistungserbringern als Unternehmen über die Beschaffung von Dienstleistungen dar. Sie erfüllen damit das Merkmal des »öffentlichen Auftrags« i.S.v. § 99 GWB.

(ccc)   Schwellenwerte

Die §§ 97 ff. GWB greifen allerdings nur dann ein, wenn die Schwellenwerte gem. § 100 GWB i.V.m. § 2 VgV erreicht werden. Eine entsprechende Subsumtion scheitert gegenwärtig an der bisher noch ausstehenden Regelung[347] darüber, welche ärztlichen Tätigkeiten als Leistungen i.S.v. § 63 Abs. 3c SGB V an nichtärztliches Personal übertragen werden sollen.

---

344 Vgl. dazu auch *Kaltenborn*, GesR 2011, 1 (2); *Koenig/Engelmann/Hentschel*, SGb 2003, 189 (190f.).
345 Vgl. auch *Moosecker*, Öffentliche Auftragsvergabe der gesetzlichen Krankenkassen, S. 101ff., 103f.; diff. *Kaltenborn*, GesR 2011, 1 (2f), der trotz Anerkennung einer maßgeblichen Vorauswahl – hier in Bezug auf einen Vertrag zur integrierten Versorgung – teilweise zur Annahme einer Dienstleistungskonzession neigt.
346 Der erwähnte zielgerichtete Einfluss auf die Auswahl der Versicherten von Leistungserbringern durch die Vorauswahl der Krankenkassen und deren mögliche Anreizsysteme durch Boni sowie der Umstand, dass die Krankenkassen und nicht die Versicherten die Leistungserbringer vergüten, so dass kein wirtschaftliches Risiko verlagert wird, sprechen insgesamt daher auch bei Modellvorhaben gegen eine Dienstleistungskonzession.
347 Der G-BA soll dies in Richtlinien gem. § 63 Abs. 3c S. 3 SGB V festlegen, s. dazu ferner unten, S. 124ff.

Der sich aus den Modellvorhaben nach § 63 Abs. 3c SGB V abstrakt ergebende Auftragsgegenstand kann aber schon jetzt als Dienstleistungsauftrag eingeordnet werden. Der Schwellenwert sonstiger Dienstleistungsaufträge liegt derzeit bei 193.000 €, § 2 Nr. 2 VgV. In Anbetracht des gem. § 63 Abs. 5 S. 2 SGB V auf voraussichtlich (maximal) acht Jahre angelegten Zeitraums für die Modellvorhaben und der hohen Kosten in der Gesundheitsversorgung kann man von dem Erreichen des Schwellenwertes ausgehen. Im Falle der Verteilung auf verschiedene Lose, d.h. der Vergabe an mehrere unterschiedliche Auftragnehmer, werden die Werte summiert, sofern nicht 80 % der Einzelaufträge 20.000 € unterschreiten, § 2 Nr. 7 VgV. Auch in diesem Fall besteht also an der Überschreitung des erforderlichen Schwellenwerts kein Zweifel.

(ddd) Zwischenergebnis

Da die Vereinbarung von Modellvorhaben einen Vertrag zwischen Krankenkassen als «öffentliche Auftraggebern» i.S.v. § 98 GWB und Leistungserbringern als Unternehmern darstellen, der die Anforderungen an einen »öffentlichen Auftrag« i.S.v. § 99 GWB erfüllt und die Schwellenwerte nach aller Voraussicht überschreitet, kommt das Vergaberecht zur Anwendung.

(bb) Auswirkungen der Anwendbarkeit der §§ 97 ff. GWB

Aus § 97 Abs. 1 GWB folgt die Pflicht, öffentliche Aufträge »im Wettbewerb und im Wege transparenter Vergabeverfahren« durchzuführen. Diese Vorgabe dient dem Schutz der Marktöffnung, dem Erhalt des freien Marktzugangs, dem Vergabewettbewerb und der Chancengleichheit.[348] Gem. § 101 Abs. 7 GWB soll in der Regel eine Ausschreibung im sog. »offenen Verfahren« erfolgen.[349] Dies gilt aufgrund der vorangegangenen Untersuchung auch für Modellvorhaben, da die §§ 97 ff. GWB darauf anwendbar sind. Die Entscheidung, wer Vereinbarungspartner bei Modellvorhaben gem. § 63 Abs. 3c SGB V wird, muss folglich nach Abschluss eines entsprechenden Ausschreibungsverfahrens ergehen.[350] Krankenkassen sind deshalb verpflichtet auszuschreiben, dass sie Vereinbarun-

---

348 Zu dem Zweck des Vergaberechts vgl. Immenga/Mestmäcker/*Dreher*, GWB, Vor §§ 97 ff. Rn. 2.
349 Vgl. auch Kulartz/Kus/Portz/*Brauer*, GWB, § 97 Rn. 6.
350 Einschränkend *Koenig/Klahn/Schreiber*, PharmR 2008, 182 (184, 187), die erwägen, ob in bestimmten – hier aber nicht einschlägigen – Sonderfällen in Anwendung des Art. 86 Abs. 2 EG a.F. (heute: Art. 106 Abs. 3 AEUV) ausnahmsweise von einer Ausschreibungspflicht bei Modellvorhaben abzusehen ist.

gen zur Durchführung von entsprechenden Modellvorhaben treffen wollen. Ferner ist erforderlich, dass sie sich sowohl dabei als auch beim Zuschlag an die jeweiligen Leistungserbringer an Vergaberechtsvorschriften halten.

(cc)   Zwischenergebnis zur Vereinbarkeit mit GWB-Vergaberecht

Bei Abschluss von Modellvorhabenvereinbarungen gem. §§ 63 Abs. 3c, 64 Abs. 1 SGB V sind die Vorgaben des jeweils einschlägigen Vergabeverfahrens i.S.d. §§ 97 ff. GWB zu befolgen. Unter dieser Prämisse bestehen keine Bedenken gegen die (vorläufige) Beschränkung der Substitution auf den Rahmen von Modellvorhaben.

ee)   Fazit zum Tatbestandsmerkmal »Modellvorhaben nach § 63 Abs. 1 SGB V«

Die rechtliche Beurteilung des Tatbestandsmerkmals »Modellvorhaben« wird durch den für deren Wesen typischen Erprobungscharakter zusätzlich erschwert. Dies ist insbesondere darauf zurückzuführen,[351] dass ihr vorläufiger Charakter eine endgültige Bewertung der Rechtslage ausschließt. Hinzu kommt, dass Regelungen für Modellvorhaben nur Rahmenvorgaben setzen. Den Vereinbarungsparteien verbleibt ein weiter Spielraum, dessen Überprüfbarkeit Grenzen gesetzt sind.

Es konnte dennoch festgestellt werden, dass das Tatbestandsmerkmal jedenfalls eine Vereinbarung zwischen zugelassenen Leistungserbringern und Krankenkassen gem. § 64 Abs. 1 S. 1 SGB V fordert. Leistungserbringer sind dabei Einrichtungen, insbesondere Krankenhäuser, die das Substitutionspersonal i.S.v. § 63 Abs. 3c SGB V beschäftigen. Letzteres kann im Rahmen von Modellvorhaben[352] mangels Zulassung kein eigenverantwortlicher Leistungserbringer sein. Die Ausführungen haben ferner ergeben, dass gegen die Erprobung einer Substitution in Modellvorhaben keine rechtlichen Bedenken bestehen, wenn bei der Wahl der Leistungserbringer vergaberechtliche Vorgaben eingehalten werden.

351 Auf eine rechtliche Beurteilung wirkt sich u. U. auch erschwerend aus, dass im Rahmen der Erprobung von Modellvorhaben gem. § 63 Abs. 3 S. 1 SGB V von bestimmten Vorschriften abgewichen werden darf, s. o., S. 78.
352 Zu dem Erfodernis und der Konstruktion der Zulassung des Substitutionspflegepersonals in der Regelversorgung s. u., S. 151.

b)   Zusatzqualifikation des tätigkeitsübernehmenden Personals

Im Folgenden soll nun das zweite Tatbestandsmerkmal des § 63 Abs. 3c SGB V, das die Anforderungen an das Personal beschreibt, einer näheren Betrachtung unterzogen werden, da es im Kontext der Norm ebenfalls rechtskonform ausgestaltet sein muss, damit die Vorschrift als rechtswirksames, gesetzliches Modell einer Substitution eingeordnet werden kann.

Die Zusatzqualifikation des tätigkeitsübernehmenden Personals hat Aufschluss über dessen Geeignetheit zu verschaffen, ärztliche Tätigkeiten auszuüben.[353] Dies erfordert eine Angleichung an den Facharztstandard.[354] Qualifiziert sind darüber hinaus nur diejenigen Pflegekräfte, deren Eignung keine in ihrer Person liegenden Gründe entgegenstehen, die ihre Nichteignung begründen, wie z. B. Unzuverlässigkeit oder geistige oder sonstige schwerwiegende personenbezogene Mängel. In dieser Hinsicht bietet sich ein Vergleich mit den gesetzlichen persönlichen Zulassungshinderungsgründen für Ärzte gem. § 21 Ärzte-ZV (etwa Rauschgift- oder Alkoholabhängigkeit) an. Grundsätzlich kann man allerdings von der persönlichen Qualifikation der Anwärter ausgehen, soweit im Einzelfall keine gegenteiligen Anhaltspunkte vorliegen. Die fachliche Qualifikation muss dagegen stets sowohl formell als auch materiell festgestellt werden. In formeller Hinsicht lässt sie sich mit dem Zeugnis über die erfolgreiche Ausbildung nachweisen. Die materielle fachliche Qualifikation knüpft als Summe der Kenntnisse und Fähigkeiten über den Fachbereich an diese formelle Qualifikation an, wenn nicht Gegenteiliges ersichtlich ist.

Für das Krankenpflegepersonal i.S.d. § 63 Abs. 3c S. 1 SGB V wird als Eignungsnachweis eine Ausbildung nach § 4 Abs. 7 KrPflG verlangt. § 63 Abs. 3c S. 2 SGB V erweitert den personellen Anwendungsbereich der Norm auf Angehörige der im Altenpflegegesetz geregelten Berufsgruppen mit entsprechender Ausbildung nach § 4 Abs. 7 AltPflG. Da die Vorschriften aus dem KrPflG und dem AltPflG in den wesentlichen Teilen identisch sind, bietet sich eine gemeinsame Erörterung des Tatbestandsmerkmals »Zusatzqualifikation« an, das darauf-

---

353 Auch außerhalb von Modellvorhaben (d.h. im Hinblick auf eine dauerhafte Regelung) kommt es für die Frage, ob die Substitution ärztlicher Leistungen rechtskonform ist, auf die Ausgestaltung des Tatbestandes und als Teil dessen mithin auch auf die geforderte (Zusatz-) Qualifikation des eingesetzten Personals an, deren Anforderungen stets in einem Verhältnis zum Rang der durch ihre Tätigkeit betroffenen Rechtsgüter (s.o., S. 32ff., 47ff.) zu stellen sind. Denn die Zulässigkeit der Substitution ärztlicher Leistungen hängt auch davon ab, durch *wen* die ursprüngliche Berufsgruppe ersetzt werden soll, und ob dieser ersetzende Personenkreis seinen Qualifikationen und Kompetenzen nach zum Einsatz ohne drohende Gefährdung anderer Rechtsgüter geeignet ist.

354 S. o., S. 32f.

hin zu überprüfen ist, ob die dort geforderte Qualifikation der Bedeutung einer Substitution gerecht wird.

Die gem. § 63 Abs. 3c SGB V verlangte Ausbildung nach § 4 Abs. 7 KrPflG/AltPflG müsste also ausreichen, um selbstständige Heilkunde ausüben zu können.[355] Es bedarf mithin zunächst einer Untersuchung, wie diese Ausbildung nach § 4 Abs. 7 KrPflG/AltPflG ausgestaltet ist. Im Anschluss muss geklärt werden, ob sie in ausreichendem Maße zur selbstständigen Ausübung von Heilkunde qualifiziert.

Zur Erörterung der geforderten Qualifikation in Form der »Ausbildung i.S.v. § 4 Abs. 7 KrPflG/AltPflG« gilt der erste Blick dem Wortlaut des § 63 Abs. 3c SGB V. Er lässt zunächst offen, was konkret darunter zu verstehen ist. Möglicherweise lässt sich aber ermitteln, was sich hinter dem Tatbestandsmerkmal »Ausbildung i.S.v. § 4 Abs. 7 KrPflG/AltPflG« verbirgt, wenn man dem gesetzlichen Verweis in das KrPflG bzw. das AltPflG folgt. Die Ausbildung nach § 4 Abs. 7 KrPflG/AltPflG sieht zur »zeitlich befristeten Erprobung von Ausbildungsangeboten« die Vermittlung von »erweiterten Kompetenzen zur Ausübung heilkundlicher Tätigkeiten« vor, die über die in § 3 Abs. 1 und 2 KrPflG/§ 3 Abs. 1 AltPflG beschriebenen Aufgaben hinausgehen. Letztere Vorschriften beschreiben den regulären Ausbildungsinhalt bzw. die Ausbildungsziele von sog. »Gesundheits- und (Kinder-) KrankenpflegerInnen«[356] und sog. »AltenpflegerInnen«[357]. Eine Ausbildung gem. § 4 Abs. 7 KrPflG/AltPflG steht also allein Angehörigen dieser Berufe offen und dient der Vermittlung sog. »erweiterter Kompetenzen«. Zudem ergibt sich aus § 4 Abs. 7 KrPflG/AltPflG die Beschränkung des Anwendungsbereichs der entsprechenden Ausbildung zu Substitutionstätigkeiten auf Modellvorhaben gem. § 63 Abs. 3c SGB V.

Dem Wortlaut des § 63 Abs. 3c SGB V selbst lässt sich die Bedeutung des Begriffs »erweiterte Kompetenzen zur Ausübung heilkundlicher Tätigkeiten« nicht entnehmen.

aa)   Auslegung

Was sich hinter diesem Begriff aus § 4 Abs. 7 KrPflG/AltPflG verbirgt, der im Rahmen der in Rede stehenden Ausbildung zu vermitteln ist und dadurch das

---

355 Vgl. *Offermanns/Bergmann*, DKI-Studie: Neuordnung von Aufgaben des Ärztlichen Dienstes, S. 64ff, die die Ausrichtung und erforderliche Anpassung der formellen und/oder materiellen Qualifikation des eingesetzten Personals nach entsprechender Einteilung in unterschiedliche Kategorien (»kurzfristig, mittelfristig und langfristig« übertragbare Leistungen) vornehmen wollen.
356 S. § 1 KrPflG.
357 S. § 1 AltPflG.

Merkmal der gesuchten Zusatzqualifikation ausfüllt, soll deshalb anhand allgemeiner Auslegungskriterien ermittelt werden.

(1)   Grammatikalische Betrachtung

Zunächst ist dafür der Wortlaut des auszulegenden Begriffs zu betrachten. Man kann zunächst davon ausgehen, dass der Wortlaut in § 4 Abs. 7 KrPflG/AltPflG »erweiterte[n] Kompetenzen« dahingehend eingrenzt, dass Aufgaben betroffen sind, die über die in § 3 Abs. 1 und 2 KrPflG/§ 3 Abs. 1 AltPflG beschriebenen hinausgehen. »Erweiterte Kompetenzen« decken sich also jedenfalls nicht mit dem regulären Ausbildungsinhalt bzw. den Ausbildungszielen von sog. »Gesundheits- und (Kinder-) KrankenpflegerInnen«[358] und sog. »AltenpflegerInnen«[359], sondern setzen erst bei diesem Ausbildungsgrad an. Die ursprüngliche Ausbildung bleibt hiervon also unberührt.[360] »Erweiterte Kompetenzen« sollen zusätzlich erworben werden. Dies korrespondiert mit der Bedeutung des Begriffsstamms »erweitern«, wenn man die gängigen Synonyme, wie z. B. »anbauen«, »aufstocken«, »ausbauen«, »ergänzen«, »hinzufügen«,[361] heranzieht. Auch demnach stellen »*erweiterte* Kompetenzen« keine Alternative dar, sondern eine Modifikation im Sinne einer Vermehrung des Ursprünglichen. Außerdem lässt der Wortlaut eine Zweckrichtung der Vermittlung »erweiterter Kompetenzen« in § 4 Abs. 7 S. 1 KrPflG/AltPflG erkennen; sie dienen der »Ausübung heilkundlicher Tätigkeiten«.

Die Formulierung der Normen erweckt sprachlich ferner den Eindruck, die Vermittlung der »erweiterten« Ausbildungsinhalte führe automatisch zum Erwerb der nötigen Kompetenzen, und zwar nicht allein im Sinne der Aufgabenzuständigkeit, sondern auch der tatsächlichen Sach- und Fachkunde. Fraglich ist jedoch, ob tatsächlich auf solche Weise zwingend von der Vermittlung der beschriebenen Ausbildungsinhalte auf die Kompetenz zur Ausführung und Verrichtung dieser Tätigkeiten geschlossen werden darf. Sicherlich stellen Ausbildungsinhalte Anhaltspunkte für die angestrebte und zu erwartende Sach- und Fachkunde und damit auch für die tatsächliche Kompetenz des Ausgebildeten dar, jedenfalls im Regelfall. Gleichwohl sind diese materielle und jene formelle Qualifikation unterschiedlich. Dies spricht gegen einen zwingenden Schluss von den zu vermittelnden Ausbildungsinhalten auf die tatsächliche Erlangung der Kompetenz. Insoweit sind die persönlichen Eigenschaften des Personals, seine

---

358   S. § 1 KrPflG.
359   S. § 1 AltPflG.
360   So auch BT-Drs 16/7439, S. 100 (Zu Art. 15 Nr. 3a [Zu § 4]).
361   S. *Duden – Das Synonymwörterbuch*, Stichwort »erweitern«.

Lernbereitschaft und Auffassungsgabe von entscheidender Bedeutung. In den gesamten Vorschriften fehlen insofern sämtliche Regelungen, die den verschiedenen Berufsbildern die unterschiedlichen Kompetenzen zuordnen. Deshalb erscheint die Annahme, die vermittelten Ausbildungsinhalte stellten zugleich den tatsächlichen Kompetenzinhalt dar, nicht überzeugend. Allerdings bilden die zu vermittelnden Ausbildungsinhalte jedenfalls ein Indiz dafür, dass die entsprechende Kompetenz (im Sinne der Sach- und Fachkunde) tatsächlich vorliegt. Anders als der Wortlaut vermuten lässt, ist von der Vermittlung »erweiterte[r] Kompetenzen« im Rahmen der Ausbildung zum einen, also zum anderen die Frage zu unterscheiden, ob die Ausgebildeten die entsprechenden Kompetenzen auch tatsächlich erlangen. Im Übrigen lässt sich § 4 Abs. 7 KrPflG/AltPflG aber jedenfalls nicht entnehmen, was inhaltlich unter dem Begriff der »erweiterten Kompetenzen« zu verstehen ist, also für welche Inhalte dieser Begriff steht, der zur Ausübung von Heilkunde befähigen soll. Die grammatikalische Auslegung stellt sich insoweit als nicht ausreichend dar.

(2)   Systematische Betrachtung

Es gilt deshalb die Vorschrift im Hinblick auf die Systematik, also ihre Struktur, ihre Stellung und Funktion – und zwar im Verhältnis zum Gesamtgefüge der Norm selbst und zu anderen mit ihr in Zusammenhang stehenden Vorschriften – zu betrachten,[362] um Aufschluss über den Begriff oder die Ausbildungsinhalte der zu »erweiterten Kompetenzen« i.S.v. § 4 Abs. 7 KrPflG/AltPflG zu gewinnen, mit denen die angestrebte Qualifikation des Pflegepersonals umschrieben wird.

(a)   Norminterne Systematik

(aa)   § 4 Abs. 1 und Abs. 7 KrPflG und § 4 Abs. 1 und Abs. 7 AltPflG

Hierzu ist zunächst ein vergleichender Blick auf die anderen Absätze der Norm hilfreich. Insbesondere ergibt sich aus dem systematischen Zusammenspiel zwischen § 4 Abs. 1 KrPflG und dessen Abs. 7 sowie zwischen § 4 Abs. 1 AltPflG und dessen Abs. 7, dass Unterschiede zwischen der regulären und der erweiterten Qualifikation bestehen.

---

362 Zur Vorgehensweise bei der systematischen Auslegung vgl. *Bleckmann*, JuS 2002, 942 (944).

Der vorangestellte Abs. 1 beschreibt die regelmäßige Ausbildung, die sich grundsätzlich auf 3 Jahre erstreckt. In Erweiterung dazu legt § 4 Abs. 1 S. 3 KrPflG/AltPflG fest, dass die Dauer einer Ausbildung im Rahmen von Modellvorhaben nach Abs. 7, die zu »erweiterten Kompetenzen« führen soll, entsprechend zu verlängern ist.

Ein weiterer Unterschied der Ausbildung nach Abs. 7 im Verhältnis zur »Grundausbildung«[363] besteht in dem Erfordernis, die von den Ausbildungsstätten ausgestalteten Ausbildungspläne zunächst durch das Bundesministerium für Gesundheit (BMG) im Einvernehmen mit dem Bundesministerium für Familie, Senioren, Frauen und Jugend (BMFSFJ) genehmigen zu lassen, vgl. § 4 Abs. 7 S. 5 KrPflG bzw. § 4 Abs. 7 S. 3 AltPflG. Aus Abs. 7 ergibt sich zugleich, dass die inhaltliche Gestaltung der Ausbildungspläne – wie auch bei der Grundausbildung gem. § 4 Abs.1 S. 4 KrPflG bzw. § 4 Abs.1 S. 5 AltPflG – grundsätzlich den Ausbildungsstätten obliegt. Für die Grundausbildung existieren inhaltliche Vorgaben in Form der sog. Ausbildungs- und Prüfungsverordnung über die Berufe in der Krankenpflege (KrPflAPrV), die das BMG in Einvernehmen mit dem BMFSFJ und dem BMBF mit Zustimmung des BRates in § 8 KrPflG als Rechtsverordnung erlassen hat.[364] Diese gilt für die Ausbildung zu »erweiterten Kompetenzen« i.S.v. § 4 Abs. 7 KrPflG/AltPflG allerdings nur punktuell, wie sich auch aus § 4a KrPflG/AltPflG ergibt.[365] Die mit Rücksicht darauf zu erstellenden Pläne der Ausbildungsstätten für die Ausbildung i.S.v. § 4 Abs. 7 KrPflG/ AltPflG fehlen noch und unterliegen nach ihrer Erstellung einem Genehmigungsvorbehalt.

Ferner kann die Ausbildung zum »Erwerb der erweiterten Kompetenzen« gem. § 4 Abs. 7 S. 4 KrPflG bzw. § 4 Abs. 7 S. 6 AltPflG an Hochschulen erteilt werden. Der Unterricht der Regelausbildung wird hingegen an allen Schulen mit

---

363 Vgl. zu dieser die sog. Ausbildungs- und Prüfungsverordnung über die Berufe in der Krankenpflege (KrPflAPrV) vom 10.11.2003 (BGBl. I 2003, S. 2263), zuletzt geändert durch Art. 35 Richtlinie 2005/36/EG-UmsetzungsG vom 02.12.2007 (BGBl. I 2007, S. 2686), zu deren Erlass als Rechtsverordnung das BMG in Einvernehmen mit dem BMFSFJ und dem BMBF mit Zustimmung des BRates in § 8 KrPflG ermächtigt werden und die sog. Ausbildungs- und Prüfungsverordnung für den Beruf der Altenpflegerin und des Altenpflegers (AltPflAPrV) vom 26.11.2002 (BGBl. I 2002, S. 4418), zuletzt geändert durch Art. 31, Gesetz zur Umsetzung der RL 2005/36/EG über die Anerkennung von Berufsqualifikationen der Heilberufe vom 02.12.2007 (BGBl. I 2007, S. 2686), zu deren Erlass als Rechtsverordnung das BMFSFJ in Einvernehmen mit dem BMG und dem BMBF mit Zustimmung des BRates in § 9 AltPflG ermächtigt werden.
364 Vgl. dazu Fn. 363; in Bezug auf den Altenpflegeberuf handelt es sich entsprechend um die sog. Ausbildungs- und Prüfungsverordnung für den Beruf der Altenpflegerin und des Altenpflegers (AltPflAPrV).
365 Dazu sogleich, s. u., S. 115ff.

Bezug zu Krankenhäusern (§ 4 Abs. 2 S. 1 KrPflG) oder Altenpflegeschulen (§ 4 Abs. 2 AltPflG) erteilt.

Auch die norminterne systematische Regelungsweise spricht mithin dafür, dass die Ausbildung zu »erweiterten Kompetenzen« nach Abs. 7 im Verhältnis zu der Regelausbildung nach Abs. 1 einen Spezialfall darstellt, der über deren Anforderungen hinausgeht. Was konkret darunter zu verstehen ist, lässt sich jedoch auch einem Vergleich von Abs. 1 mit Abs. 7 nicht unmittelbar entnehmen. Einzig die Ausbildungspläne der Ausbildungsstätten samt den Genehmigungen des BMG (im Einvernehmen mit dem BMFSJF) böten hierzu Anhaltspunkte, wenn sie vorlägen.[366]

(bb) Zwischenergebnis (norminterne Systematik)

Die norminterne Systematik bestätigt die gebotene Differenzierung zwischen der regelmäßigen Ausbildung in der Kranken- und Altenpflege und der neuen »erweiterten« Ausbildung i.S.v. Abs. 7. Sie ermöglicht aber keine inhaltliche Interpretation des Begriffs, wenn man davon absieht, dass die für die Regelausbildung vermittelten Kenntnisse übertroffen werden müssen. Im Übrigen wird bezüglich der inhaltlichen Ausgestaltung auf die Ausbildungspläne der Ausbildungsstätten verwiesen, die derzeit noch fehlen, vgl. § 4 Abs. 7 S. 5 KrPflG bzw. § 4 Abs. 7 S. 3 AltPflG.

(b) Normexterne Systematik innerhalb des KrPflG/AltPflG

Möglicherweise ergeben sich Anhaltspunkte zur Ausfüllung des Begriffs der »erweiterten Kompetenzen« im Sinne des KrPflG und des AltPflG durch den Blick auf weitere Vorschriften, die sich dieses Begriffs ebenfalls bedienen.

(aa) § 1 Abs. 1 S. 2 KrPflG/AltPflG

§ 1 Abs. 1 S. 2 KrPflG/AltPflG nennt ebenfalls den Begriff der »erweiterten Kompetenzen«. S. 1 regelt zunächst, dass das Führen der Berufsbezeichnung »Gesundheits- und (Kinder-) krankenpflegerin« / »Gesundheits- und (Kinder-) krankenpfleger« bzw. »Altenpflegerin« / »Altenpfleger« unter einem Erlaubnisvorbehalt steht. Sofern eine solche Erlaubnis besteht, gestattet S. 2 die Ausübung

---

366 Dazu bedürfte es zunächst der Festlegung der übertragbaren Tätigkeiten durch den G-BA, die derzeit noch aussteht, hierzu sogleich, s. S. 138.

heilkundlicher Tätigkeit im Rahmen von »erweiterten Kompetenzen« aufgrund einer Ausbildung nach § 4 Abs. 7 KrPflG/AltPflG. Auch an dieser Stelle wird also eine Regelausbildung als Grundlage für die im Verhältnis dazu noch weitergehende Ausbildung des § 4 Abs. 7 KrPflG/AltPflG gefordert, während die inhaltliche Ausgestaltung wiederum nicht näher beschrieben wird.

(bb)   § 3 Abs. 3 KrPflG/§ 3 Abs. 2 AltPflG

§ 3 KrPflG/AltPflG befasst sich mit dem Ausbildungsziel[367] und knüpft in Abs. 3 (KrPflG) bzw. Abs. 2 (AltPflG) ebenfalls den Begriff der »erweiterten Kompetenz« an die Ausbildung nach § 4 Abs. 7 KrPflG/AltPflG an. Die Vorschrift bestimmt, dass sich die Ausbildung zur Ausübung heilkundlicher Tätigkeiten innerhalb von Modellvorhaben nach § 4 Abs. 7 KrPflG/AltPflG auf die Befähigung zu den entsprechenden Tätigkeiten erstrecken solle, die das Modellvorhaben fördern will. Der Wortlaut von § 3 Abs. 3 KrPflG/§ 3 Abs. 2 AltPflG wirkt insoweit auf den ersten Blick unklar. Denn die Modellvorhaben i.S.v. § 4 Abs. 7 KrPflG/AltPflG zielen gerade auf die Qualifikation ab, die Befähigung zur Ausübung der betreffenden heilkundlichen Tätigkeiten grundsätzlich zu erhalten. Daher erscheint die in § 3 Abs. 3 KrPflG/§ 3 Abs. 2 AltPflG erhobene Forderung, die allgemeine Ausbildung solle sich »*auch* auf die Befähigung zur Ausübung« des Ausbildungsgegenstandes in Modellvorhaben hinwirken, überflüssig. Die scheinbar hinfällige Anweisung könnte allenfalls darauf deuten, dass zwischen der Vermittlung von »erweiterter Kompetenz« als formeller Ermächtigung (im Sinne der Erlaubnis zur Ausübung der Tätigkeit) und der tatsächlichen Befähigung (im Sinne einer materiellen Qualifikation) als Teile der Ausbildung zu differenzieren ist. Dies korrespondiert mit dem zuvor erwähnten Aspekt,[368] dass für die Personalkompetenz nicht allein auf die durch erfolgreiche Prüfung erworbene formelle Kompetenz, sondern auch inhaltlich auf die Fähigkeit zur Ausübung der Tätigkeit abgestellt wird. Andererseits könnte sich das »auch«[369] auf den Umstand beziehen, dass innerhalb der Ausbildung über die Grundinhalte hinaus beim Sonderfall des § 4 Abs. 7 KrPflG/AltPflG zusätzlich die entsprechenden speziellen Ausbildungsinhalte vermittelt werden sollen. Dieser Gesichtspunkt spricht erneut für die Abgrenzung gegenüber der Grundausbildung.

---

367 In § 3 AltPflG ist im Rahmen der nichtamtlichen Überschrift von dem »Ausbildungsinhalt« die Rede.
368 S. S. 110.
369 S. § 3 Abs. 3 KrPflG/§ 3 Abs. 2 AltPflG »Soweit in Modellvorhaben nach § 4 Abs. 7 erweiterte Kompetenzen zur Ausübung heilkundlicher Tätigkeiten erprobt werden, hat sich die Ausbildung *auch* auf die Befähigung zur Ausübung der Tätigkeiten zu erstrecken, für die das Modellvorhaben qualifizieren soll.«

Letztlich kann die Frage, welche der beiden Interpretationsvarianten zutrifft, aber insofern offen bleiben, da – wie immer man die Vorschrift deutet – sie nicht wesentlich bei der Beantwortung der Frage weiterhilft, was im Einzelnen unter »erweiterten Kompetenzen« zu verstehen ist. Denn auch an dieser Stelle wird für die nähere Regelung auf die »Ausbildungspläne der Ausbildungsstätte« (§ 3 Abs. 3 KrPflG) bzw. die »Lehrpläne der Altenpflegeschulen und die Ausbildungspläne der Träger der praktischen Ausbildung« (§ 3 Abs. 2 AltPflG) verwiesen. Die Vorschrift regelt also nicht konkret die Inhalte der zu vermittelnden »erweiterten Kompetenzen«.

(cc)   § 4a Abs. 2 und 6 KrPflG/AltPflG

Auch § 4a KrPflG/AltPflG verwendet den Begriff der »erweiterten Kompetenzen«. Die Vorgaben der Krankenpflege-Ausbildungsverordnung[370] bzw. der Altenpflege-Ausbildungs- und Prüfungsverordnung[371] werden von der Norm im Hinblick auf die Besonderheiten der Ausbildung nach § 4 Abs. 7 KrPflG/AltPflG modifiziert, woraus sich möglicherweise Rückschlüsse auf den Begriff der »erweiterten Kompetenzen« ergeben könnten. § 4a Abs. 2 S. 1 KrPflG/AltPflG sieht vor, dass den Prüfungs- und Fachausschüssen der Regelausbildungen im Falle einer »erweiterten« Ausbildung ein ärztlicher Fachprüfer angehört, der den Ausbildungsteilnehmer bzgl. der heilkundlichen Tätigkeiten unterrichtet hat. Demnach ist offenbar das entsprechende ärztliche Fachwissen für die Unterrichtung von »erweiterten Kompetenzen« von Bedeutung. Jedenfalls lässt sich dem entnehmen, dass die Inhalte »erweiterte[r] Kompetenzen« von Ärzten im Rahmen ihrer Fachrichtung unterrichtet werden.

In § 4a Abs. 6 KrPflG/AltPflG taucht der Begriff der »erweiterten Kompetenzen« gleich zweimal (in S. 1 und S. 4) auf. § 4a Abs. 6 S. 1 KrPflG/AltPflG nimmt zunächst Bezug auf den bereits erwähnten § 3 Abs. 3 KrPflG/§ 3 Abs. 2 AltPflG. Die Vorschrift besagt, dass der praktische Teil der Prüfung zu einer »erweiterten Ausbildung« aus einer Aufgabe besteht, die die Anwendung der in § 3 Abs. 3 KrPflG/§ 3 Abs. 2 AltPflG beschriebenen »erweiterten Kompeten-

---

370 Sog. Ausbildungs- und Prüfungsverordnung über die Berufe in der Krankenpflege (KrPflAPrV) vom 10.11.2003 (BGBl. I 2003, S. 2263), zuletzt geändert durch Art. 35 Richtline 2005/36/EG-UmsetzungsG vom 02.12.2007 (BGBl. I 2007, S. 2686); vgl. dazu S. 112.
371 Sog. Ausbildungs- und Prüfungsverordnung für den Beruf der Altenpflegerin und des Altenpflegers (AltPflAPrV) vom 26.11.2002 (BGBl. I 2002, S. 4418), zuletzt geändert durch Art. 31, Gesetz zur Umsetzung der RL 2005/36/EG über die Anerkennung von Berufsqualifikationen der Heilberufe vom 02.12.2007 (BGBl. I 2007, S. 2686); vgl. dazu S. 112.

zen« zum Gegenstand hat. Sie soll ferner den Lehr- und Ausbildungsplänen entsprechen.

Ebenso ist gem. § 4a Abs. 6 S. 4 KrPflG/AltPflG in einem Prüfungsgespräch zur Erläuterung von Diagnose- und Behandlungsmaßnahmen der Nachweis zu erbringen, dass der Ausbildungsteilnehmer befähigt ist, die erworbenen »erweiterten Kompetenzen« in der beruflichen Praxis anzuwenden und eigenverantwortlich die Aufgaben nach § 3 Abs. 3 KrPflG/§ 3 Abs. 2 AltPflG lösen zu können, die Gegenstand der zusätzlichen Ausbildung waren.

Die Formulierung beider Sätze erweckt den Eindruck, der Gegenstand oder Inhalt dieser »erweiterten Kompetenzen« ergebe sich aus § 3 Abs. 3 KrPflG/§ 3 Abs. 2 AltPflG. Dies ist, wie zuvor erörtert,[372] jedoch gerade nicht der Fall. § 3 Abs. 3 KrPflG/§ 3 Abs. 2 AltPflG deutet zwar darauf hin, dass mit »erweiterter Kompetenz« nicht nur die Zuständigkeit, sondern auch die Befähigung des Personals gemeint sind, konkretisiert jedoch ebenso wenig wie die anderen bisher erörterten Vorschriften deren Inhalt im Einzelnen.

Gleichwohl lässt sich zumindest § 4a Abs. 6 S. 4 KrPflG/AltPflG entnehmen, dass sich die entsprechende Prüfung des Substitutionspflegepersonals auf ein Gespräch zur Erläuterung von Diagnose- und Behandlungsmaßnahmen erstreckt, was darauf schließen lässt, dass dies auch Gegenstand der vermittelten Kompetenzen ist. Im Übrigen verweist aber auch § 4a Abs. 6 S. 1 KrPflG/AltPflG im Hinblick auf den Gegenstand der zusätzlichen Ausbildung erneut auf den Lehr- und Ausbildungsplan.

(dd)   Zwischenergebnis (normexterne Systematik)

Soweit gehen die genannten Vorschriften zwar alle offenbar von einem einheitlichen Verständnis des Begriffs der »erweiterten Kompetenzen zur Ausübung heilkundlicher Tätigkeiten« aus. Abgesehen von dem Verweis auf die ministeriell zu genehmigenden Lehr- und Ausbildungspläne und den Hinweisen auf die geprüften Bereiche der Diagnose- und Behandlungsmaßnahmen lassen sich den in diesem Zusammenhang gehörenden Normen aber keine konkreten Inhalte entnehmen. Bemerkenswert erscheint allein die Vorgabe des § 4a KrPflG/AltPflG, dass »erweiterte Kompetenzen« durch Ärzte zu unterrichten und zu prüfen sind und eine Vertiefung gegenüber der Grundausbildung darstellen, an die angeknüpft wird. Darin liegt ein Indiz für eine potentielle Angleichung an den Facharztstandard im Aufgabenbereich. Weitere Konkretisierungen ergeben sich bei

---

372 S.o., S. 114.

systematischer Betrachtung jedoch nicht. Deshalb sind weitere Auslegungskriterien heranzuziehen.

(3)   Historisch – teleologische Betrachtung

Im Rahmen der historisch-teleologischen Betrachtung ist der subjektive Zweck der Norm maßgeblich, wie er sich aus Regelungsabsichten und Zielvorstellungen des Gesetzgebers ableiten lässt,[373] die in den Gesetzesmaterialien zum Ausdruck kommen. In den für das Pflege-Weiterentwicklungsgesetz betreffenden Bundestags-Drucksachen[374] wird das Bestreben des Gesetzgebers deutlich, nichtärztliche Gesundheitsberufe stärker in das Versorgungssystem einzubeziehen und zu dem Zwecke die Kompetenzen des Personals zu erweitern, um zugleich durch die Entlastung der Ärzte einen Beitrag zur Verbesserung in ärztlich unterversorgten Regionen zu leisten.[375] Dies wurde schon mehrfach betont.[376] Unter entstehungsgeschichtlichen Gesichtspunkten ergibt sich im Vergleich zu den vor der Einführung von § 63 Abs. 3c SGB V und § 4 Abs. 7 KrPflG/AltPflG regelmäßig vermittelten Ausbildungsinhalten, u.a. auch zur Einbeziehung des nichtärztlichen Personals (z. B. in Form der Delegation), dass in § 4 Abs. 7 KrPflG/AltPflG darüber hinausgehende Konzepte gemeint sein müssen, weil von »*erweiterten* Kompetenzen zur Ausübung heilkundlicher Tätigkeiten« die Rede ist.

All dies erlaubt aber ebenfalls keine nähere Erkenntnis über den Begriff der »erweiterten Kompetenzen«. Obwohl er in den Gesetzesmaterialien verwendet wird,[377] mangelt es an einer Umschreibung, die dem abstrakten Begriff einen konkreten Inhalt zuweist. Die historische Auslegung verhilft deshalb nicht zu einem eindeutigen Verständnis des Begriffs.

(4)   Objektiv – teleologische Betrachtung

Möglicherweise führt die objektiv-teleologische Betrachtung zu besseren Erkenntnissen. Durch sie soll der allgemein gültige und aktuell maßgebliche Sinn der Regelung (sog. *ratio legis*) ermittelt werden, indem man die objektiven Zwecke der gesetzlichen Regelung sowie deren im Gesetz zum Ausdruck gekommenen Rang- und Wertungsverhältnisse als Auslegungskriterien heranzieht.

---

373   Vgl. *Larenz/Canaris*, Methodenlehre, S. 149.
374   Insbesondere BR-Drs. 718/07, BT-Drs. 16/7439, BT-Drs. 16/8525.
375   Vgl. BT-Drs. 16/8525, S. 81.
376   S. o., S. 19, 69ff.
377   S. BT-Drs. 16/7439, S. 100f.

Die Stärkung der Kompetenzen nichtärztlicher Gesundheitsberufe für eine bessere Gesamtversorgung stellt auch gegenwärtig noch den Zweck von § 4 Abs. 7 KrPflG/AltPflG dar, der seinerseits eine Folgevorschrift zur Umsetzung des § 63 Abs. 3c SGB V ist. Diesem Zweck wird man nur sinnvoll gerecht, wenn man für die Qualifikation des entsprechenden Personals sowohl die formelle (Ausbildung und Nachweise) als auch die materielle Seite (Geeignetheit, Zuverlässigkeit, Kompetenz) fordert. Anderenfalls käme es zwar zu einer Erweiterung der Kompetenzen und einer Entlastung der Ärzteschaft, aber nicht zu einer Besserung des Gesamtversorgungssystems, sondern möglicherweise sogar zu einer Gefährdung, zumindest aber einer Risikoerhöhung für die Patienten. Dies kann nicht Ziel des Gesetzes sein. Die ratio legis fordert daher die Vermittlung von Ausbildungsinhalten, die tatsächlich hinreichend zur Substitution qualifizieren.

Abgesehen davon führt aber auch die ratio legis der Vorschrift nicht zu einer Antwort auf die Frage, welche konkreten Inhalte mit der materiellen Qualifikation verbunden sein müssen. Allein der Zweck einer generellen Stärkung der Rolle nichtärztlicher Gesundheitsberufe zur Verbesserung des Gesamtversorgungssystems vermittelt keine Anhaltspunkte dafür, welche Kompetenzen unter den »erweiterten Kompetenzen zur Ausübung heilkundlicher Tätigkeiten« i.S.d. § 4 Abs. 7 KrPflG/AltPflG zu verstehen sind.

(5)   Ergebnis zur Auslegung

Die Betrachtung der »Ausbildung i.S.v. § 4 Abs. 7 KrPflG/AltPflG« konnte unter Heranziehung sämtlicher Auslegungskriterien zu keinem Ergebnis führen, das konkrete Ausbildungsinhalte beschreibt und so das Tatbestandsmerkmal der geforderten »Zusatzqualifikation« ausfüllt. Abgesehen von vereinzelten Punkten,[378] die im Rahmen der Auslegung herausgearbeitet werden konnten, ergaben sich somit bezüglich der Ausgangsfrage, welche Zusatzqualifikationen (»erweiterte Kompetenzen«) von dem nichtärztlichen Personal gefordert werden, keine weiteren Erkenntnisse. Es bleibt festzuhalten, dass das Tatbestandsmerkmal insoweit also unbestimmt und derzeit, wie die Auslegung gezeigt hat, auch unbestimmbar ist, solange es an den Ausbildungsplänen fehlt, die die Anforderungen konkretisieren.

---

378 So führte insbesondere die systematische Auslegung zu den Erkenntnissen, dass die »erweiterte« Ausbildung gem. § 4 Abs. 7 KrPflG/AltPflG die Regelausbildung übertreffen muss und sich nach den Lehr- und Ausbildungsplänen zu richten hat; ferner konnte festgestellt werden, dass auch Ärzte dabei ausbilden und prüfen und Diagnose- und Behandlungsmaßnahmen zu dem Prüfungsgegenstand gehören werden, vgl. o., S. 116.

bb) Bestimmtheitsgebot

Das Tatbestandsmerkmal der in § 63 Abs. 3c SGB V geforderten Qualifikation des Personals, das durch die Vermittlung von »erweiterten Kompetenzen« im Rahmen der Ausbildung nach § 4 Abs. 7 KrPflG/AltPflG erlangt werden soll, wird mithin lediglich vage ausgefüllt. Weder aus dem Gesetzeswortlaut noch auch aufgrund systematischer, historischer und teleologischer Erwägungen ergeben sich Eingrenzungen oder Konkretisierungen, die klären, welche Anforderungen man an die Ausbildung des Personals stellt. Es ist daher zu klären, ob dies nicht einen Verstoß gegen den sich aus dem Rechtsstaatsprinzip gem. Art. 20 Abs. 3 GG ergebenden Bestimmtheitsgrundsatz[379] begründet. Dieser gebietet, zum Zwecke der Rechtssicherheit Regelungen derart auszugestalten, dass Anforderungen hinreichend klar und deutlich formuliert werden.[380]

In § 4 Abs. 1 S. 4 KrPfl/AltPflG und in § 4 Abs. 7 S. 3 KrPflG/AltPflG findet sich insoweit lediglich der genannte Verweis auf die Lehr- und Ausbildungspläne. Deren Mindestanforderungen werden für die *Grund*ausbildung gem. § 8 KrPflG in der Krankenpflege-Ausbildungsverordnung (KrPflAPrV) bzw. gemäß § 9 AltPflG in der Altenpflege-Ausbildungs- und Prüfungsverordnung (AltPflAPrV) vorgegeben.[381] Für die *»erweiterte«* Ausbildung i.S.v. § 4 Abs. 7 KrPflG/AltPflG gelten diese Regelungen der Ausbildungs- und Prüfungsverordnungen jedoch nur punktuell und in entsprechend modifizierter Weise gem. § 4a KrPflG/AltPflG.[382] Abgesehen von dem vorhandenen Verweis auf die Pläne selbst fehlt es vor allem an Vorgaben zu den konkreten Lehr- und Ausbildungsinhalten, die für die Grundausbildung vorliegen. So beschreibt die Anlage 1 der Krankenpflege-Ausbildungsverordnung zu § 1 Abs. 1 KrPflAPrV,[383] welche Themenbereiche die Grundausbildung konkret umfassen soll. Anstelle solcher festgelegter Mindestanforderungen durch die in § 8 KrPflG/§ 9 AltPflG benannten Einrichtungen tritt hinsichtlich der »erweiterten« Ausbildung ein ministerieller Genehmigungsvorbehalt für Ausbildungspläne der Ausbildungsstätten mit folgenden Voraussetzungen: Der betroffene Ausbildungsinhalt muss sich auf ein Modellvorhaben gem. § 63 Abs. 3c SGB V beziehen und *geeignet* sein, die zur Durchführung erforderliche Qualifikation zu vermitteln. Die Eignung des Perso-

---

379 Dieser lässt sich allgemein aus dem Rechtsstaatsprinzip ableiten; er ist in spezieller Ausprägung in den Artt. 80 und 103 GG verankert.

380 Zum allgemeinen Bestimmtheitsgebot ferner ausführlich Maunz/Dürig/*Grzeszick*, GG Art. 20 Rn. 58ff.; vgl. auch Schmidt-Bleibtreu/*Hofmann*/Hopfau, GG, Art. 20 Rn. 85ff.

381 § 8 KrPflG bzw. § 9 AltPflG ermächtigt das BMG in Einvernehmen mit dem BMFSFJ und dem BMBF mit Zustimmung des BRates zum Erlass der Mindestanforderungen (und weiterer Regelungen) in der KrPflAPrV bzw. der AltPflAPrV.

382 S. o., S. 112, 115f.

383 Entsprechende Vorgaben enthält Anlage 1 (zu § 1 Abs. 1) der AltPflAPrV.

nals lässt sich also erst feststellen, wenn die für die Durchführung des Modellvorhabens gem. § 63 Abs. 3c erforderliche Qualifikation feststeht, deren Grundlage wiederum die (noch) nicht vorhandenen Ausbildungs- und Prüfungspläne sind.

Auch die Voraussetzungen der Genehmigung sind unklar. Es fehlt an Vorgaben, wann entsprechende Ausbildungsinhalte *geeignet* sind, die notwendige Qualifikation zu vermitteln. Man könnte zwar meinen, die Unbestimmtheit werde grundsätzlich durch die Ausbildungspläne der Ausbildungsstätten beseitigt, indem sie die Anforderungen konkretisieren können. Der Verweis hierauf müsste aber ein Mindestmaß an Erfordernissen enthalten, damit sowohl die Ausbildungsstätten als auch alle anderen Normadressaten mit hinreichender Bestimmtheit wissen, an welchen Vorgaben sie sich zu orientieren haben. Das trifft auf die Regelung derzeit jedenfalls nicht zu, und zwar weder im Hinblick auf den Begriff der »erweiterten Kompetenzen« in § 4 Abs. 7 S. 1 KrPflG/AltPflG noch auf die Voraussetzungen der Genehmigung. § 4 Abs. 7 S. 6 KrPflG/§ 4 Abs. 7 S. 4 AltPflG lässt also den Normadressaten nicht erkennen, welche Inhalte sich dahinter verbergen. Vor diesem Hintergrund müsste an sich ein Verstoß gegen das dem Rechtsstaatsprinzip zugrunde liegende Bestimmtheitsgebot angenommen werden.

Dennoch muss ein solcher Verstoß aus anderen Gründen im Ergebnis doch verneint werden. Die entgegenstehende Bewertung würde nämlich verkennen, dass Regelungen stets in ihrer Gesamtheit zu betrachten sind. Zu einem wesentlichen Teil liegt die geschuldete Unzulänglichkeit in der Ausgestaltung der Übertragung ärztlicher Tätigkeiten auf Pflegepersonal als Modellvorhaben. Dessen Durchführung dient der Erkenntnisgewinnung, sodass naturgemäß noch nicht alle Fragen geklärt sein können, anderenfalls bedürfte es nicht der Erprobung. Dass also die Ausgestaltung einer Ausbildung und ihres Lehrplans erst entwickelt werden muss, erklärt sich damit von selbst und kann geradezu als eines der Ziele von Modellvorhaben hervorgehoben werden. Ein Modellvorhaben ermöglicht zwar keine völlige Abkehr von rechtsstaatlichen und höherrangigen Grundsätzen. Für den Grad der Bestimmtheit ergibt sich aber zwangsläufig ein »gelockerter« Maßstab, und zwar aus Sinn und Zweck dieser Vorgehensweise. Viele Parameter werden erst im Laufe der Erprobung des Vorhabens aus der Auswertung gewonnen. Deswegen genügt – dem Modellcharakter gerecht werdend – vorerst ausnahmsweise die Qualifikationsregelung den Anforderungen des Bestimmtheitsgrundsatzes. Der Mangel an Vorgaben zur konkreten Ausgestaltung der Ausbildung und der Lehrpläne des tätigkeitsübernehmenden Personals bedeutet demnach also keine Verletzung des Bestimmtheitsgebots, die der Wirksamkeit der Norm entgegenstehen könnte.

Weitere Widersprüche zu anderen Wertungen der Rechtsordnung sind im Übrigen nicht ersichtlich, so dass sich zusammenfassend Folgendes ergibt:

cc)   Fazit zum Tatbestandsmerkmal der Qualifikation des
      tätigkeitsübernehmenden Personals

Die für die Ausbildung nach § 4 Abs. 7 KrPflG/AltPflG zur Qualifikation des
Personals i.S.d. § 63 Abs. 3c SGB V zu vermittelnden »erweiterten Kompetenzen« stellen einen unbestimmten Rechtsbegriff dar. Mangels näherer Begriffsbe-
stimmung bleibt vorerst unklar, welche Qualifikationen sowohl materiell als
auch formell von den Pflegekräften gefordert werden, damit sie selbstständige,
heilkundliche Tätigkeiten ausüben können.

Es lässt sich aber zumindest festhalten, dass zunächst der erfolgreiche Abschluss der Regelausbildung für die Krankenpflege- und Altenpflegeberufe erforderlich ist. An diese hat sich eine Zusatzqualifikation anzuschließen, die im
Wege der Ausbildung i.S.d. § 4 Abs. 7 erworben werden muss. Sofern man davon ausgeht, dass die Vermittlung der Kompetenzen im Rahmen der Ausbildung
die entsprechende Qualifikation mit sich bringt, bildet deren Ausbildungsinhalt
den Gegenstand der Zusatzqualifikation. Zwar wird dieser lediglich abstrakt als
»erweiterte Kompetenzen zur Ausübung heilkundlicher Tätigkeiten« beschrieben, sodass die aufgestellten Anforderungen zunächst unklar bleiben, weil sie
sich durch Auslegung nicht hinreichend ausfüllen lassen. Einzig aus der systematischen Auslegung konnten vereinzelte, dahingehende Erkenntnisse gewonnen
werden, dass die »erweiterte« Ausbildung gem. § 4 Abs. 7 KrPflG/AltPflG die
Regelausbildung übertreffen muss und dass dabei auch Ärzte ausbilden und prüfen und Diagnose- und Behandlungsmaßnahmen zu dem Prüfungsgegenstand
gehören werden.[384] Darüber hinaus können allein die noch fehlenden Lehr- und
Ausbildungspläne der Unsicherheit Abhilfe schaffen. Es fehlt auch im Gegensatz
zur Grundausbildung zum Kranken- oder Altenpfleger an einer dem § 8 Abs. 1
KrPflG/§ 9 Abs. 1 AltPflG vergleichbaren Norm, auf deren Grundlage eine legitimierte Stelle (hier in Form der KrPflvAPrV bzw. AltPflAPrV als Rechtsverordnung i.S.v. Art. 80 GG) Mindestanforderungen für die Ausbildung festlegt.
Vielmehr wird den Ausbildungsstätten selbst die inhaltliche Ausgestaltung der
»erweiterten« Ausbildung überlassen. Dafür fehlen gegenwärtig gesetzliche
Vorgaben, obwohl sie im Hinblick auf die Bedeutung der Substitution ärztlicher
Leistungen an sich erforderlich wären. Das Ministerium überprüft zwar in Ge-
nehmigungsverfahren die Geeignetheit dieser Lerninhalte, in deren Rahmen es
die Qualifikationsanforderungen und die Ausgestaltung der Ausbildung an dem
Übertragungsgegenstand und den mit einer Substitution verbundenen Risiken
und Gefahren für die Beteiligten messen müsste. Gleichwohl wird das Bestimmtheitsgebot durch den Genehmigungsvorbehalt des BMG und des BMFSJ

---

384 Vgl. o., S. 116.

nicht hinreichend erfüllt. Die Ministerien stellen nur eine nachträgliche Kontrollinstanz dar, obwohl die Anforderungen bereits im Vorhinein feststehen müssten, damit sich die Ausbildungsstätten hieran orientieren können. Insbesondere mangelt es an konkreten Vorgaben, welche Prüfungsmaßstäbe das Ministerium anlegen kann und soll.

Dennoch ist die zunächst offene Regelung in § 4 Abs. 7 KrPflG/AltPflG nicht verfassungswidrig. Dies lässt sich auf den besonderen Charakter des Modellvorhabens zurückführen. Es dient gerade der Gewinnung von Erkenntnissen, die für eine künftige Regelversorgung unerlässlich sind. Will man neue Erkenntnisse in der Gesundheitsversorgung gewinnen, muss man auch neue Wege gehen. Dazu gehört, dass die Anforderungen erst festgelegt werden können, wenn Durchführung und Inhalt der Modellvorhaben beschlossen sind. Deshalb kann der Lehrplan der Ausbildung nicht festgelegt werden, bevor die Ziele der Modellvorhaben definiert sind. Ausnahmsweise handelt es sich also um ausreichend bestimmte Regelungen, obwohl die konkrete Qualifikation i.S.d. § 4 Abs. 7 KrPflG/AltPflG zurzeit noch nicht feststeht.

Welche fachliche Qualifikation zu fordern ist, bemisst sich damit vorläufig nach dem Gegenstand der künftigen Aufgaben gem. § 63 Abs. 3c SGB V. Der Übertragungsgegenstand muss soweit in die Entscheidung über die Ausbildungsausgestaltung einfließen. Mit ihr befasst sich das dritte Tatbestandsmerkmal, »ärztliche Tätigkeiten, bei denen es sich um selbstständige Ausübung von Heilkunde handelt«.

c)   Übertragungsgegenstand (ärztliche heilkundliche Tätigkeit)

Entscheidend ist deshalb der künftige Gegenstand der Aufgaben des nichtärztlichen Personals i.S.d. § 63 Abs.3c SGB V, also welche bislang ärztlichen Tätigkeiten von dem Kranken- und Altenpflegepersonal gem. § 63 Abs. 3c SGB V übernommen werden sollen. In der Norm werden sie als »ärztliche Tätigkeiten, bei denen es sich um selbstständige Ausübung von Heilkunde handelt« beschrieben. Zunächst müssen also der Begriff der ärztlichen Tätigkeit und der Heilkunde eingegrenzt werden.

aa)   Begriff der ärztlichen Tätigkeit

Für den Begriff »ärztliche Tätigkeit« gibt es keine gesetzliche Definition. Er wird gleichwohl verwendet (vgl. zur »ärztlichen Behandlung« etwa § 15 SGB V, § 28 SGB V, § 28 SGB VII), seine Bedeutung also vorausgesetzt. Es besteht kein Zweifel daran, dass er all jene Tätigkeiten umfasst, die ein Arzt in Ausübung seines Berufes vornimmt.[385] Im sozialversicherungsrechtlichen Kontext verwendet § 28 Abs. 1 SGB V den Begriff der »Tätigkeit des Arztes«, um den Inhalt ärztlicher Behandlungen zu beschreiben, die Versicherte als Sachleistung beanspruchen können. Es handelt sich dabei um alle Maßnahmen, die zur Verhütung, Früherkennung, Behandlung von Krankheiten nach den Regeln der ärztlichen Kunst ausreichend und zweckmäßig sind. Sie bilden aber nur einen Ausschnitt der tatsächlich ärztlichen Tätigkeit. Da auch das Berufsrecht in § 2 Abs. 5 BÄO die Ausübung des ärztlichen Berufs der Ausübung von Heilkunde unter der Berufsbezeichnung »Arzt« oder »Ärztin« gleichstellt, sind andererseits administrative oder sonstige Aufgaben des Arztes ohne Heilkundebezug zu vernachlässigen. Bloße Hilfstätigkeiten lassen sich ebenfalls ausschließen, da sie aufgrund des Merkmals der *Selbstständigkeit* der Heilkundeausübung aus dem gesuchten Begriff herausfallen. Für das Verständnis dessen, was schließlich unter das Aufgabenfeld der auf »selbstständige Heilkundeausübung« beschränkten ärztlichen Tätigkeiten fällt, kommt es damit auf den Begriff der Heilkunde an.

bb)   Begriff der Heilkunde

Der bereits oben untersuchte[386] § 1 Abs. 2 HeilpraktG definiert Heilkunde als »jede berufs- oder gewerbsmäßig vorgenommene Tätigkeit zur Feststellung, Heilung oder Linderung von Krankheiten, Leiden oder Körperschäden bei Menschen, auch wenn sie im Dienste von anderen ausgeübt wird.« Diese weite Formulierung führte zum Streit über die Frage, wie weit der Begriff der Heilkunde reicht.[387] Im Hinblick auf Sinn und Zweck der Vorschrift werden bestimmte Tätigkeiten und Berufsgruppen hiervon ausgenommen, wie bereits im Einzelnen oben dargelegt wurde.[388] Ferner beschränkt schon der Wortlaut des § 63 Abs. 3c SGB V den Übertragungsgegenstand auf *ärztliche* Tätigkeiten, die die selbstständige Ausübung von Heilkunde darstellen. Eine eindeutige Bestimmung dieser übertragbaren heilkundlichen Tätigkeiten erhält man auf diese Weise aber noch nicht.

---

385 Vgl. etwa Terbille/*Hahne*, Medizinrecht, § 4 Rn. 32.
386 S. o., S. 51 ff.
387 S. o., S. 51 ff.
388 Dies betrifft insbesondere unselbstständige Hilfstätigkeiten, s. 51 ff.

cc) Verweis auf die G-BA-Richtlinie zur Festlegung der Tätigkeiten

Jedoch gibt der Wortlaut des § 63 Abs. 3c SGB V weitere Anhaltspunkte für die Konkretisierung der zu übertragenden Tätigkeiten. Abs. 3c S. 3 verweist auf den Gemeinsamen Bundesausschuss (G-BA)[389], der in Richtlinien festlegen soll, bei welchen Tätigkeiten eine Übertragung von Heilkunde auf die Pflegekräfte i.S.v. § 63 Abs. 3c SGB V erfolgen kann.[390] Vor dessen Entscheidung ist gem. § 63 Abs. 3c S. 4, 5 SGB V der Bundesärztekammer und den maßgeblichen Verbänden der Pflegeberufe Gelegenheit zur Stellungnahme zu geben, welche dann in die Entscheidung mit einzubeziehen sind.

Sofern dem G-BA dadurch die Ermächtigung zur Entscheidung über die inhaltliche Ausfüllung des Begriffs der zu übertragenden heilkundlichen Verrichtungen zusteht und dieser Verweis auf die Richtlinien des G-BA zur Konkretisierung der Tätigkeiten hinreichend bestimmt ist, könnte man sozusagen zu einer klaren Definition gelangen.

Die Zulässigkeit dieser Regelungsweise bedürfte zunächst einer Legitimationsgrundlage zum Erlass der gem. § 91 Abs. 6 SGB V den Beteiligten[391] gegenüber außenwirksamen[392] und rechtsverbindlichen[393] Entscheidung des G-BA, die als Richtlinie ausgestaltet ist.

(1) Legitimation des Gemeinsamen Bundesausschusses zur Rechtskonkretisierung

Der G-BA wird gem. § 92 SGB V zur Sicherung der ärztlichen Versorgung zum Erlass von Richtlinien beauftragt und ermächtigt, die für eine ausreichende, zweckmäßige und wirtschaftliche Versorgung sorgen sollen. Die Aufzählung der in § 92 Abs. 1 S. 2 SGB V benannten Bereiche ist jedoch nicht abschließend,

---

389 Der Gemeinsame Bundesausschuss (G-BA) ist ein Selbstverwaltungsgremium, das von den Kassenärztlichen Bundesvereinigungen, der Deutschen Krankenhausgesellschaft und dem Spitzenverband Bund der Krankenkassen gebildet wird, §§ 91 ff. SGB V; einen Überblick bietet *Hess*, MedR 2005, 385.

390 Eine solche Regelungsweise durch den G-BA bereits vor Inkrafttreten des PfWG offenbar begrüßend *Offermanns/Bergmann*, DKI-Studie: Neuordnung von Aufgaben des Ärztlichen Dienstes, S. 57f.

391 Derartige G-BA-Richtlinien gelten dem Gesetzeswortlaut nach gegenüber den Kassenärztlichen Bundesvereinigungen, der Deutschen Krankenhausgesellschaft, dem Spitzenverband Bund der Krankenkassen, deren Mitgliedern, den Versicherten und Leistungserbringern.

392 *Kingreen,* NZS 2007, 113 (115) mwN BSGE 81, 54 (63).

393 Krauskopf/*Sproll*, SGB V § 91 Rn. 23f.; Rolfs/Giesen/Kreikebohm/Udsching/*Joussen*, SGB V § 91.

sondern erstreckt sich gem. § 63 Abs. 3c S. 3 SGB V auch auf die Entscheidung über diejenigen Tätigkeiten, die eine Übertragung von Heilkunde auf Pflegekräfte i.S.v. § 63 Abs. 3c SGB V zum Gegenstand haben. Diese gesetzliche Ermächtigung des G-BA zur Rechtskonkretisierung durch Richtlinien werden in der Literatur gewichtige Argumente entgegengehalten.[394] Es geht dabei insbesondere um die fehlende demokratische Legitimation des G-BA im Hinblick auf seine Mitglieder sowie einen Verstoß gegen den Parlamentsvorbehalt. Teilweise wird der Richtlinien-Erlass durch den G-BA ferner als unzulässige Rechtssetzungsform kritisiert.[395] Fraglich ist, ob diese Einwände berechtigt sind.

(a)   Formentypenzwang des Grundgesetzes

Wendet man sich dem letztgenannten Einwand zu, ergibt sich Folgendes: Die Richtlinienkompetenz des G-BA würde eine unzulässige Rechtssetzungsform darstellen, wenn man von einem grundgesetzlichen numerus clausus der Rechtstypen ausginge, zu dem Richtlinien nicht zählen.[396] Möglicherweise fallen darunter nur das Verfassungsrecht, das Parlamentsgesetz und die Rechtsverordnung (Art. 80 GG). Zu den materiellen Rechtsquellen zählen ferner aber auch autonome Satzungen, Tarifvertragsnormen und Gewohnheitsrecht.[397] Die Richtlinien des G-BA werden teilweise als Satzung[398] teilweise dagegen als Rechtsquelle sui generis[399] eingeordnet. Wenn man der letztgenannten Ansicht folgte, läge die Annahme nahe, ein Formentypenzwang stehe der Zulässigkeit der Richtlinie als Rechtssetzungsform entgegen. Eine solche Annahme wird jedoch dem Bedürfnis nach flexibler und praktikabler Rechtssetzung nicht gerecht.[400] Zudem sind weder eine Absicht des Verfassungsgebers zu einem derartigen numerus clausus noch eine entsprechende abschließende Aufzählung in der Verfassung ersicht-

---

394 S. hierzu ausführlich allein *Vießmann*, Die demokratische Legitimation des Gemeinsamen Bundesausschusses zu Entscheidungen nach § 135 I 1 SGB V; *Seeringer*, Der Gemeinsame Bundesausschuss nach dem SGB V; *Hase*, MedR 2005, 391ff.; *Kingreen*, NZS 2007, 113ff.; *ders.*, NJW 2006, 877ff.; *Koch*, SGb 2001, 109ff, 166ff.; *Muckel*, NZS 2002, 118ff.; *Schimmelpfeng-Schütte*, MedR 2006, 21ff.; 519ff.; *dies.*, NZS 1999, 530ff.; *Sodan*, NZS 2000, 581ff.; *Wolff*, NZS 2006, 281ff.; *v. Wolff*, NZS 2009, 184ff.; *von Zeschwitz*, in *Köbler*, FG Söllner, S. 645ff.; vgl. ferner Laufs/Kern/*Krauskopf/Clemens*, Hdb. d. Arztrechts, § 30 Rn. 25ff.
395 Vgl. etwa *Ossenbühl*, NZS 1997, 497.
396 So *Ossenbühl*, NZS 1997, 497 (500f.).
397 BVerfGE 78, 214 (227); BSGE 81, 54 (64).
398 Vgl. noch BSGE 78, 70 (75f.); dem zustimmend *Sodan*, NZS 2000, 581 (588).
399 So die neuere Rspr. des BSG, s. BSGE 81, 73 (82); dem zustimmend *Seeringer*, Der Gemeinsame Bundesausschuss nach dem SGB V, S. 88.
400 BSGE 81, 54 (64); 81, 73 (82); so auch *Engelmann*, NZS 2000, 1 (6); *Sodan*, NZS 2000, 581 (588).

lich. Daher ist eine dahingehende Beschränkung abzulehnen und steht der Zulässigkeit von Richtlinien des G-BA nicht entgegen.

(b)   Wesentlichkeitstheorie und Parlamentsvorbehalt

Der mögliche Verstoß gegen den Parlamentsvorbehalt steht im Zusammenhang mit der vom BVerfG entwickelten Wesentlichkeitstheorie. Danach sind aufgrund des Rechts- und Demokratieprinzips alle »wesentlichen Entscheidungen« dem parlamentarischen Gesetzgeber vorbehalten.[401] Dieser Satz ist jedoch vereinfachend und bedarf näherer Differenzierung im Einzelfall. Nach der Wesentlichkeitstheorie muss eine gesetzliche Grundlage vorhanden sein,[402] wenn von staatlicher Seite auf Grundrechte – bspw. auf Art. 12 GG – eingewirkt wird, sofern deren Schaffung – etwa bei faktischen und mittelbaren Grundrechtseingriffen[403] – nicht unmöglich erscheint.[404] Darüber hinaus sind die Vorgaben der Wesentlichkeitstheorie hinsichtlich der Frage, *was* das Parlament selbst regeln muss, nicht eindeutig.[405] Es gilt aber der Grundsatz »je schwerer der Eingriff, desto stärker das Erfordernis einer förmlich-gesetzlichen Regelung«.[406]

Nach oben Gesagtem müsste wegen der Grundrechtseingriffe[407] auch für die Substitution ärztlicher Leistungen ein Parlamentsgesetz gefordert werden, da damit wesentliche Folgen für alle Beteiligten verbunden sind. Dies gilt jedenfalls für die Frage, *ob* ärztliche Leistungen im Wege der Substitution übertragen werden können. Wenn darüber eine Entscheidung des Gesetzgebers in § 63 Abs. 3c SGB getroffen worden wäre, genügte dies somit unter dem Aspekt der Wesentlichkeit dem Parlamentsvorbehalt.

Es drängt sich dann allerdings immer noch die davon zu unterscheidende Frage auf, ob der Verweis in § 63 Abs. 3c S. 3 SGB V auf die Richtlinien des G-BA nicht gleichzeitig bedeutet, dass das Parlament seine Entscheidung abgibt. Dann verstieße die Regelung u. U. gegen das sich aus dem Parlamentsvorbehalt ebenfalls ergebende Delegationsverbot, das dem Parlament untersagt, seine Entschei-

---

401 So etwa *BVerfG*, NJW 2003, 3111 (3116) – Kopftuch; BVerfGE 101, 1 (34); 98, 218 (25f.) - Rechtschreibreform; *VerfGH NRW*, NJW 1999, 1243 (1244) - Zusammenlegung des Justizministeriums mit dem Innenministerium; vgl. im Übrigen ferner BVerfGE 33, 303 (346); 40, 237 (248f.); 45, 400 (417f.); 47, 46 (78); 58, 257 (258); 83, 130 (142);.

402 So etwa BVerfGE 49, 89, (127); 77, 170 (230f.); 98, 218 (251); 101, 1 (34); 108, 282 (312); in ständiger Rspr.; vgl. ferner Sodan/*Leisner*, GG Art. 20 Rn. 49f und *Jarass*/Pieroth, GG Art. 20 Rn. 47, 49f. 54 jeweils mwN.

403 S. BVerfGE 105, 279 (304).

404 Vgl. Sodan/*Leisner*, GG Art. 20 Rn. 49f.

405 Sodan/*Leisner*, GG Art. 20 Rn. 50; .

406 Vgl. BVerfGE 95, 267 (307).

407 Vgl. zu den grundrechtlichen Auswirkungen einer Substitution o., S. 32ff.

dungen »wegzudelegieren«[408]. Manche halten solche sog. «dynamischen Verweisungen« deshalb für unzulässig,[409] andere nur dann, sofern sie eine Verschiebung der Normsetzungskompetenz auf eine andere Instanz bewirken.[410] Nach dieser Betrachtungsweise käme es also darauf an, ob über den Verweis des § 63 Abs. 3c S. 3 SGB V die Normsetzungskompetenz vom Bundesgesetzgeber (SGB V) auf den G-BA übergeht oder nicht.

Betrachtet man unter diesen Gesichtspunkten den vorliegenden Fall, so ergibt sich Folgendes: Der G-BA wird im Wege des Verweises in § 63 Abs. 3c S. 3 SGB V nicht mit der Entscheidung beauftragt, *ob* die Substitution ärztlicher Leistungen zulässig ist. Darüber entscheidet der parlamentarische Gesetzgeber in § 63 Abs. 3c S. 1 SGB V selbst. Er schafft also den Rahmen, den der G-BA lediglich zu füllen hat, indem dieser sich mit der Frage des ‚*wie*‘ auseinandersetzt. Zur Bestimmung der übertragbaren heilkundlichen Tätigkeiten bedarf es des Sachverstandes, der dem Parlament fehlt und dessen sich der Gesetzgeber deshalb durch Hinzuziehung des G-BA »bedient«. Die grundlegende Entscheidung für eine Substitution wird jedoch vom parlamentarischen Gesetzgeber getroffen, der seine Normsetzungskompetenz folglich nicht aufgibt.

Daher kommt es vorliegend auch nicht auf den Streit über die generelle Zulässigkeit dynamischer Verweisungen an. Der Verweis an den G-BA steht insofern nicht in Widerspruch zu den Anforderungen der Wesentlichkeitstheorie, so dass ein Verstoß gegen den Parlamentsvorbehalt entfällt.

(c)   Demokratische Legitimation

Darüber hinaus wird auch mangelnde demokratische Legitimation des G-BA als Einwand gegen seine Richtlinienkompetenz vorgebracht.[411] Für eine entsprechende Ermächtigung – hier zum Erlass von Richtlinien – bedürfe es wegen Art. 20 Abs. 2 S. 1 GG in der Regel der Wahl des Amtsträgers durch das Volk,

---

408   Vgl. *BVerfGE* 106, 1 (22☐f.); Maunz/Dürig/*Grzeszick*, GG Art. 20 Rn. 76.
409   Vgl. Dreier/*Schulze-Fielitz*, GG Art. 20 Rn. 132; Sodan/*Leisner*, GG Art. 20 Rn. 56; so *Wegge*, DVBl. 1997, 648 (649f.); *Ossenbühl*, DVBl. 1976, 401 (405ff.); *Karpen*, Die Verweisung als Mittel der Gesetzgebungstechnik, S. 115ff.; a.A. BVerfGE 26, 338 (365ff.); 47, 285 (312ff.); 60, 135 (155); 64, 208 (215); 73, 261 (272f.); 78, 32 (35f.), das dynamische Verweisungen in den genannten Entscheidungen als verfassungsgemäß erachtete.
410   Vgl. Sodan/*Leisner*, GG Art. 20 Rn. 56.
411   Ausführlich hierzu *Vießmann*, Die demokratische Legitimation des Gemeinsamen Bundesausschusses zu Entscheidungen nach § 135 I 1 SGB V; *Seeringer*, Der Gemeinsame Bundesausschuss nach dem SGB V; kritisch dazu ferner anstelle vieler *Neumann*, NZS 2010, 593.

das Parlament oder durch einen seinerseits legitimierten Amtsträger.[412] Ein großer Teil in der Literatur bezweifelt eine derartige Legitimation des G-BA. Es fehle an einer erforderlichen »ununterbrochenen Legitimationskette«.[413] Die Bedenken resultieren einerseits daraus, dass zwischen der Aktivität der normunterworfenen Adressaten[414] und der Bestellung der Mitglieder des Ausschusses zahlreiche Schritte liegen, die als »Verdünnung« des Legitimationsstranges anzusehen seien:[415] So wird der G-BA nicht von den Versicherten direkt gewählt;[416] die Versicherten bestimmen gemeinsam mit deren Arbeitgebern den Verwaltungsrat der Krankenkasse, welcher wiederum den Vorstand votiert (§ 217 c SGB V). Letzterer wird in die Landesverbände entsendet, welche indessen die Bundesverbände bilden (§§ 207 Abs. 1 S. 1 SGB V, 212 Abs. 1 SGB V). Erst diese bestellen die Vertreter der Krankenkassen für den G-BA.[417] Dies führe bereits zu einer Schwächung der sog. personellen Legitimation. Auf Seiten der im Entscheidungsgremium des G-BA vertretenen Leistungserbringer stehen außerdem lediglich Vertragsärzte, Vertragszahnärzte, Vertragspsychotherapeuten und Krankenhäuser, sodass jedenfalls im Hinblick auf andere, externe nichtärztliche Leistungserbringer und Patienten bzw. Versicherte die personelle Legitimation voll-

---

412 BVerfGE 93, 37 (66); 107, 59 (87); BVerwGE 106, 64 (73); *Muckel*, NZS 2002, 118 (119); *Engelmann*, NZS 2000, 76f; *Sodan*, NZS 2000, 581 (581f.); vgl. auch So-dan/*Leisner*, GG Art. 20 Rn. 10ff.

413 So *Koch*, SGb 2001, 109 (112); *Kingreen*, NJW 2006, 877 (880); *Schimmelpfeng-Schütte*, MedR 2006, 21 (22); wohl auch *Engelmann*, NZS 2006, 76 (77); *Ossenbühl*, NZS 1997, 497 (502), und *Wolff*, NZS 2006, 281 (285) mwN in Fn.15; aA das *BSG*, das in ständiger Rspr. [vgl. nur BSGE 78, 70 (74ff.); 81, 54 (59ff); 81, 73 (76ff.)] eine demokratische Legitimation des G-BA annimmt, während das *BVerfG*, NJW 2006, 891 (893) diese Frage ausdrücklich offen lässt. Ebenfalls für eine hinreichende demokratische Legitimation des G-BA KassKomm/*Roters*, § 91 Rn. 23; *Hase*, MedR 2005, 391 (394f.); *Hauck*, NZS 2010, 600.

414 Gemeint sind damit alle Beteiligten i.S.d. § 91 Abs. 6 SGB V, denen gegenüber die Entscheidungen des G-BA außenwirksam und rechtsverbindlich sein sollen, an dieser Stelle neben den Kassenärztlichen Bundesvereinigungen, der Deutschen Krankenhausgesellschaft, dem Spitzenverband Bund der Krankenkassen, deren Mitgliedern, vor allem aber andere Leistungserbringer und die Versicherten.

415 *Butzer/Kaltenborn*, MedR 2001, 333 (339); *Kingreen*, NJW 2006, 877 (880); *Schimmelpfeng-Schütte*, MedR 2006, 21 (22); vgl. hierzu ferner *Taupitz*, MedR 2003, 7 (10); kritisch zum Begriff und verbreitete Verständnis von der »Legitimationsverdünnung« *Vießmann*, Die demokratische Legitimation des Gemeinsamen Bundesausschusses zu Entscheidungen nach § 135 I 1 SGB V, S. 222ff.

416 *Barth*, § 91 SGB V, Rn 3 in: *Spickhoff*, Medizinrecht.

417 Vgl. dazu auch *Butzer/Kaltenborn*, MedR 2001, 333 (339); *Schimmelpfeng-Schütte*, MedR 2006, 21 (22); *Taupitz*, MedR 2003, 7 (11); *Vießmann*, Die demokratische Legitimation des Gemeinsamen Bundesausschusses zu Entscheidungen nach § 135 I 1 SGB V, S. 131f.

ständig fehle.[418] Zweifelhaft erscheint unter dem Aspekt ferner, dass für eine entsprechende Legitimation genügen soll, Stellungnahmen betroffener Verbände in die Entscheidungsfindung des G-BA gem. § 63 Abs. 3c S. 5 SGB V[419] »einzubeziehen«, während deren Gewichtung und Berücksichtigung unklar bleibt.[420]

So gewichtig diese Einwände auch sind, so entscheidet aber nicht allein die personelle Legitimation zwingend über eine hinreichend demokratische Legitimation. Maßgeblich ist vielmehr, dass zwischen den unterschiedlichen in Betracht kommenden Legitimationsformen ein bestimmtes Legitimationsniveau erreicht wird, das im Rahmen einer Gesamtschau beurteilt werden muss.[421] Dementsprechend wird teilweise argumentiert, ein derartiger personeller Legitimationsmangel der entscheidenden Instanz könne durch eine sachlich-inhaltliche Legitimation »kompensiert« werden.[422] Dem liegt das Demokratiemodell des BVerfG[423] i.S.d. Art. 20 Abs. 2 GG zugrunde, nachdem sich die Legitimation aus dem Zusammenwirken verschiedener Elemente, u. a. der personellen und der sachlich-inhaltlichen Legitimation,[424] ergibt. Die *sachlich-inhaltliche Legitimation*, soll gewährleisten, dass die Tätigkeit inhaltlich an den Willen des Volkes gebunden ist. Sie wird durch legislatorische und exekutive Steuerungsmittel, so etwa durch Gesetzesbindung, Weisungsabhängigkeit und Kontrollrechte der Organe und Amtswalter sichergestellt.[425] Ein derartiges System von Kontrolle und Verantwortlichkeit führt zu einer hinreichenden Rückbindung an den Volkswil-

---

418 Vgl. *Butzer/Kaltenborn,* MedR 2001, 333 (340); *Koch,* SGb 2001, 109 (114); *Muckel,* NZS 2002, 118 (119); *Sodan,* NZS 2000, 581 (588); *v. Wolff,* NZS 2009, 184 (187f.); *Barth,* § 91 SGB V, Rn 2ff.,5, in: *Spickhoff,* Medizinrecht; kritisch und differenzierend zur demokratischen Legitimation durch Patientenbeteiligung s. *Pitschas,* MedR 2006, 451.

419 Als entsprechende stellungnahmeberechtigte Organisationen für Entscheidungen nach § 63 Abs. 3c SGB V hat der G-BA durch Beschluss vom 21.10.2010 (BAnz. 2010, Nr. 181, S. 3975) den Bundesverband privater Anbieter sozialer Dienste bpa e.V., die Dekankonferenz Pflegewissenschaft e.V. und den Deutschen Pflegerat DPR e.V. bestimmt. Dem DVET Fachverband Stoma und Inkontinenz e.V. wird zugleich ein die Bereiche »Stomaversorgung« und »Pflege bei Inkontinenz« betreffendes eingeschränktes Stellungnahmerecht zuerkannt.

420 Krit. daher auch *Barth,* § 91 SGB V, Rn 9, in: *Spickhoff,* Medizinrecht.

421 Vgl. dazu BVerfGE 47, 253 (275ff.); 52, 95 (130); 77, 1 (40ff.); 83, 60 (71ff.); 93, 37 (66ff.), 107, 59 (77); *Koch,* SGb 2001, 166 (167) mwN.

422 Vgl. dazu auch insbes. *Koch,* SGb 2001, 109 (114f.); *Muckel,* NZS 2002, 118 (119) jeweils m.w.N.

423 BVerfGE 83, 60 (71); 93, 37 (66).

424 Es werden in dem Zusammenhang ferner – allerdings teilweise uneinheitlich – die Begriffe der »funktionellen«, »autonomen«, »institutionellen« Legitimation verwendet, die sich in sachlicher Hinsicht vereinzelt decken; vgl. dazu etwa auch *Sodan,* NZS 2000, 581 (582ff., 586f.); *Butzer/Kaltenborn,* MedR 2001, 333 (337f.).

425 Vgl. dazu *Muckel,* NZS 2002, 118 (119); *Butzer/Kaltenborn,* MedR 2001, 333 (340); jeweils m.w.N.

len, wie es auch durch die in Art. 80 Abs. 1 GG getroffenen Regelung verfolgt wird. Die »Veräußerung« im Sinne einer Weitergabe der personellen Legitimation an den Verordnungsgeber wird dadurch kompensiert, dass der parlamentarische Gesetzgeber zugleich verpflichtet ist, Inhalt, Zweck und Ausmaß der Rechtsetzungsakte vorher in einem Gesetz zu determinieren.

Vorliegend sind aber beide Legitimationsformen – im Vergleich zum idealtypischen Modell des Art. 20 Abs. 2 GG – nur unvollständig und schwach einzustufen. Der G-BA ist im Hinblick auf seine Tätigkeit i.V.m. § 63 Abs. 3c SGB V nur wenigen inhaltlichen gesetzlichen Vorgaben unterworfen.[426] Der Gesetzgeber erteilt dem G-BA innerhalb des SGB V oftmals bewusst den Auftrag, unbestimmte Begriffe auszufüllen.[427] Ein Ausgleich der Defizite entfällt aber, wenn beide Legitimationssträngen Mängel aufweisen. Für ein ausreichendes Legitimationsniveau reicht das Zusammenwirken der Legitimationsformen im vorliegenden Fall mithin nicht.

Wie das o.g. Beispiel externer, nichtärztlicher Leistungserbringer zeigt, die zwar nicht im Beschlussgremium vertreten sind, aber dennoch von dessen Entscheidung betroffen sein können, fehlt es insoweit sogar vollständig an einer personellen Legitimation. Der G-BA hat die Stellungnahmen der betroffenen Pflegeverbände gem. § 63 Abs. 3c S. 5 SGB V zwar in seine Entscheidung mit »einzubeziehen«. Mitglieder des Beschlussgremiums werden die Leistungserbringer dadurch jedoch nicht.[428] Obwohl die »Einbeziehung« der Stellungnahme in die Entscheidungsfindung eine inhaltliche Auseinandersetzung mit den vorgebrachten Argumenten verlangt, verbleibt das Entscheidungsrecht allein beim G-BA.[429] Eine inhaltliche Auseinandersetzung verlangt lediglich, dass die Auswertung der Stellungnahme aus der Entscheidung hervorgeht, und dass sie erkennen lässt, mit welcher Begründung der G-BA den Argumenten ggf. nicht gefolgt ist.[430] Daher wird aus dem hieraus hervorgehenden Recht zur Stellungnahme kein Mitsprache- oder Stimmrecht im G-BA, obwohl die Richtlinie Wirkungen gegenüber

---

426 Dazu ausführlich *Butzer/Kaltenborn,* MedR 2001, 333 (340) und *Koch*, SGb 2001, 166 (167), die i.E. ebenfalls diesen Aspekt – letzterer unter dem Begriff »materielle« Legitimation – verneinen; a.A. *Hauck*, NZS 2010, 600 (609ff), der die Generalermächtigung und erst recht die Ermächtigung für die Spezialbereiche als »engmaschig« und insofern hinreichend bestimmt bewertet, dafür allerdings auch nur andere Bereiche als die hier fragliche Richtlinie zur Übertragung von Heilkunde heranzieht; s. ferner zur Bestimmtheit der Ermächtigung u., S. 134ff.

427 Vgl. *Koch*, SGb 2001, 166 (167); *Barth*, § 92 SGB V, Rn 3, in: *Spickhoff*, Medizinrecht.

428 Krit. daher *Barth*, § 91 SGB V, Rn 9, in: *Spickhoff*, Medizinrecht.

429 KassKomm/*Roters*, § 92 Rn. 31, 29; krit. dazu *Barth*, § 91 SGB V, Rn 9, in: *Spickhoff*, Medizinrecht.

430 BT-Drs. 13/7264, S. 64f.; vgl. KassKomm/*Roters*, § 92 Rn. 31.

dieser Gruppe entfaltet (sog. Außenseiterwirkung).[431] Die Gelegenheit der betroffenen Verbände zur Stellungnahme, die § 63 Abs. 3c S. 4, 5 SGB V vorsieht, ist jedenfalls weniger als die an sich erforderliche maßgebliche Entscheidungsgewalt selbst und kompensiert ebenfalls nicht den Mangel personeller Legitimation.[432]

Manche gehen unter Verweis auf die Besonderheiten des Sozialrechts dennoch von einer hinreichenden Legitimation aus.[433] In diesem Bereich sei ein unmittelbarer Vergleich zu dem Idealtyp der Selbstverwaltung, also der hierarchisch angeordneten Ministerialverwaltung mit einer durchgehenden Legitimationskette, nicht möglich. Vielmehr unterliege die Sozialversicherung als historisch gewachsenes und grundgesetzlich anerkanntes Selbstverwaltungskonzept (vgl. Art. 87 Abs. 2 GG) einem weiteren, d.h. über Art. 20 Abs. 2 GG hinausgehenden Demokratieverständnis, welches – im Gegensatz zur Ministerialverwaltung – von den Anforderungen an die personelle Legitimation dispensiert sei.[434] Dies erfordere die »effektive, kompetente, praxisnahe« Aufgabenerfüllung im Rahmen funktionaler Selbstverwaltung, die auf der organisierten Beteiligung sachnah Betroffener basiere.[435]

Wertet man die Argumente, so spricht mehr dafür, jedenfalls im Rahmen von Modellvorhaben die Anforderungen an eine demokratische Legitimation im vorliegenden Fall – zumindest teilweise – als noch eingehalten anzuerkennen. Denn solche Modellvorhaben betreffen einen begrenzten Bereich, dem die Selbstverwaltung geradezu immanent ist[436] und die Leistungserbringer, die sich auf entsprechende Modellvorhaben einlassen, werden freiwillig einbezogen. Ihre Teilnahme basiert also auf einer Vereinbarung, die den Willen und damit auch die

---

431 *Taupitz*, MedR 2003, 7 (12); *Muckel*, NZS 2002, 118 (119); vgl. ferner KassKomm/*Roters*, § 91 Rn. 22; *Wolff*, NZS 2006, 281 (284) im Hinblick auf die Patientenbeteiligung ohne eigenes Stimmrecht; *Sodan*, NZS 2000, 581 (588) noch im Bezug auf den damaligen Bundesausschuss für Ärzte und Krankenkassen, wobei unklar bleibt, ob ein Stellungnahmerecht für den Repräsentantenstatus und damit eine ausreichende demokratische Legitimation genügt.

432 So auch *Taupitz*, MedR 2003, 7 (12); *Barth*, § 91 SGB V, Rn 9, in: *Spickhoff*, Medizinrecht; vgl. ferner *Wolff*, NZS 2006, 281 (284) im Hinblick auf die Patientenbeteiligung ohne eigenes Stimmrecht; a.A. *Hauck*, NZS 2010, 600 (604), der die Betroffenenpartizipation insgesamt als insofern ausreichend erachtet, um den verfassungsrechtlichen Anforderungen gerecht zu werden. Vorschriften zu dem Stellungnahmeverfahren finden sich in den §§ 8 – 14 der Verfahrensordnung des G-BA, in der Fassung vom 18.12.2008 (BAnz. 2009, Nr. 84, S. 2050 (Beilage) in Kraft getreten am 01.04.2009, geändert am 17.12.2009 (BAnz. 2010, Nr. 38, S. 968) in Kraft getreten am 12.02.2010.

433 So *Hase*, MedR 2005, 391; KassKomm/*Roters*, § 91 Rn. 23.

434 S. *Muckel*, NZS 2002, 118 (123, 125); ferner KassKomm/*Roters*, § 91 Rn. 23; vgl. auch *Hase*, MedR 2005, 391 (394f.)

435 KassKomm/*Roters*, § 91 Rn. 23 mwN grundlegend BVerfGE 107, 59 Rn. 154 ff.

436 Hierzu *Muckel*, NZS 2002, 118 (123).

Legitimation der Partner und aller durch das Modell legitimierten zum Ausdruck bringt. Sofern man nicht bereits die hinreichende Beteiligung der Leistungserbringer in Form der Krankenhäuser darin sieht, dass Vertreter der Deutschen Krankenhausgesellschaft dem Beschlussgremium gem. § 91 Abs. 2 S. 1 SGB V angehören, besteht jedenfalls auch eine Besonderheit aufgrund des Modellrahmens. Die vertragliche Einigung zum Abschluss von Substitutionsmodellen zwischen den Krankenhäusern als Leistungserbringer und den Krankenkassen umfasst auch die Entscheidungskompetenz des G-BA, da die Vereinbarung in dem beiderseitigen Wissen getroffen wird, dass die erforderliche Konkretisierung einzelner Bedingungen durch den G-BA erfolgen soll.

Diese besondere Legitimation durch Abschluss der Modellvereinbarung besteht zwar noch nicht bei Festlegung der übertragbaren heilkundlichen Tätigkeiten im Rahmen des G-BA-Beschlusses gem. § 63 Abs. 3c S. 4 SGB V, sondern erst danach, wenn die entsprechende Modellvereinbarung getroffen wird. Durch Abschluss einer solchen Vereinbarung in Angesicht der Richtlinienkompetenz des G-BA nach § 63 Abs. 3c SGB V muss allerdings davon ausgegangen werden, dass der Wille der Parteien auch die jeweilige Entscheidung des G-BA einschließt. Auf die zeitliche Reihenfolge kommt es nicht an. Im Hinblick auf die Partner der Modellvorhabenvereinbarung lassen sich also die Bedenken gegen eine hinreichend legitimierte Richtlinienkompetenz des G-BA ausräumen.

Entsprechendes gilt im Rahmen von Modellvorhaben auch für die betroffenen Patienten. Denn wie oben festgestellt,[437] erstrecken sich die Modellvorhaben nur auf Versicherte derjenigen Krankenkassen, die sich am Modell beteiligen, und nur auf deren versicherten Mitglieder, die dem Modell freiwillig beigetreten sind. Bei einer solchen freiwilligen Teilnahme ist daher ebenfalls von der konkludenten Einwilligung in die Modellvorhabenbedingungen auszugehen.

All diese Überlegungen ändern jedoch nichts an den Zweifeln hinsichtlich der Legitimation der G-BA-Richtlinien gegenüber dem nichtärztlichen Pflegepersonal, das selbst zwar betroffen, aber kein eigenverantwortlicher Leistungserbringer i.S.d. SGB V ist[438]. Die bloße »Einbeziehung« der Stellungnahmen ihrer Berufsverbände genügt als Beteiligungsform nicht den Anforderungen an eine demokratische Legitimation.[439] Das Gleiche gilt auch für die Modellvereinbarung selbst. Mangels Status als zugelassener eigenverantwortlicher Leistungserbringer wird es keinesfalls selbst entsprechende Modellvereinbarungen treffen,[440] so dass

---

437 S. o., S. 89f.
438 Dazu, dass das nichtärztliche Substitutionspersonal mangels Zulassung kein Vereinbarungspartner von entsprechenden Modellvorhaben werden und daher nicht als eigenverantwortlicher Leistungserbringer auftreten kann, s. S. 84ff.
439 S. dazu bereits o., S. 429.
440 S. dazu o., S. 87.

eine darin liegende besondere Legitimation des G-BA durch Abschluss entsprechender Modelle ausgeschlossen ist. Das nichtärztliche Personal wird den Regelungen der Modellvorhaben unterworfen, obwohl bei der Entscheidungsfindung keine Interessenvertreter unmittelbar beteiligt werden.[441] Außenseiterinteressen würden dadurch tangiert, ohne dass eine auf sie zurückzuführende Legitimationskette besteht, sofern sie nicht im Beschlussgremium vertreten sind. Diese Zweifel lassen sich ferner nicht unter Verweis auf sozialrechtliche Besonderheiten ausräumen. Denn auch das Sozialrecht befreit nicht völlig von verfassungsrechtlichen Vorgaben und Prinzipien.

Vereinzelt wird daher geltend gemacht, eine demokratische Legitimation des G-BA bestehe insoweit, wie die beschlossenen Richtlinien sich nicht zulasten von Leistungserbringergruppen auswirken, die nicht im G-BA vertreten sind.[442] Wollte man sich auf diesen Standpunkt stellen, müssten aber Vertreter der eingesetzten Berufe des Kranken- und Pflegepersonals i.S.d. § 63 Abs. 3c SGB V aufgrund ihrer tatsächlichen Betroffenheit samt Mitentscheidungsbefugnis im G-BA vertreten sein, obwohl sie keine Zulassung als Leistungserbringer erhalten[443]. Dies ist aktuell jedoch nicht der Fall.

Es lässt sich somit festhalten, dass der der G-BA in seiner derzeitigen Zusammensetzung zur Konkretisierung der übertragbaren heilkundlichen Tätigkeiten auf nichtärztliches Personal im Rahmen von Modellvorhabenvereinbarungen nicht hinreichend demokratisch legitimiert ist. Dazu bedarf es einer ausreichenden Beteiligung aller Betroffenen am Entscheidungsprozess, etwa durch Einbeziehung von Vertretern in das Beschlussgremium.

(d)   Exkurs: Alternative Regelungsmöglichkeiten im Hinblick auf die
        Regelversorgung

Insbesondere um die Unzulässigkeit einer denkbaren Dauerregelung im Rahmen der Regelversorgung zu vermeiden, müssen also alternative Regelungsmechanismen gefunden werden, die die vorgenannten Mängel beseitigen. Dem Haupteinwand der fehlenden demokratischen Legitimation ließe sich vor allem dadurch begegnen, dass anstelle des G-BA und seiner Richtlinien der Gesetzgeber selbst oder jedenfalls ein verfassungsgemäß demokratisch legitimierter Verordnungsgeber dementsprechende Vorschriften erließe. Das Argument, es komme in

---

441 Erst recht gelten diese verfassungsrechtlichen Bedenken für eine spätere Regelversorgung, da hier ein weiter Adressatenkreis betroffen wäre, der weit über die an der Modellvorhabenvereinbarung Beteiligten hinausgeht, s. dazu u., S. 177.
442 *Sodan*, NZS 2000, 581 (588).
443 S. o., S. 87f.

Anbetracht des schnellen Wandels des medizinischen Fortschritts keine gleichwertige Alternative in Frage, ist weder faktisch belegt noch juristisch von entscheidender Bedeutung.[444] Anstelle eines zeit- und verfahrensaufwändigen parlamentarischen Gesetzes ermöglicht die Rechtsverordnung[445] eine flexible und schnelle Regelung zur Konkretisierung der gesetzlich vorgesehenen übertragbaren heilkundlichen Tätigkeiten. Der Sachverstand des G-BA könnte und sollte dabei in beratender Funktion einbezogen werden.[446] Die mangelnde demokratische Legitimation des G-BA steht jedenfalls einer eigenen Kompetenz zu verbindlichen Entscheidungen über Außenstehende entgegen,[447] wenn man die Substitution im Rahmen der Regelversorgung einführt.

(2)   Bestimmtheitsgebot

Selbst wenn man die betroffenen, aber bisher nicht beteiligten Personenkreise in die Entscheidungsfindung einbezieht und so zu einer hinreichenden Legitimation zum Erlass der Richtlinien durch den G-BA gelangte, könnten weitere verfassungsrechtliche Mängel der Zulässigkeit des Verweises in § 63 Abs. 3c S. 3 SGB V entgegenstehen.

Teilweise wird nämlich unabhängig von der Rechtsnatur der Richtlinien des G-BA[448] verlangt, die verfassungsrechtlichen Anforderungen an die Normsetzung kraft gesetzlicher Ermächtigung, also Art. 80 GG, zu beachten.[449] Sie gälten nicht ausschließlich für die dort genannten Rechtsverordnungen, sondern entsprechend für die Normsetzungsermächtigung anderer außerparlamentarischer Rechtssetzungsakte.[450] Dieser Rückgriff auf Art. 80 GG überzeugt jedoch wegen des klaren Wortlauts der grundgesetzlichen Norm nicht.[451] Gleichwohl wird man

---

444 Vgl *Ossenbühl*, NZS 1997, 497 (503) mwN so ferner *BSG*, MedR 1997, 123 (129 l. Sp.).

445 Vgl. auch den dahingehenden Lösungsvorschlag, anstelle der Richtliniengebung von *Butzer/Kaltenborn*, MedR 2001, 333 (342) – noch zum Bundesausschuss der Ärzte und Krankenkassen.

446 So auch *von Zeschwitz*, in: *Köbler*, FG Söllner, S. 645 (655); *Schimmelpfeng-Schütte*, NZS 1999, 530 (537).

447 *Schmidt-Aßmann*, NJW 2004, 1689 (1693, 1695).

448 S. o., S. 125.

449 BSGE 78, 70 (79); wohl auch *Roters*, Kontrolldichte bei der gebotenen Prüfung der Richtlinien des Bundesausschusses, S. 78f.

450 So BSGE 78, 70 (79, Rn. 32); aA *Hase*, MedR 2005, 391 (395) wegen der Nähe zur Satzung, die gerade nicht dem Anwendungsbereich des Art. 80 GG unterliege, so dass eine direkte oder auch analoge Anwendung der Norm abzulehnen sei.

451 Allgemein für einen engen Anwendungskreis, schon im Hinblick auf die Rechtsquellenform, aber auch den Adressatenkreis *Maunz*/Dürig, GG Art. 80 Rn. 47, 51; ebenso nimmt Epping/Hillgruber/*Uhle*, GG Art. 80 Rn. 10 mwN eine erschöpfende Aufzählung möglicher Ermächtigungsadressaten an.

aber wegen des Prinzips der Gesetzmäßigkeit der Verwaltung und der Gewalten-teilung einen vergleichbaren Maßstab anlegen müssen.[452] Unabhängig davon, ob dies auf Art. 80 GG gestützt wird oder nicht, bedarf es jedenfalls unter Berück-sichtigung allgemeiner rechtsstaatlicher Grundsätze verfassungsrechtlich zwin-gend einer hinreichenden *Bestimmtheit* von Inhalt, Zweck und Ausmaß der er-teilten Ermächtigung in einem Gesetz. Das BVerfG hat die Kernanforderungen des Bestimmtheitsgebots in unterschiedlichen Formeln geprägt.[453] Ihnen ist zu entnehmen, dass die Ermächtigungsgrundlage zum »Rechtssetzungsakt« festle-gen muss, was der Adressat inhaltlich regeln soll.

Fraglich ist deshalb, ob die Ermächtigung des G-BA gem. § 63 Abs. 3c S. 3 SGB V i.V.m. § 92 SGB V diesen Anforderungen gerecht wird.[454] Anlass zu die-ser Fragestellung besteht insbesondere, weil im Rahmen der Prüfung oben[455] festgestellt wurde, dass dahingehende gesetzgeberische Vorgaben für den G-BA teilweise sehr offen gestaltet sind und jedenfalls zur Begründung einer sachlich-inhaltlichen Legitimation, die andere demokratische Mängel ausgleicht, nicht genügen. Das soll nun konkret im Hinblick auf das Gebot der Bestimmtheit von Ermächtigungen, hier für die Ermächtigung des G-BA zum Erlass der Richtlinie, geprüft werden.

Nach dem Wortlaut des § 63 Abs. 3c S. 3 SGB V legt der G-BA in Richtlinien fest, »bei welchen Tätigkeiten eine Übertragung von Heilkunde auf die Angehö-rigen der in den Sätzen 1 und 2 genannten Berufe im Rahmen von Modellvorha-ben erfolgen kann«. Abgesehen von der Eigenschaft der zu übertragenden Tätig-keiten als heilkundliche und ursprünglich ärztliche Tätigkeiten wird also nicht konkretisiert, nach welchen Kriterien die Unterscheidung zwischen übertragba-ren und nichtübertragbaren Tätigkeiten erfolgen soll. Dem Wortlaut des § 63 Abs. 3c SGB V lässt sich allerdings immerhin entnehmen, was in Richtlinien festzulegen ist, also der *Inhalt* der Ermächtigung.[456]

---

452 So auch *Maunz*/Dürig, GG Art. 80 Rn. 11.

453 Die sog. «Selbstentscheidungsformel" [s. BVerfGE 2, 307 (334); 23, 62 (72)] besagt, der Gesetzgeber habe selbst die Entscheidung darüber zu treffen, welche inhaltliche Rege-lung dem Rechtssetzungsakt, zu dem ermächtigt wird, zukommen soll, und zwar unter Festsetzung der Grenzen und Angabe des Regelungsziels. Der sog. »Programmformel« [s. BVerfGE 5, 71 (77); 8, 274 (307ff.); 58, 257 (277)] zufolge muss der Normadressat dem ermächtigenden Gesetz bereits das »Programm«, also möglichen Inhalt und Tendenz sowie die Fälle, in denen die Ermächtigung zum Tragen kommt, ermitteln können. Des-halb spricht man hier teilweise auch von der sog. »Vorhersehbarkeitsformel« [vgl. Drei-er/*Bauer*, GG Art. 80 Rn. 29]; s. hierzu Jarass/*Pieroth*, GG Art. 80 Rn. 11; v. Mangoldt/Klein/Starck/*Brenner*, GG Art. 80 Rn. 36.

454 Vgl. auch *Seeringer*, Der Gemeinsame Bundesausschuss nach dem SGB V, S. 158f., die dieses Problem der unzureichenden Bestimmtheit bzgl. § 137 SGB V behandelt.

455 S. o. zum Problem der demokratischen Legitimation des G-BA, S. 129.

456 Vgl. § 63 Abs. 3c S. 3 SGB V ».bei welchen Tätigkeiten eine Übertragung von Heilkun-de auf die Angehörigen der … genannten Berufe… erfolgen kann«.

Weiterhin muss das *Ausmaß*, also die Grenze einer solchen Regelung, erkennbar sein. Abgesehen von der in § 63 Abs. 3c S. 1 SGB V zum Ausdruck gekommenen Einschränkung im Hinblick auf die geforderte Qualifikation des tätigkeitsübernehmenden Personals enthält die Norm jedoch keine nähere Bestimmung, die den Umfang der Regelung eingrenzt. Mangels Eingrenzung ließe der Wortlaut der Norm auf den ersten Blick sogar eine vollständige Übertragung der ärztlichen heilkundlichen Tätigkeit auf Nichtärzte zu. Einzig die Formulierung in § 63 Abs. 3c S. 3 SGB V »der [G-BA] legt [...] fest, *bei welchen* Tätigkeiten eine Übertragung von Heilkunde [...] erfolgen kann« deutet an, dass nicht die Gesamtheit ärztlicher heilkundlicher Tätigkeiten betroffen sein soll. Zwar wird gem. § 63 Abs. 3c S. 4, 5 SGB V der Bundesärztekammer und den Pflegeberufeverbänden die Möglichkeit zur Stellungnahme gegeben, die in die Entscheidung des G-BA miteinzubeziehen sind. Dies erlaubt jedoch keine Konkretisierung des Umfangs der Regelung. Selbst wenn man jener Vorgabe die Vermutung entnimmt, die Beteiligung beider Gruppen, also sowohl der ärztlichen als auch der pflegerischen Seite, führe zu einer gegenseitigen Begrenzung und dadurch zu einem angemessenen Interessenausgleich, schafft man damit keinen hinreichenden gesetzlichen Rahmen zur Entscheidung über die übertragbaren Tätigkeiten. Es mangelt dafür an allen konkreten Voraussetzungen, abgesehen von einer zusätzlichen Qualifikation des Personals[457] und der Maßgabe, dass nicht das gesamte ärztliche heilkundliche Aufgabenspektrum zu übertragen ist. Dem entspricht, dass oben[458] im Zusammenhang mit der mangelnden sachlich-inhaltlichen Legitimation ebenfalls nur unzureichende inhaltliche Vorgaben des Gesetzgebers gegenüber dem G-BA ermittelt wurden.

Andererseits stellt sich die Frage, wie eine hinreichend bestimmte Regelung zu gestalten wäre. Das Bestimmtheitsgebot bietet keine absolute oder starre Formel, so dass es vielmehr einer einzelfallbezogenen Beurteilung bedarf, in deren Rahmen lediglich so viel Bestimmtheit zu verlangen ist, wie es die Eigenart des zu regelnden Lebenssachverhalts mit Rücksicht auf den Regelungszweck zulässt.[459] Der erforderliche Grad der Bestimmtheit variiert also nach Bereich und Intensität der Maßnahme.[460] Der Ermächtigungsrahmen muss umso enger gefasst werden, je wesentlicher die übertragene Materie ist oder je gravierender sich grundrechtliche Eingriffe für Betroffene darstellen.

---

457 S.dazu o., S. 108 – 121.
458 S. dazu o., S. 129.
459 Vgl. v. Mangoldt/Klein/Starck/*Brenner*, GG Art. 80 Rn. 37 zu den hier aufgrund der Parallelität der Anforderungen heranziehbaren Erfordernissen des Bestimmtheitsgrundsatzes gem. Art. 80 GG mwN BVerfGE 4, 352; 101, 1 (32).
460 Vgl. v. Mangoldt/Klein/Starck/*Brenner*, GG Art. 80 Rn. 37 bzgl. der Bestimmtheit i.S.v. Art. 80 GG.

Dies würde aufgrund der o.g. grundrechtlichen Relevanz[461] der Substitution zunächst für enge Vorgaben an den Ermächtigungsrahmen sprechen. Da die Bestimmtheitsanforderungen neben der Maßnahmenintensität aber ebenso den betroffenen Sachbereich zu berücksichtigen haben, müssen die Vielgestaltigkeit, die Schnelllebigkeit des Wandels und Fortschritts sowie die Komplexität medizinischer Sachverhalte in diese Betrachtung einbezogen werden.[462] Die genannten Faktoren verlangen eine flexible und schnelle Reaktion sowie Anpassung und können kaum im Vorhinein vollständig eingeschätzt und geregelt werden. Deshalb lassen sich medizinische Sachverhalte, für die die ärztlichen Aufgaben auf nichtärztliches Personal übertragen werden sollen, nicht in einen Katalog aller erdenklichen Konstellationen fassen. Hinzukommt, dass lediglich der eingegrenzte Bereich von Modellvorhaben betroffen ist, so dass die Bedeutung der substituierten Leistung und die Zahl der Beteiligten dadurch eine weitere Abstufung erfahren. Modellvorhaben dienen außerdem der Erprobung und der Erkenntnisgewinnung zu den für sie formulierten Fragen, sodass man keine allzu hohen Anforderungen an die Bestimmtheit stellen darf.[463] Schließlich sollen erst aus dem Modell die Bestimmtheitserfordernisse für eine Dauerregelung gewonnen werden.

Aus diesen Gründen reicht ein milderer Grad der Bestimmtheit im Hinblick auf die Ermächtigung aus. Die Bestimmtheitsanforderungen sind für Richtlinien des G-BA vor dem Hintergrund der u. a. von den §§ 92 i.V.m. 2 Abs. 1, 4; 12 Abs. 1; 27 Abs. 1, 28 Abs. 1, 70 Abs. 1 SGB V gebildeten Normdichte zu bejahen, die zumindest die wesentlichen Vorgaben bezüglich Inhalt, Zweck und Ausmaß von Richtlinien festhalten.[464] Sie genügen den Anforderungen wenigstens so präzise, wie es mit Rücksicht auf die vielgestaltigen und dynamischen medizinischen Sachverhalte auf abstrakter Ebene gegenwärtig möglich ist. Die Vorgaben werden für die Ermächtigung zur Substitutionsregelung zudem durch § 63 Abs. 3c SGB V ergänzt, ihr Anwendungsbereich auf die Weise zugleich eingegrenzt. Zusätzlich bestehen Kontrollmöglichkeiten durch das Bundesministerium für Gesundheit nach § 91 Abs. 8 SGB V i.V.m. §§ 88, 89 SGB IV, die zusammen mit Mittel der Beanstandung und ggf. der Ersatzvornahme gem. § 94

---

461 S. o., S. 32ff.
462 Vgl. v. Mangoldt/Klein/Starck/*Brenner*, GG Art. 80 Rn. 37 mwN vgl. BVerfGE 8, 274 (321), der im Hinblick auf das Beispiel eines wirtschaftsverwaltungsrechtlichen Sachbereichs die Anforderungen an die Bestimmtheit des Ermächtigungsrahmen aufgrund tatsächlicher Verhältnisse großzügig abstuft.
463 Vgl. hierzu auch oben, S. 134f.
464 BSGE 78, 70 (79f.,83) bzgl. der Richtlinie nach § 92 Abs. 1 S. 2 Nr. 5 i.V.m. § 135 V a.F. SGB V, sowie *BVerfG*, NJW 2003, 1232 (1235) bzgl. der Richtlinie nach § 92 Abs. 1 S. 2 Nr. 6 i.V.m § 35 Abs. 1 SGB V; zustimmend *Seeringer*, Der Gemeinsame Bundesausschuss nach dem SGB V, S. 158f., die allerdings die Ermächtigung nach § 137 SGB V als zu unbestimmt bewertet.

Abs. 1 SGB V[465] als spezielle Aufsichtsmittel über die Exekutive genügen.[466] Eine gewisse Einschränkung des Ermächtigungsrahmens ergibt sich desweiteren daraus, dass nur ein begrenzter Bereich in die Entscheidungsbefugnis des G-BA fällt. Denn *dass* ärztliche Leistungen substituiert werden, also über das »ob«, entscheidet der Gesetzgeber weiterhin selbst. Allein die Feststellung, welche heilkundlichen Tätigkeiten das nichtärztliche Personal übernehmen soll, trifft der G-BA. Dies erscheint deshalb sinnvoll, weil es des medizinischen Sachverstandes, ferner fachlicher sowie berufspersonaler Nähe bedarf, um die Auswirkungen der Übertragung im Hinblick auf ihre Gefährlichkeit, Kompliziertheit, Schwierigkeit und die nötigen Ausbildungsanforderungen zu bewerten. Die Ermächtigung in § 63 Abs. 3c S. 3 SGB V an den G-BA wird dem Bestimmtheitsgebot somit im Ergebnis gerecht. Dies widerspricht auch nicht der Annahme zuvor, dass im Hinblick auf die legislatorischen und exekutiven Steuerungsmittel gegenüber dem G-BA keine hinreichende sachlich-inhaltliche Legitimation angenommen wurde, die das Defizit der personell-demokratischen Legitimation auszugleichen vermag.[467] Denn es gelten hier unterschiedliche Maßstäbe in beiden Bereichen. Der geringe Grad der Vorgaben genügt dem Bestimmtheitsgebot mit Rücksicht auf die besonderen Umstände, während dagegen im Bereich der demokratischen Legitimation andere Anforderungen galten, um zugleich noch anderweitige Mängel kompensieren zu können[468].

(3)   Fehlende Richtlinien

Allerdings stellt sich in diesem Zusammenhang noch ein weiteres Problem. Derzeit fehlt es noch an den Richtlinien i.S.d. § 63 Abs. 3c S. 3 SGB V durch den G-BA.[469] Daher kann nicht anhand dieser erforderlichen Richtlinien beurteilt

---

465 Dazu *Barth*, § 91 SGB V, Rn 1, 12, in: *Spickhoff*, Medizinrecht.
466 So BSGE 78, 70 (83) bzgl. der Richtlinie nach § 92 Abs. 1 S. 2 Nr. 5 i.V.m. § 135 V a.F. SGB V; aA *Schimmelpfeng-Schütte*, MedR 2006, 519 (521); *Sodan*, NZS 1997, 497 (502).
467 S.o., S. 130.
468 S. o., S. 129f.
469 Bis zum aktuellen Stand der Bearbeitung stand der Beschluss der Richtlinie noch aus. Im Jahre 2010 fanden einige Beratungstermine statt und auch für 2011 sind diesbezügliche Sitzungen anberaumt, s. dazu Ärzte Zeitung Nr. 17 vom 01.02.2011, S. 6; Nr. 43 vom 09.03.2011, S. 6. So konnte bei der 32. öffentlichen Sitzung des G-BA am 17.03.2011 das diesbezügliche Stellungnahmeverfahren eingeleitet werden, s. Tagesordnung des G-BA, abrufbar unter http://www.g-ba.de/downloads/66-612-178/Tagesordnung_17-03-2011_%C3%96ffentlichkeit_Stand_10-03-2011.pdf (letzter Zugriff am 14.05.2011); dazu ferner DÄBl. 2011 am 17.03.2011, abrufbar unter http://www.aerzteblatt.de/nachrichten/45116/Teststreifen_bei_nicht_insulinpflichtigen_Diabetikern_von_der_Erstattung_ausgeschlossen.htm (letzter Zugriff am 14.05.2011).

werden, welche heilkundlichen Tätigkeiten auf das Pflegepersonal übertragen werden sollen.

(4)   Zwischenergebnis zum Verweis auf die G-BA-Richtlinie

Der Verweis in § 63 Abs. 3c S. 3 SGB V auf konkretisierende Richtlinien des G-BA zur Festlegung der übertragbaren Tätigkeiten ist zulässig, sofern alle betroffenen Adressaten an der Entscheidung beteiligt werden.[470] Dies kann bedeuten, dass das Beschlussgremium neu, zumindest aber modifiziert, zu besetzen sein wird. Zur Festlegung der übertragbaren heilkundlichen Tätigkeiten von Ärzten auf nichtärztliches Pflegepersonal sind daher auch Vertreter der nichtärztlichen Pflegekräfte in den Entscheidungsprozess einzubeziehen.

Da die Richtlinien des G-BA, auf die § 63 Abs. 3c S. 3 SGB V verweist, gegenwärtig noch fehlen, ist der Inhalt des Übertragungsgegenstand noch offen und kann daher nicht untersucht werden. Dadurch entziehen sich auch Gefahrenträchtigkeit und Schwierigkeitsgrad der betreffenden Aufgaben einer Bewertung, obwohl dies für die Qualifikation des nichtärztlichen Personals maßgeblich wäre. Zumindest kann aber festgehalten werden, dass ärztliche heilkundliche Tätigkeiten zur selbstständigen Ausübung übergehen sollen. Dies stellt eine – wenn auch allgemein gehaltene – Umschreibung der Tätigkeitsinhalte dar.

dd)   Fazit zum Übertragungsgegenstand

Der Übertragungsgegenstand, also die heilkundlichen Tätigkeiten, die auf die Kranken- und Altenpfleger i.S.v. § 63 Abs. 3c SGB V im Rahmen des Modells

---

Laut Ärzte Zeitung Nr. 51 vom 21.03.2011, S. 6 soll aus einem ihr vorliegenden undatierten Beschlussentwurf hervorgehen, dass bislang ein Katalog von 40 ärztlichen – zur selbstständigen Heilkunde auf nichtärztliches Pflegepersonal übertragbaren – Tätigkeiten erstellt wurde. Darunter fänden sich z.B. Aufgaben im Bereich der Infusionstherapie wie Blutentnahme, Flüssigkeitssubstitution, Anlegen von (Kurz-)Infusionen und intravenösen Injektionen von Medikamenten, sowie Leistungen aus der Wundversorgung wie etwa Dekubitusbehandlung, Vakuumversiegelung, Verordnung von Medizinprodukten, Aenus praeter-Versorgung, Wechseln von Trachealkanülen, Trachesostomamanagement, Anlegen von Magensonden und transurethalen Blasenkathetern. Ferner habe der GKV-Spitzenverband darüber hinaus seinerseits vorgeschlagen, bestimmte Indikationen wie z.B. Diabetes 1 und 2, chronische Wunden, bestimmte Geschwüre, Demenzen und Hypertonus weitgehend selbstständig durch das Pflegepersonal zu versorgen.

470   So auch *Sodan*, NZS 2000, 581 (588); zum Erfordernis der Mitentscheidungsbefugnis von Patientenvertretern *Vieβmann*, Die demokratische Legitimation des Gemeinsamen Bundesausschusses zu Entscheidungen nach § 135 I 1 SGB V, S. 256, 265, 273ff.

übertragen werden können, bleibt zunächst offen, abgesehen von der Qualifikation als »ärztliche Tätigkeiten, bei denen es sich um selbstständige Ausübung von Heilkunde handelt« und dem Verweis auf die Richtlinien des G-BA. Auch wenn diese Regelung auf den ersten Blick unbestimmt erscheint, wird sie den Anforderungen an den Bestimmtheitsgrundsatz im Rahmen des Modellvorhabens dennoch gerecht.[471] Die sich aus den fehlenden Richtlinien ergebenden Unsicherheiten lassen sich beseitigen, wenn der G-BA dem Auftrag des Gesetzgebers in § 63 Abs. 3c S. 3 SGB V nachkommt, die übertragbaren Tätigkeiten zu konkretisieren. Der durch Richtlinien festgelegte Übertragungsgegenstand hat maßgeblich in die Entscheidung über die Ausbildungsausgestaltung mit einzufließen. Solange der Übertragungsgegenstand aber nicht festgelegt wird, scheidet eine rechtskonforme Substitution auf der Basis des § 63 Abs. 3c SGB V aufgrund der unbestimmten Voraussetzungen aus.

2.   Verfassungsrechtliche Rechtfertigung der Grundrechtseingriffe

Nachdem damit alle Tatbestandsmerkmale des § 63 Abs. 3c SGB V untersucht wurden, ist im Weiteren zu prüfen, ob die Regelung die o.g. Grundrechtseingriffe in Art. 2 Abs. 2 S. 1 GG und Art. 12 Abs. 1 GG[472] verfassungsrechtlich rechtfertigen kann. Im Anschluss widmet sich die Arbeit der Frage, ob die Vorschrift gleichzeitig eine dem Erlaubniszwang des § 1 HeilpraktG korrespondierende wirksame Erlaubnis[473] enthält.

Die §§ 63 Abs. 3c SGB V; 4 Abs. 7 KrPflG/AltPflG müssten also zunächst den formellen und materiellen Anforderungen für eine verfassungsrechtliche Rechtfertigung der Grundrechtseingriffe genügen.

a)   Formelle Verfassungsmäßigkeit

In formeller Hinsicht bedarf es einer gesetzlichen Grundlage, die den Gesetzgebungszuständigkeiten entsprechend erlassen wurde und in einem ordnungsgemäßen Gesetzgebungsverfahren unter Einhaltung aller Formvorschriften zustande gekommen ist.

---

471 Dies gilt nur für den konkreten Fall des Modellvorhabens gem. § 63 Abs. 3c SGB V und lässt sich nicht ohne weiteres auf eine mögliche künftige Bestimmung in der Regelversorgung übertragen. Dort muss ein anderer Maßstab für die Bestimmtheitsanforderungen angelegt werden, auf die später einzugehen sein wird, s. dazu S. 170f.
472 S. o., S. 32ff., 44ff.
473 S. o., S. 55ff.

Oben[474] konnte bereits festgestellt werden, dass die Gesetzgebungskompetenz hinsichtlich der Substitution grundsätzlich beim Bundesgesetzgeber liegt. Die Bundeskompetenz lässt sich für § 63 Abs. 3c SGB V sowohl auf den Sachzusammenhangs zu Art. 74 Abs. 1 Nr. 19 GG als auch auf den Zusammenhang zu Art. 74 Abs. 1 Nr. 12 GG (Annexkompetenz) stützen. Bedenken an der formellen Verfassungsmäßigkeit ergeben sich nicht daraus, dass der Bundesgesetzgeber den gesamten Vorgang der Substitution an den G-BA, einschließlich der Entscheidungskompetenz über das »Ob«, übertragen hätte.[475] Der Verweis an den G-BA ermächtigt diesen allein zur Konkretisierung und damit zur Regelung des «Wie« der Substitution.

Wenn man mit der hier vertretenen Auffassung[476] im Hinblick auf die derzeitige unzureichende Besetzung des G-BA auch insoweit von einer mangelnden Legitimation der G-BA-Entscheidung ausgeht, muss der Mangel durch die o.g. Verbesserungen[477] korrigiert werden. § 63 Abs. 3c SGB V stellt aber jedenfalls im Übrigen eine gesetzliche Grundlage dar, die den verfassungsrechtlich vorgesehenen Gesetzgebungszuständigkeiten entspricht. Die Norm ist folglich formell verfassungsgemäß.[478]

b)   Materielle Verfassungsmäßigkeit

In materieller Hinsicht muss neben der Einhaltung allgemeiner Vorgaben[479] für grundrechtsbeschränkende Gesetze der Grundsatz der Verhältnismäßigkeit zwischen den Grundrechtseingriffen durch die Regelungen der §§ 63 Abs. 3c SGB V; 4 Abs. 7 KrPflG/AltPflG als Mittel und dem damit verfolgten Zweck gewahrt werden.

aa)   Verhältnismäßigkeit

Zu prüfen ist deshalb die *Verhältnismäßigkeit* des Eingriffs, der mit einer Substitution ärztlicher Leistungen auf der Basis der §§ 63 Abs. 3c SGB V; 4 Abs. 7

---

474 S. o., S. 34ff.
475 Denn es wurde bereits festgestellt, dass der G-BA hierzu nicht hinreichend legitimiert wäre, s. o., S. 127ff.
476 S. o., S. 132f.
477 AaO.
478 Von dem ordnungsgemäßen Ablauf des Gesetzgebungsverfahrens kann ausgegangen werden, vgl. dazu ferner BT-Plenarprotokolle 16/134, S. 14158A – 14170B (1. Beratung), 16/152, S. 15983D – 16012B (2. Beratung), 16/152, S. 16011D (3. Beratung).
479 Dazu sogleich unter bb), s. S. 145f.

KrPflG/AltPflG das Recht des Patienten auf Leben und körperliche Unversehrtheit und das Recht der Ärzte auf Berufsfreiheit tangiert.[480] Diese Abwägung muss für beide Grundrechte grundsätzlich getrennt erfolgen. Allerdings kann dieser Prüfung, anknüpfend an die Ausführungen zur allgemeinen Zulässigkeit der Substitution,[481] die Annahme zugrunde gelegt werden, dass die Verhältnismäßigkeit eines Eingriffs in das Grundrecht des Patienten gem. Art. 2 Abs. 2 S. 1 GG erst recht eine Verhältnismäßigkeit des weniger intensiven Eingriffs in das Recht der Berufsfreiheit der Ärzte gem. Art. 12 Abs. 1 GG begründet. Ausnahmsweise bietet sich daher eine Verbindung der Verhältnismäßigkeitsprüfungen der geschilderten Grundrechtseingriffe an.

Damit ein Grundrechtseingriff verhältnismäßig ist, muss er einen legitimen Zweck verfolgen und geeignet und erforderlich sein, um dieses Ziel angemessen zu erreichen.[482]

Wie bereits festgestellt werden konnte,[483] bildet die stärkere Einbeziehung nichtärztlicher Gesundheitsberufe in die medizinische Versorgung einen *legitimen Zweck*. Die Kompetenzerweiterung des nichtärztlichen Fachpersonals verfolgt diesen Zweck, indem es als eigenständiger Leistungserbringer mehr Eigenverantwortung übernehmen und somit Ärzte in ihren Tätigkeiten unterstützen und entlasten kann.[484] Auch wurde oben bereits die Geeignetheit[485] eines Eingriffs durch Substitution ärztlicher Leistungen bejaht.[486] Gleichermaßen wurde die *Erforderlichkeit* des Mittels der Substitution angenommen, da keine mildere, also grundrechtsschonendere Alternative gleicher Effektivität existierte.[487] Delegation und Assistenz schieden insoweit aus.

Offen geblieben war die *Angemessenheit* des Eingriffs, also die Frage nach seiner Bewertung im Verhältnis zu dem von ihm verfolgten Zweck. Sie ist nun, nachdem die Tatbestandsanforderungen der §§ 63 Abs. 3c SGB V; 4 Abs. 7 KrPflG/AltPflG untersucht wurden, zu beantworten.[488] Eine Grundlage dafür bietet die Abwägung zwischen den von Eingriff und Zweck betroffenen und miteinander kollidierenden Interessen und Gütern, wobei auch der Grad der Betrof-

---

480 Allgemein zur Verhältnismäßigkeitsprüfung im Rahmen der materiellen Rechtfertigung von Grundrechtsbeschränkungen s. *Michael/Morlok*, Grundrechte, Rn. 605ff.
481 S. o., S. 46.
482 Vgl. hierzu anstelle vieler *Pieroth/Schlink*, Grundrechte, Rn. 289ff.
483 S. o., S. 39.
484 S. o., S. 39.
485 Zur Geeignetheit vgl. *Michael/Morlok*, Grundrechte, Rn. 619.
486 S. o., S. 40.
487 S. o., S. 40; zur Erforderlichkeit vgl. *Michael/Morlok*, Grundrechte, Rn. 620; *Pieroth/Schlink*, Grundrechte, Rn. 295.
488 Zur Angemessenheit bzw. Verhältnismäßigkeit i.e.S. vgl. *Michael/Morlok*, Grundrechte, Rn. 623 ff; *Pieroth/Schlink*, Grundrechte, Rn. 299ff.; Sachs/*ders.*, GG, Art. 20 Rn. 154ff. (-»Proportionaltiät«).

fenheit bzw. Beeinträchtigung und das Maß der Interessen- bzw. Gütergefährdung in die Betrachtung einfließt.[489] Der o.g. Zweck einer Verbesserung des Gesamtsystems der GKV durch Arztentlastung und der Förderung der Selbstständigkeit und Eigenverantwortung nichtärztlicher Gesundheitsberufe dient dem Allgemeinwohl sowie gleichzeitig den betroffenen Berufsgruppen.

Hinsichtlich des Eingriffs muss berücksichtigt werden, dass er das Recht auf Leben und körperliche Unversehrtheit aus Art. 2 Abs. 2 S. 1 GG weder final noch in seinem Kernbereich beeinträchtigt.[490] Vielmehr wird nur mittelbar, und zwar durch die Absenkung des Facharztstandards das Risiko der Verletzung von Leib und Leben der Patienten erhöht. Der Grad dieser Risikoerhöhung richtet sich dabei nach der Qualifikation des eingesetzten Personals, der Qualität der Tätigkeiten, die übertragen werden sollen, sowie dem beim Einsatz verlangten Sorgfaltsmaßstab.[491] Diese Qualifikation wird durch eine »erweiterte« Ausbildung gesichert, die zu Verlängerung der Grundausbildung der Kranken- und Altenpfleger führen wird und der Vermittlung darüber hinausgehender Kompetenzen dient.[492] Dass nur sinnvollerweise zu übertragende Tätigkeiten des Arztes substituiert werden, gewährleistet die Ermächtigung des G-BA zur entsprechenden Entscheidung.[493] Da dieser zu einem Großteil aus Ärztevertretern besteht, die aufgrund der Sachnähe und Fachkompetenz die Gefahren, Schwierigkeiten und Komplexität der jeweiligen Aufgaben sowie die dafür erforderliche Kompetenz einschätzen können, ist keine leichtfertige oder unsachgemäße Tätigkeitsübertragung zu erwarten, die die Gefährdung des Patientenwohls wesentlich erhöht oder den Ärzten in einem unvertretbarem Maße Tätigkeiten wegnehmen wird. Die Einbeziehung der Bundesärztekammer sowie der maßgeblichen Verbände der Pflegeberufe[494] bei der Festlegung der übertragbaren Tätigkeiten gem. § 63 Abs. 3 c S. 4 SGB V entspricht ferner dem Gebot gegenseitiger Kontrolle und der Berücksichtigung sowie dem Ausgleich unterschiedlicher Interessen. Den Patienten wird (derzeit noch) kein Mitentscheidungsrecht eingeräumt; ihnen kommt lediglich ein Mitberatungs- und ein Antragsrecht gem. § 140f Abs. 2

---

489 Vgl. *Michael/Morlok*, Grundrechte, Rn. 626; *Pieroth/Schlink*, Grundrechte, Rn. 299ff.; Sachs/*ders.*, GG, Art. 20 Rn. 155ff.
490 S. o., S. 41.
491 S. o., S. 41, zur Qualifikation des Personals s. u., S. 108ff., zu den zu übertragenden Tätigkeiten s. u., S. 122 ff., zum Sorgfaltsmaßstab, s. u., S. 196ff.
492 Zur »erweiterten Ausbildung« s. o., S. 108ff.
493 S. o., S. 124ff.
494 Als solche hat der G-BA durch Beschluss vom 21.10.2010 (BAnz. 2010, Nr. 181, S. 3975) den Bundesverband privater Anbieter sozialer Dienste bpa e.V., die Dekankonferenz Pflegewissenschaft e.V. und den Deutschen Pflegerat DPR e.V. festgelegt. Dem DVET Fachverband Stoma und Inkontinenz e.V. wird zugleich ein die Bereiche »Stomaversorgung« und »Pflege bei Inkontinenz« betreffendes eingeschränktes Stellungnahmerecht zuerkannt.

SGB V zu,[495] obwohl sie in hohem Maße betroffen sind.[496] Ihre Interessen können aber durch das komplementäre Zusammenspiel der unterschiedlichen Leistungserbringer bei der Entscheidungsfindung wahrgenommen werden.[497] Ihnen selbst würde die Kompetenz zur Beurteilung fehlen, welche Tätigkeiten übertragbar sind. Insgesamt wird durch die Gegenüberstellung unterschiedlicher sachverständiger Betroffener auf die Weise angestrebt und gewährleistet, dass keine übermäßige Erhöhung der Patientenwohlgefährdung eintritt.

Somit steht das lediglich peripher betroffene Grundrecht aus Art. 2 Abs. 2 S. 1 GG dem Zwecke des Allgemeinwohls und einzelner Berufsgruppen gegenüber. Diese Eingriff/Zweck-Relation ist als angemessen zu beurteilen. Durch hohe Anforderungen an die Ausbildung lässt sich zudem ein gehobener Standard erreichen, der das Gefährdungsrisiko der Patienten weiterhin reduziert.

Zu dem gleichen Ergebnis gelangt man – wie eingangs in Aussicht gestellt – bei einer entsprechenden Abwägung für das Grundrecht der Ärzte auf Berufsfreiheit gem. Art. 12 Abs. 1 GG. Die Eingriffsintensität in dieses Grundrecht ist gering;[498] es kommt nicht zu einer Aushöhlung des ärztlichen Tätigkeitsspektrums[499]. Letztlich verlangt die konkrete Abwägung aber den Blick auf den G-BA Beschluss, der die zu übertragenden, also ärztlichen Tätigkeitsfelder festlegt. Die entsprechenden Richtlinien stehen derzeit allerdings noch aus.[500] Auch insoweit erfolgt aber immerhin eine Kontrolle durch das Zusammenwirken der sich gegenüberstehenden Interessen (Ärztevertreter einerseits, Pflegeverbände andererseits) bei der Entscheidungsfindung.[501]

Der durch die Substitution ärztlicher Leistungen gem. §§ 63 Abs. 3c SGB V; 4 Abs. 7 KrPflG/AltPflG vorliegende grundrechtliche Eingriff sowohl in Art. 2 Abs. 2 S. 1 GG als auch in Art. 12 Abs. 1 GG wahrt die Verhältnismäßigkeit zu dem hiervon verfolgten Zweck.

---

495   Vgl. dazu *Seeringer*, Der Gemeinsame Bundesausschuss nach dem SGB V, S. 33ff.; *Vießmann*, Die demokratische Legitimation des Gemeinsamen Bundesausschusses zu Entscheidungen nach § 135 I 1 SGB V, S. 256ff., der hierin ein nicht hinnehmbares Maß an Unterrepräsentation der Versicherten sieht.
496   S. o., S. 128.
497   A.A. *Vießmann*, Die demokratische Legitimation des Gemeinsamen Bundesausschusses zu Entscheidungen nach § 135 I 1 SGB V, S. 256ff., der eine unzureichende Besetzung des Bundesausschusses im Hinblick auf Versichertenvertreter und damit ein legitimatorisches Defizit annimmt.
498   Vgl. o., S.45f.
499   So auch *Bonvie*, in: *Jorzig u.a.*, Delegation und Substitution, S. 23.
500   S. o., S. 138.
501   S. o., S. 135f.

bb)   Sonstige verfassungsrechtliche Garantien

In materieller Hinsicht müssen zudem allgemeine Vorgaben für grundrechtsbeschränkende Gesetze eingehalten werden. Dies beinhaltet das Verbot des Einzelfallgesetzes (Art. 19 Abs. 1 S. 1 GG), die Wesensgehaltgarantie (Art. 19 Abs. 2 GG) sowie die Einhaltung des Bestimmtheitsgrundsatzes[502]. Demnach muss das Gesetz also allgemein gelten, darf das Grundrecht nicht in seinem Wesensgehalt antasten und muss hinreichend bestimmt gefasst werden. §§ 63 Abs. 3c SGB V, 4 Abs. 7 KrPflG/AltPflG stellen keine Einzelfallgesetzregelung dar und entleeren die Grundrechte der Betroffenen aus Art. 2 Abs. 2 S. 1 GG und Art. 12 Abs. 1 GG nicht in ihrem Wesensgehalt. Allein die Anforderungen des Bestimmtheitsgrundsatzes werfen Zweifel im Hinblick auf den Begriff der »erweiterten Kompetenzen«, die Anforderungen an die Ausbildungs-Lehrpläne für die Zusatzqualifikation sowie die Ermächtigung des G-BA zur Festlegung der übertragbaren Tätigkeiten auf.[503] Diese konnten für die Ermächtigung des G-BA jedoch bereits ausgeräumt werden.[504] Es wurde ferner bejaht, dass der Begriff der »erweiterten Kompetenzen« sich ausfüllen ließe, sobald der G-BA seinem Konkretisierungsauftrag in rechtmäßiger Weise nachkommt.[505] Auch war unter Berücksichtigung der besonderen Ausgestaltung der Substitution als Modellvorhaben ausnahmsweise eine hinreichende Bestimmtheit der Anforderungen an die Ausbildungs-Lehrpläne zur Zusatzqualifikation des tätigkeitsübernehmenden Personals zubejahen.[506] Damit steht der Bestimmtheitsgrundsatz der Verfassungsmäßigkeit des § 63 Abs. 3c SGB V nicht im Wege.

cc)   Zwischenergebnis (materielle Verfassungsmäßigkeit)

Der Eingriff in den Schutzbereich von Art. 2 Abs. 2 S. 1 GG und in Art. 12 Abs. 1 GG durch die Substitution ärztlicher Leistungen gem. § 63 Abs. 3c SGB V ist verhältnismäßig und im Übrigen materiell verfassungsgemäß.

---

502 Der allgemeine Bestimmtheitsgrundsatz leitet sich aus dem Rechtsstaatsprinzip ab und findet in Form speziellerer Regelungen Ausdruck in Artt. 80 Abs. 1 S. 2; 103 Abs. 2 GG, s. dazu auch S. 119.
503 Hierzu im Einzelnen s. o., S. 119ff. und S. 134ff.
504 S.o., S. 134ff.
505 S. o., S. 139.
506 AaO.

c)   Ergebnis (verfassungsrechtliche Rechtfertigung der Grundrechtseingriffe)

Die gesetzliche Einführung einer Substitution ärztlicher Tätigkeit stellt einen Eingriff in den Schutzbereich des Art. 2 Abs. 2 S. 1 GG und in Art. 12 Abs. 1 GG dar, der durch §§ 63 Abs. 3c SGB V; 4 Abs. 7 KrPflG/AltPflG gerechtfertigt wird.

3.   Erlaubnis zur Heilkundeausübung

Oben wurde festgestellt, dass eine Erlaubnis zur Heilkundeausübung für das eingesetzte Substitutionspflegepersonal vorliegen muss, damit die Substitution auch § 1 HeilpraktG gerecht wird.[507] Es muss deshalb untersucht werden, ob §§ 63 Abs. 3c SGB V; 4 Abs. 7 KrPflG/AltPflG auch dieses Kriterium erfüllen.

In *materieller* Hinsicht setzt eine Erlaubnis zur Heilkundeausübung die hinreichende und angemessene Qualifikation des Personals zur Verrichtung der übertragenen Tätigkeit voraus. Neben der persönlichen Geeignetheit muss auch die fachliche Kompetenz vorliegen, die durch Ausbildungsnachweise zu belegen ist. Zudem bedarf es einer *formellen* Maßnahme, die die Befugnis zur Heilkundeausübung hinreichend deutlich dokumentiert. Diese erfolgt, wie oben festgestellt wurde,[508] in einem formellen Verfahren oder in einer entsprechenden Regelung.

Nach dem Wortlaut von § 63 Abs. 3c SGB V *können* entsprechende Modellvorhaben eine Übertragung ärztlicher (heilkundlicher) Tätigkeiten vorsehen. Daraus ließe sich u. U. bereits eine Erlaubnis zur Heilkundeausübung ableiten, da solch eine Übertragung heilkundlicher Tätigkeiten nur dann sinnvoll ist, wenn der Empfänger die Tätigkeiten auch ausüben darf. Einer derartigen Herleitung bedarf es aber dann nicht, wenn der Gesetzestext an anderer Stelle ausdrücklich die Erlaubnis regelt. § 1 Abs. 1 S. 2 KrPflG/§ 1 S. 2 AltPflG berechtigt »Gesundheits- und (Kinder)krankenpfleger« bzw. »Altenpfleger«[509], die über eine Ausbildung nach § 4 Abs. 7 KrPflG/AltPflG verfügen, im Rahmen der ihnen dadurch vermittelten Kompetenzen zur Ausübung von Heilkunde. Die Bestimmung korrespondiert also mit dem im Heilpraktikergesetz verankerten Erlaubnisvorbehalt des § 1 HeilpraktG.[510] Die unterschiedliche Regelungssystematik – im Heilpraktikergesetz einerseits und im KrPflG/AltPflG i.V.m. SGB V andererseits – schadet der Annahme einer für die substituierten Tätigkeiten erforderlichen Er-

---

507 Vgl. dazu S. 55f.
508 S. o., S. 55ff.
509 Dies betrifft also alle Angehörigen der im KrPflG und AltPflG benannten Berufe.
510 Vgl. dazu auch *Gaidzik/Weimer* in: Huster/Kaltenborn, Krankenhausrecht, § 13 Rn. 42.

laubnis nicht, da die genannten Normen als bundesgesetzliche Vorschriften gleichen Rang genießen. Folglich berechtigen die genannten Regelungen das nichtärztliche Personal formell zur Heilkundeausübung.

Auch in materieller Hinsicht ergibt sich nichts anderes. Die Erlaubnis erstreckt sich nur auf entsprechend (nach § 4 Abs. 7 KrPflG/AltPflG) qualifiziertes Personal und zwar ausschließlich im Rahmen der ihm vermittelten Kompetenzen, sodass die gem. § 63 Abs. 3c SGB V übertragenen Tätigkeiten stets in einem angemessenen Verhältnis zu den vermittelten Qualifikationen stehen. Die Wahrung dieses Verhältnisses wird dadurch sichergestellt, dass die geforderten Kompetenzen des entsprechenden Nachweises bedürfen, der durch den erfolgreichen Abschluss der Grund- und erweiterten Ausbildung erfolgt.[511]

Da die Erlaubnis zur Heilkundeausübung gesetzlichen Niederschlag in § 1 Abs. 1 S. 2 KrPflG/§ 1 S. 2 AltPflG findet, bedarf es also keines anderweitigen formellen Verfahrens an dessen Ende die Befugniserteilung steht.[512] Die Substitution gem. § 63 Abs. 3c SGB V wird vielmehr auf diese Weise mithilfe der gesetzlich festgelegten Berechtigung des eingesetzten nichtärztlichen Personals zur Heilkundeausübung dem Erlaubnisvorbehalt des § 1 HeilpraktG gerecht.

4.   Fazit zum Tatbestand und der Rechtskonformität des § 63 Abs. 3c SGB V

Die in § 63 Abs. 3c SGB V angeordnete Rechtsfolge der »Übertragung ärztlicher Tätigkeiten« regelt nach allem einen Fall der Substitution ärztlicher Leistungen. Der Tatbestand wurde ferner auf seine Vereinbarkeit mit den Wertungen des einfachen Rechts und der Verfassung geprüft.

Hierbei fanden sich allerdings teilweise noch offene Parameter in Form unbestimmter Anforderungen, und zwar im Hinblick auf die geforderte Zusatzqualifikation des Substitutionspersonals und die noch fehlenden Ausbildungspläne der Ausbildungsstätten. Ebenso offen blieben bislang Art und Umfang der übertragbaren Tätigkeiten, die erst durch Richtlinien des G-BA festgelegt werden sollen. Diese noch offene Rechtslage ändert jedoch nichts daran, dass die Regelungsweise (in Form des Verweises auf die G-BA-Richtlinien) grundsätzlich zulässig ist, jedoch nur dann, wenn alle von der Regelung Betroffenen in den Entscheidungsprozess eingebunden werden.[513]

Zusammenfassend lässt sich sagen, dass §§ 63 Abs. 3c SGB V / 4 Abs. 7 KrPflG/AltPflG zwar regeln, *dass* eine Substitution möglich ist. Deren konkrete Voraussetzungen und die Art und Weise sind aber noch offen: Um entsprechen-

---

511 S. o., S. 108.
512 S. dazu o., S. 55ff.
513 S. dazu o., S. 132f., 139.

de Modellvorhaben ordnungsgemäß durchzuführen, bedarf es also zunächst der Festlegung der übertragbaren ärztlichen heilkundlichen Tätigkeiten durch den G-BA. Ausgerichtet an diesen Vorgaben haben die teilnehmenden Ausbildungsstätten ihre Lehrpläne für die erweiterte Ausbildung der Kranken- und Altenpflegekräfte i.S.v. § 63 Abs. 3c SGB V zu gestalten, die vorab der Genehmigung durch das BMG und BMFSFJ bedürfen. Im Anschluss daran ist das Pflegepersonal entsprechend »erweitert« auszubilden, um die geforderte Qualifikation zu erlangen, bevor es schließlich im Rahmen der Modellvorhaben gem. § 63 Abs. 3c SGB V als Substitut eingesetzt werden kann.

Der Tatbestand von § 63 Abs. 3c SGB V i.V.m. § 4 Abs. 7 KrPflG/AltPflG stellt sich insofern trotz der noch bestehenden Regelungslücken und abgesehen von der anpassungsbedürftigen Besetzung des Beschlussgremiums des G-BA im Hinblick auf dessen demokratische Legitimation als rechtmäßig – vor allem auch als *verfassungs*rechtskonform – dar. Die Anforderungen werden trotz der unbestimmten Rechtsbegriffe auch dem Bestimmtheitsgrundsatz gerecht. Allerdings ist zu beachten, dass der Substitutionsvorgang i.S.v. § 63 Abs. 3c SGB V erst erfolgen kann, wenn die Richtlinien über die übertragbaren heilkundlichen Tätigkeiten festgelegt sind. Ihr Inhalt ist im Weiteren zugrunde zu legen.

III.   Ergebnis zur Zulässigkeit der Substitution gem. § 63 Abs. 3c SGB V

Die Prüfung der Voraussetzungen von § 63 Abs. 3c SGB V i.V.m. § 4 Abs. 7 KrPflG/AltPflG führte zu dem Ergebnis, dass die Regelung rechtswirksam ist, sofern der G-BA nach entsprechender personeller Anpassung des Entscheidungsgremiums seinem Regelungsauftrag nachkommt. Ferner ergab sich, dass durch die Substitution im Rahmen von § 63 Abs. 3c SGB V bedingte Grundrechtseingriffe verfassungsrechtlich gerechtfertigt werden können. Die Ausführungen zeigten, dass die Vorschriften in § 1 Abs. 1 S. 2 KrPflG/§ 1 S. 2 AltPflG die Erlaubnis zur Heilkundeausübung enthalten, die § 1 HeilpraktG verlangt.

Alles in allem kann damit – sofern oben genannte Aspekte Berücksichtigung finden – die rechtliche Zulässigkeit der Substitution in Form der Modellvorhaben gem. § 63 Abs. 3c SGB V festgestellt werden.[514]

514   A.A. wohl *Roters*, ZMGR 2009, 171 (175), wonach § 63 Abs. 3c SGB V nicht bereits zur Übertragung von Heilkunde ermächtigt, obwohl er inhaltlich auf eine solche Substitution abzielt. Dazu müsse erst die entsprechende gesetzliche Lage geschaffen werden; vgl. dazu ferner *Bonvie*, in: *Jorzig u.a.*, Delegation und Substitution, S. 23; kritisch diesbezüglich auch *Schabram*, in: *Jorzig u.a.*, Delegation und Substitution, S. 11 f., 14, dem im Gegensatz zu *Roters* darin zuzustimmen ist, dass die wesentlichen gesetzlichen Voraussetzungen – zumindest was die Modellvorhaben anbelangt – in § 63 Abs. 3c SGB V i.V.m. § 4 Abs. 7 KrPflG/AltPflG geschaffen wurden.

Die Ergebnisse der Modellvorhaben sind gem. § 65 Abs. 1 S. 1 SGB V bei einer etwaig anschließenden Einführung der Substitution in die Regelversorgung auszuwerten.[515] Dieser Umstand muss als Ziel der Modellvorhaben stets im Blick gehalten werden. Es bleibt abzuwarten, ob und inwiefern sich die Krankenkassen zur Durchführung derartiger Modellvorhaben zur Substitution – in Anbetracht der immernoch lediglich lückenhaften Regelung – entscheiden werden, deren Aktivität hierfür unabdingbar ist.

D. Substitution ärztlicher Tätigkeit durch Kranken- und Altenpflegepersonal im Rahmen der Regelversorgung

Ziel eines Modellvorhabens ist es, Erfahrungen darüber zu sammeln, ob es fest in die Regelversorgung aufgenommen werden soll. Bei endgültiger Einführung der Substitution durch Einsatz von Kranken- und Altenpflegepersonal sind weitere Aspekte zu beachten. Rechtliche Probleme, die bei der Auslegung des § 63 Abs. 3c SGB V und infolge des Erprobungscharakters von Modellvorhaben ausnahmsweise in den Hintergrund treten durften, müssen für eine Dauerregelung abschließend geklärt sein. Ferner hat eine Dauerregelung möglichst allen Interessen gerecht zu werden.

Dabei stellt sich die Frage, für welchen Bereich die Substitution in der Regelversorgung vorgesehen werden kann. Je nachdem, ob ärztliche Kräfte auf allen Sektoren (GKV/PKV) durch qualifizierte nichtärztliche Kräfte bei bestimmten Tätigkeiten ersetzt werden oder ob es allein um die Abrechenbarkeit der Leistungen bei den gesetzlichen Krankenkassen geht, wären Vorschriften in verschiedenen Gesetzen zu schaffen. Sofern beabsichtigt ist, dass alle Sektoren einbezogen werden, böte sich eine Verortung im Berufsrecht an. Anderenfalls könnte man die Vorschriften in das SGB V als Regelungswerk des Rechts der GKV einbringen. Hierbei stellt sich jedoch die Frage, ob eine sozialrechtliche Regelung, die die Substitution auf den Bereich der GKV beschränkt, Berufs-, Haftungs- und Strafrecht modifizieren kann, da bei einer Einführung der Substitution in die Regelversorgung der GKV Auswirkungen auf diese Bereiche zu erwarten sind.

Weil eine gesetzliche Regelung der Substitution bislang allein für den GKV-Sektor besteht, bietet sich dennoch zunächst der Versuch einer Übertragung des § 63 Abs. 3c SGB V auf die Regelversorgung an. Dafür sprechen die hinter der Norm stehenden Bestrebungen, Funktionalität und Finanzierbarkeit des GKV-

---

515 Vgl. hierzu auch die Antwort der Bundesregierung auf eine kleine Anfrage zur Praxis und Weiterentwicklung von Modellen zur Übertragung ärztlicher Tätigkeiten insbesondere auf Pflegefachkräfte (BT-Drs. 17/1104)), BT-Drs. 17/1304, S. 5.

Versorgungssystems zu verbessern. Die Aufnahme des Modellvorhabens in die Regelversorgung würde dieses wünschenswerte Ziel dauerhaft gewährleisten.

Die folgenden Erörterungen gliedern sich in zwei Teile: Zunächst ist zu klären, wie im Rahmen der Regelversorgung das Ziel größerer wirtschaftlicher Selbstständigkeit des Substitutionspflegepersonals verwirklicht werden kann, das bereits im Rahmen der Überlegungen[516] zu § 63 Abs. 3c SGB V angesprochen wurde. Dafür ist den Betroffenen eine eigene Abrechnungsmöglichkeit gegenüber der GKV zu verschaffen, sie müssten als eigenständige Leistungserbringer[517] in das GKV-Versorgungssystem einbezogen werden.[518] Im Rahmen von Modellvorhaben scheitert, wie zuvor erörtert,[519] ein entsprechender Abschluss von Vereinbarungen über die Substitution gem. § 63 Abs. 3c SGB V an der derzeit noch fehlenden Zulassung des Personals. Umso wichtiger sind aber entsprechende Vorschriften für die angestrebte Regelversorgung. Der in den Gesetzesmaterialien verankerte Wille des Gesetzgebers, das im Sinne von § 63 Abs. 3c SGB V eingesetzte Personal als eigenständigen Leistungserbringer auftreten zu lassen, kann nur so verstanden werden, dass dieser in Modellvorhaben zu realisierende Status in der späteren Regelversorgung umzusetzen ist. Daher muss die mögliche Ausgestaltung eines solchen Zugangs des Substitutionspflegepersonals in das System betrachtet werden (unter I.).

Ferner ergibt sich aus den Ausführungen zur Zulässigkeit der Substitution im Allgemeinen sowie der Substitution gem. § 63 Abs. 3c SGB V, dass es wegen der grundrechtlichen Bedeutung des Themas eines formell und materiell verfassungsgemäßen Gesetzes bedarf, welches die Grundrechtseingriffe in Art. 2 Abs. 2 S. 1 GG und Art. 12 Abs. 1 GG rechtfertigt und zugleich eine Erlaubnis i.S.v. § 1 HeilpraktG enthält. Es ist also eine entsprechende (Dauer-)Rechtsgrundlage für die Substitution zu schaffen. Allgemeine Anforderungen hieran wurden bereits dargestellt.[520] Erst recht gelten diese für die Substitution als Bestandteil der Regelversorgung. Jene oben erarbeiteten Kriterien sollen (unter II.) auf diese bezogen werden. Dabei sind ggf. auftretende Unterschiede und Besonderheiten zu beachten, die im Rahmen vorübergehender Modelle nicht von Belang waren.

---

516 S. o., S. 87.
517 Vgl. hierzu auch BT-Drs. 16/7439, S. 42, 97 (Zu Art. 6 Nr. 8 [Zu § 63]).
518 Vgl. auch *Robert-Bosch-Stiftung*, Memorandum Kooperation der Gesundheitsberufe, Punkt 18.
519 S. o., S. 87.
520 S. dazu S. 32ff., 55f., 140ff.

I.   Teilnahme als eigenständiger Leistungserbringer an der GKV-Versorgung

Zunächst ist aber die mögliche Ausgestaltung eines Zugangs des Substitutionspflegepersonals in das System der GKV-Versorgung zu erörtern, damit das Personal als eigenständiger Leistungserbringer auftreten kann.

1.   Materielle Voraussetzungen

Eine entsprechende Teilnahme an der GKV-Versorgung setzt materiell-
rechtliche Anforderungen voraus, die die fachliche (Fachqualifikation) und persönliche Geeignetheit (Zuverlässigkeit, Fachkompetenz, keine sonstigen Hinde-
rungsgründe) des Personals definieren und es zu der Übernahme der ärztlichen
heilkundlichen Tätigkeiten qualifizieren.[521] Zur Sicherung dieser Voraussetzungen wäre eine dem Zugang in das Versorgungssystem der gesetzlichen Krankenversicherung vorgeschaltete Eignungsprüfung sinnvoll.

2.   Formelle Voraussetzungen: Die Zulassung

Ferner stellt sich die Frage, in welchem formellen Verfahren das Substitutionspflegepersonal als eigenständiger Leistungserbringer in die GKV-Versorgung
einbezogen werden kann. Vor diesem Hintergrund interessiert also, wie eine entsprechende »Zulassung« in das Versorgungssystem zu regeln wäre, aber auch,
welche Vorschriften dafür bereits heute bestehen. Die Frage nach bereits bestehenden Vorschriften entfaltet für den Fall besondere Bedeutung, dass der Gesetzgeber für die Zeit im Anschluss an die Modellvorhaben keine Regelung der
»Zulassung« des Substitutionspersonals im Rahmen der GKV-Regelversorgung
trifft. Daher sind die erforderliche Form und die Voraussetzungen eines solchen
Zugangs zunächst anhand bestehender Vorschriften zu untersuchen. Im Anschluss sollen Grundsätze für eine mögliche Neuregelung aufgezeigt werden.
　　Derzeitige Formen zur Einbeziehung in das Versorgungssystem der GKV sind
bspw. die Zulassung i.S.v. § 95 SGB V und § 124 SGB V (Zulassung im *engeren*
Sinne), die Ermächtigung (§ 95 Abs. 4 SGB V; §§ 116, 116a, 119a SGB V;
§§ 118, 119 SGB V) sowie der Abschluss von sog. Versorgungs- und Rahmen-
verträgen. Während die Zulassung im *engeren* Sinne gem. § 95 SGB V und
§ 124 SGB V ein öffentlich-rechtliches Verfahren verlangt, das die Einbindung
in das Versorgungssystem unter bestimmten Voraussetzungen aufgrund öffent-

---

521　S. o., S. 108ff.

lich-rechtlichen Hoheitsakts[522] bewirkt, kann der Begriff der Zulassung (im *weiten* Sinne) gleichzeitig als allgemeiner Begriff für jeden berechtigten »Zugang« zum GKV-Versorgungssystem verstanden werden. Letztlich beschreibt die Form der Einbeziehung in das System somit die rechtliche Verknüpfung zwischen Leistungserbringern und Sozialträgern.

Im Folgenden gilt es zu untersuchen, welche Zugangsform für das Substitutionspersonal in Betracht kommt. Die Antwort verlangt zunächst eine kurze Darstellung der Unterscheidung zwischen der Zulassung im engen und im weiten Sinne.

a)   Zulassung im engen Sinne oder im weiten Sinne

Ob eine Zulassung im engeren Sinne, etwa nach § 95 SGB V, aufgrund der Vergleichbarkeit der Tätigkeit von vertragsärztlichem und von nichtärztlichem Substitutionspersonal erforderlich ist oder eine andere Teilnahmeform genügt, muss durch Auslegung ermittelt werden. Entscheidend ist die Art der rechtlichen Verknüpfung zwischen den Leistungserbringern i.S.d. § 63 Abs. 3c SGB V und dem GKV-Versorgungssystem. Für die Zulassung im engen Sinne sprechen auf den ersten Blick der hinter der Substitutionsregelung stehende – mehrfach erwähnte – Sinn und Zweck, das Personal als eigenständige und liquidationsberechtigte Leistungserbringer *an Stelle der Ärzte* einzusetzen.

aa)   Grammatikalische Auslegung

Zunächst könnte eine grammatikalische Interpretation der §§ 63 ff. SGB V zur Klärung beitragen. Zwar geht es jetzt nicht mehr um Modellvorhaben gem. § 63 SGB V. Gleichwohl kann die Regelung, § 63 Abs. 3c SGB V, herangezogen werden, da diese nach erfolgter Erprobung jedenfalls ihre Nachfolgeregelung prägen soll. Dementsprechend nennt auch § 64 Abs. 1 S. 1 SGB V als mögliche Vereinbarungspartner eines Modellvorhabens »in der gesetzlichen Krankenversicherung *zugelassene* Leistungserbringer oder Gruppen von Leistungserbringern«, verwendet also den Begriff der Zulassung ausdrücklich. Der Wortlaut zeigt also, dass einzelne Leistungserbringer und Leistungserbringergruppen nur dann Vereinbarungspartner eines Modellvorhabens werden, wenn sie zuvor im *engen* Sinne, d.h. z. B. i.S.v. § 95 SGB V, zugelassen wurden. Dieses Erfordernis könnte auch im Rahmen der Regelversorgung auf die Substitutionspflegekräfte

---

522 Die Zulassung im *engen* Sinne ist gem. § 31 SGB X Verwaltungsakt, vgl. *Quaas/Zuck,* MedR, § 17 Rn. 13; Becker/Kingreen/ *Joussen*, SGB V § 95 Rn. 3.

zu übertragen sein. Denn die Einbindung in das System setzte dementsprechend eine »Zulassung« voraus. Andererseits lässt der Wortlaut aber auch die Interpretation zu, dass all jene Leistungserbringer als Vereinbarungspartner in Betracht kommen, denen die Möglichkeit der Teilnahme an der GKV-Versorgung in irgendeiner Weise eröffnet ist (Zulassung im *weiten* Sinne), ohne die konkrete Teilnahmeform vorzuschreiben.

Ein eindeutiges Ergebnis lässt sich daher im Wege der grammatikalischen Auslegung nicht finden.

bb)   Systematische Auslegung

Für die systematische Auslegung sind die Stellung, Struktur und Funktion der Vorschriften über die »Zulassung« – im Verhältnis zum Gesamtgefüge des SGB V selbst und in ihrem Verhältnis untereinander – zu betrachten.[523]

Ein Vergleich mit den demselben Bereich zugehörigen §§ 140a, 140b Abs. 1 SGB V spricht eher dafür, für das Substitutionspersonal eine Zulassung im *engen* Sinne zu fordern. Denn im Zusammenhang mit Verträgen zur integrierten Versorgung werden als mögliche Vertragspartner neben einzelnen, zur vertragsärztlichen Versorgung zugelassenen Ärzten und Zahnärzten »sonstige[], nach diesem Kapitel zur Versorgung der Versicherten berechtigte[] Leistungserbringer[] oder deren Gemeinschaften« aufgezählt. Solche »*in sonstiger Weise* zur Versorgung *berechtigte* Leistungserbringer« finden sich hingegen bei der Beschreibung möglicher Vereinbarungspartner zu Modellvorhaben gem. § 63 Abs. 3c SGB V i.V.m. § 64 Abs. 1 S. 1 SGB V nicht. Dort ist allein von »zugelassenen Leistungserbringern« die Rede. Wäre der Begriff des »*zugelassenen* Leistungserbringers« nicht im *engen* Sinne zu verstehen, müsste § 140b Abs. 1 Nr. 1 SGB V die »sonstige Versorgungsberechtigung« nicht neben der Zulassung gesondert aufführen. Daran wird deutlich, dass die Zulassung nur eine unter verschiedenen Berechtigungen zur Teilnahme an der Versorgung ist. Daraus könnte man folgern, der Begriff der »Zulassung« im Rahmen des SGB V sei als Zulassung im *engen* Sinne zu werten.

Dagegen spricht jedoch ein Argument aus den §§ 108, 109 Abs. 4 SGB V, die für Krankenhäuser gelten. Auch hier wird der Begriff der Zulassung verwendet, jedoch nicht im *engen* Sinne. Krankenhäuser nehmen aufgrund von Versorgungsverträgen an der GKV-Versorgung teil. Die »Zulassung« in Vertragsform wird also als Synonym für »Teilnahme« im Sinne eines Zugangs oder der Einbe-

---

523 Vgl. dazu auch o., S. 151.

ziehung in die Versorgung verwendet. Dies spricht für ein *weites* Verständnis vom Begriff der »Zulassung«.

Die ungleiche Verwendung des Begriffs der »Zulassung« innerhalb des SGB V verhilft also im Rahmen der systematischen Auslegung zu keiner eindeutigen Aussage darüber, ob der Begriff im *engen* oder *weiten* Sinne zu verstehen ist.

cc) Historisch-teleologische Auslegung

Zu prüfen ist deshalb, ob historisch-teleologische Argumente für ein *enges* oder *weites* Auslegungsverständnis sprechen. Aufschluss über den Willen des Gesetzgebers könnte die Gesetzesbegründung bieten. Aus den für das Pflege-Weiterentwicklungsgesetz maßgeblichen Drucksachen[524] ergibt sich, dass das nichtärztliche Substitutionspersonal i.S.v. § 63 Abs. 3c SGB V eigenständiger und liquidationsberechtigter Leistungserbringer werden sollte. Die Möglichkeit der Abrechnung gegenüber der GKV setzt zwar eine Rechtsbeziehung zwischen GKVen und Leistungserbringer voraus. Jedoch zeigt das Beispiel der Hebammenhilfe in § 134a SGB V[525], dass diese nicht nur in Form einer Zulassung, sondern auch durch Einzelverträge entstehen kann. Daher gibt der auf wirtschaftliche Selbstständigkeit des Substitutionspflegepersonals gerichtete Wille des Gesetzgebers keine Antwort auf die Frage, ob ein Zulassungsverfahren und damit eine Zulassung im *engen* Sinne erforderlich ist oder irgendeine Form der Einbeziehung in die GKV-Versorgung i.S.v. § 63 Abs. 3c SGB V genügt.

Auch den Gesetzesmaterialien zu § 64 Abs. 1 S. 1 SGB V,[526] aus dem sich das Erfordernis der »Zulassung« für Vereinbarungspartner im Sinne der Vorgängerregelung des § 63 Abs. 3c SGB V ausdrücklich ergibt, lässt sich dazu nichts Näheres entnehmen. Auf das Erfordernis der »Zulassung« der Leistungserbringer und ihr näheres Verständnis geht die Gesetzesbegründung zum sog. GKV-Weiterentwicklungsgesetz[527] nicht ein. Diejenige zum 2. GKV-Neuordnungsgesetz[528] stellt zwar klar, dass Modellvorhaben nur mit Leistungserbringern möglich seien, die für die Versorgung in der gesetzlichen Krankenversicherung zugelassen sind. Offen bleibt aber auch hier, wie dieser Begriff zu verstehen ist. Die historisch-teleologische Betrachtung führt mithin ebenfalls nicht zur einer eindeutigen Klärung des Zulassungserfordernisses in § 64 Abs. 1 S. 1 SGB V.

---

524 Insbesondere BR-Drs. 718/07, BT-Drs. 16/7439, BT-Drs. 16/8525.
525 Vgl. ferner §§ 132ff. SGB V für weitere Fälle der Einzelverträge.
526 Vgl. hierzu BT-Drs. 13/3608, S. 24.
527 S. Gesetzesentwurf in BT-Drs. 13/3608, S. 24 [Zu Art. 1 Nr. 15 (Zu § 64)].
528 S. BT-Drs. 13/6087, S. 27 [Zu Art. 1 Nr. 20 (Zu § 64 zu Abs. 1)].

dd) Objektiv-teleologische Auslegung

Somit könnte nur noch die objektiv-teleologische Betrachtung Klarheit im Hinblick auf die Frage des Zulassungserfordernisses verschaffen.

Bereits die Regelung der Modellvorhaben (§ 63 Abs. 3c SGB V i.V.m. §§ 63 ff. SGB V) diente der Weiterentwicklung der Versorgung, bezweckte also – dies wurde verschiedentlich im Einzelnen dargestellt[529] – die Verbesserung des Gesamtsystems in Hinblick auf Qualität und Wirtschaftlichkeit. Um dem gerecht zu werden, war und ist es sinnvoll, ausschließlich qualifizierte und anerkannte Leistungserbringer einzusetzen.[530] Ein Zulassungsverfahren gewährleistet die eingehende Prüfung dieser Kriterien. Allerdings würde dem genannten Zweck auch das einer anderen Teilnahmeberechtigungsform vorgeschaltete Prüfungsverfahren gerecht. Denn Versorgungsverträge oder Einzelverträge mit Leistungserbringern werden ebenfalls erst abgeschlossen, nachdem die Qualifikation und Geeignetheit des Leistungserbringers geprüft wurden, bevor man ihn an der Versorgung der GKV beteiligt. Dementsprechend ließe sich vertreten, es komme allein darauf an, dass nur ein auf seine Geeignetheit hin geprüfter Leistungserbringer in die GKV-Versorgung einbezogen wird, ohne das konkrete Teilnahmeverfahren und die entsprechende Teilnahmeform vorzugeben. Dann wäre ein *enges* Verständnis vom Begriff der Zulassung nicht zwingend.

Gegen ein solches enges Zulassungsverständnis sprechen aber auch noch weitere Überlegungen. Die Zulassung nach § 95 SGB V betrifft primär Vertragsärzte und Zahnärzte, die Zulassung nach § 124 SGB V Leistungserbringer von Heilmitteln. Für einige Bereiche existiert unter bestimmten Voraussetzungen – z. B. bei drohender Unterversorgung – ferner das Institut der Ermächtigung (§§ 116, 117-119 und § 95 Abs. 4, § 98 Abs. 2 Nr. 11 SGB V i.V.m. §§ 31, 31□a Ärzte-/Zahnärzte-ZV) als *eingeschränkte Form* der Zulassung,[531] für andere Sektoren wiederum wird die statusbegründende Rechtsbeziehung zwischen Krankenkassen und Leistungserbringern durch Versorgungsvertrag gebildet[532]. Vereinzelt bestehen – z. B. im Falle der Apotheken, pharmazeutischen Unternehmen, Trägern von Krankentransporten und Hebammen – überhaupt keine status-

---

529 Vgl. dazu o., S. 80.
530 Vgl. dazu die Ausführungen oben zur geforderten Zusatzqualifikation i.R.d. § 63 Abs. 3c SGB V, S. 108ff.
531 Dazu Laufs/Kern/*Krauskopf/Clemens,* Hdb. d. Arztrechts, § 29 Rn. 69ff; Krauskopf/*Krauskopf,* SGB V § 98 Rn. 18ff.
532 So etwa im Falle der §§ 111 Abs. 2, 111a Abs. 1 S. 1, 126 Abs. 1, 132 Abs. s. 2, 132a Abs. 2, 132 b, 132c Abs. 1, 132d Abs. 1, 132e S. 1 SGB V, vgl. Becker/Kingreen/*dies.,* SGB V § 69 Rn. 12.

begründenden Rechtsbeziehungen.[533] Vor dem Hintergrund der vielfältigen Möglichkeiten, durch die Leistungserbringer in die GKV-Versorgung einbezogen werden können, findet sich bislang kein überzeugendes Argument, warum ausgerechnet für Substitutionspflegepersonal die Zulassung im engen Sinne verlangt werden sollte, die in der Regel doch nur Ärzte, Vertragsärzte oder Heilmittelversorger betrifft.

Es kann also im Hinblick auf den Gesetzeszweck zwar festgestellt werden, dass der Einsatz von qualifizierten und geprüften Leistungserbringern maßgeblich ist. Eine zwingende Beteiligungsform an der Versorgung gibt jedoch auch die objektiv-teleologische Auslegung nicht vor

ee)   Ergebnis

Im Wege der Auslegung konnte nicht eindeutig ermittelt werden, ob es zwingend der Zulassung des Substitutionspersonals im *engen* Sinne bedarf. Die Anknüpfung an die Vorgängerregelung in §§ 63ff. SGB V, die eine »Zulassung« beteiligter Leistungserbringer fordert, führte zu keinem befriedigendem Ergebnis, da – wie die Ausführungen gezeigt haben – selbst innerhalb des SGB V der Zulassungsbegriff uneinheitlich verwendet wird. Die Frage nach der passenden Teilnahmeform lässt sich insofern also nicht »pauschal« beantworten. Sie richtet sich vielmehr allein danach, welcher jeweilige Leistungserbringer betroffen und welcher gesetzliche Tatbestand für seine Einbeziehung in die Regelversorgung im Folgenden anwendbar ist.

Zur Ermittlung der einschlägigen Teilnahmeform an der GKV-Versorgung muss deshalb geprüft werden, auf welcher Rechtsgrundlage das Substitutionspersonal in das GKV-Versorgungssystem eingebunden wird. Dies bestimmt sich danach, welche Tätigkeiten das nichtärztliche Personal nach der Substitution übernimmt und welcher bestehenden Teilnahmeform dieses Aufgabenfeld am besten zugeordnet werden kann. Für die Beurteilung sind daher im Folgenden die Tatbestände denkbarer Teilnahmeformen zu betrachten. Erst danach kann abschließend über die Beteiligungsart entschieden werden.

---

533 D.h. die Statusbegründung richtet sich in den Fällen nach dem einschlägigen Berufs- und Gewerberecht (§ 2 ApoG, Rettungsdienstgesetze der Länder, § 2 HebG), vgl. Becker/ Kingreen/ *dies.*, SGB V § 69 Rn. 13.

b)   Die Teilnahmeform in Abhängigkeit von Art und Umfang der
       übertragenen Tätigkeit

aa)   Rechtsgrundlagen

Es gilt also die Frage zu beantworten, aufgrund welcher konkreten Beteiligungsform nichtärztliches Substitutionspersonal i.S.v. § 63 Abs. 3c SGB V künftig in
die GKV-Versorgung einzubinden ist. Losgelöst von einer entsprechenden gesetzlichen Regelung soll zunächst erörtert werden, welche Vorschriften nach geltendem Recht bereits zur Verfügung stünden.

(1)   § 95 SGB V

Die genannte »Zulassung« im *engen* Sinne, die also ein öffentlich-rechtliches
Zulassungsverfahren beinhaltet,[534] ist in § 95 und § 124 SGB V verankert und erfasst den vertrags(zahn)ärztlichen sowie den psychotherapeutischen und heilmit-
telrechtlichen Bereich. Sie betrifft entsprechend die auf diesen Sektoren tätigen
Leistungserbringer. Da das nichtärztliche Substitutionspersonal aber weder Ver-
trags(zahn)arzt noch Psychotherapeut oder Leistungserbringer für Heilmittel[535]
ist oder werden wird, entfällt eine direkte Anwendung dieser Regelung. Möglicherweise kommt aber eine analoge Anwendung des § 95 SGB V in Betracht,
weil das nichtärztliche Personal jedenfalls anstelle des Arztes eingesetzt wird.

(2)   §§ 132 ff. SGB V

Gegenüber einer analogen Anwendung genießt eine vorhandene gesetzliche Regelung der Materie aber deshalb Vorrang, weil sie eine planwidrige Lücke aus-
schlösse, die eine Analogie voraussetzt. Insofern ist weiterhin zu klären, ob nicht
anderen Vorschriften Regelungen zur Zulassung von Substitutionspflegepersonal
entnommen werden können.
    Als solche kommen die §§ 132 ff. SGB V in Betracht. Der 8. Abschnitt des
SGB V (§§ 132 ff. SGB V) beschäftigt sich mit den Beziehungen der Krankenkassen zu den sog. »sonstigen Leistungserbringern«. Statusbegründend zur Aufnahme in das Versorgungsverhältnis sind – anders als bei §§ 95 und 124 SGB V

---

534 S. o., S. 152ff.
535 Hierunter fallen insbesondere Physiotherapeuten, Podologen, Logopäden, Ergotherapeu-
     ten, vgl. Becker/Kingreen/*Butzer*, SGB V § 124 Rn. 7.

– keine öffentlich-rechtlichen Zulassungsverfahren, sondern – wie bereits oben erwähnt wurde[536] – der Abschluss von sog. Versorgungsverträgen.[537]

(a)   § 132 SGB V (Haushaltshilfe)

Gegenstand des § 132 SGB V ist die Versorgung der Patienten mit Haushaltshilfe. Da hierunter Dienstleistungen im hauswirtschaftlichen Bereich fallen, wie beispielsweise die Beschaffung/Zubereitung von Mahlzeiten, die Pflege der Räumlichkeiten oder das Waschen der Kleidung,[538] berührt die Regelung aber nicht das wesentliche Tätigkeitsspektrum von Substitutionspersonal, das medizinische Aufgaben wahrnehmen soll. Selbst wenn Leistungen der Haushaltshilfe dem Aufgaben- und Zuständigkeitsbereich unterfielen, ginge es dabei allenfalls um einen Nebenbereich, so dass die Vorschrift keine spezielle Norm zur Regelung der Beziehung zwischen den Krankenkassen und dem Substitutionspersonal als Leistungserbringer darstellt.

(b)   § 132a SGB V (Häusliche Krankenpflege)

Dagegen betrifft § 132a SGB V als Korrespondenznorm zu § 37 SGB V die Versorgung mit häuslicher Krankenpflege, d.h. § 132a SGB V regelt die rechtliche Beziehung zwischen den Sozialträgern einerseits und den Leistungserbringern andererseits, während § 37 SGB V den entsprechenden materiellen Anspruch des Patienten auf häusliche Krankenpflege als Leistungsgegenstand der GKV begründet. Unter häuslicher Krankenpflege ist eine die ärztliche Behandlung flankierende Leistung zu verstehen.[539]

Aufgrund der praktischen Bedeutung des Einsatzes von Krankenpflege- und Altenpflegepersonal auf diesem Sektor und weil ihr Auftreten als eigenständige Leistungserbringer vor allem in diesem Bereich denkbar ist, muss geprüft werden, ob § 132a SGB V eine Regelung zur Zulassung von Substitutionspflegepersonal entnommen werden kann.

---

536 S. o., S. 152.
537 Vgl. hierzu auch *BGH*, NJW 1992, 1561 (1562f.).
538 S. Rolfs/Giesen/Kreikebohm/Udsching/*Joussen*, SGB V § 132.
539 Vgl. dazu im einzelnen Becker/Kingreen/*Rixen*, SGB V § 37 Rn. 1ff.; ferner Krauskopf/*Wagner*, SGB V § 37 Rn. 2ff.

(aa) Anwendungsbereich »Häusliche Krankenpflege«, § 37 SGB V

Dies hängt davon ab, ob die substituierten Tätigkeiten gegenständlich in den Bereich der »häuslichen Krankenpflege« i.S.d. §§ 37, 132a SGB V fallen.

»Häusliche Krankenpflege« kommt in Betracht, wenn eine Krankenhausbehandlung zwar geboten, aber nicht ausführbar ist oder dadurch vermieden oder verkürzt wird (sog. Krankenhausvermeidungspflege), außerdem in Fällen, wenn die häusliche Krankenpflege das Ziel der ärztlichen Behandlung absichert (sog. Behandlungssicherungspflege).[540] Sie setzt eine vertragsärztliche Verordnung und eine laufende ambulante ärztliche Behandlung gem. § 28 Abs. 1 SGB V voraus,[541] auf deren Unterstützung sie ausgerichtet sein muss. Dies lässt sich dem Wortlaut von § 37 SGB V entnehmen, der in Abs. 1 S. 1 ausdrücklich davon spricht, dass die häusliche Krankenpflege »neben der ärztlichen Behandlung« gewährt wird. Damit stellt sich also die Frage, ob man unter der sog. »Häuslichen Krankenpflege« gem. §§ 37, 132a SGB V auch die eigenverantwortliche heilkundliche Tätigkeit des Substitutionspersonals fassen kann, die bislang parallel zur Pflege vom behandelnden Arzt erbracht wurde.

Nach dem Sprachgebrauch betrifft »Häusliche Kranken*pflege*« jedenfalls auf den ersten Blick keine ärztlichen, sondern pflegerische Maßnahmen. Dementsprechend wird darunter – dies wurde bereits erwähnt – eine Nebenleistung zur Krankenbehandlung verstanden.[542] Dabei betrifft die sog. Krankenhausvermeidungspflege die »Grund- und Behandlungspflege sowie hauswirtschaftliche Versorgung«, § 37 Abs. 1 SGB V. Die sog. Behandlungssicherungspflege erstreckt sich grundsätzlich allein auf »verrichtungsbezogene krankheitsspezifische *Pflege*maßnahmen«, also die Behandlungspflege, § 37 Abs. 2 S. 1 SGB V.[543] Der überwiegende Bezug zur »Pflege« spricht eher gegen die Subsumtion heilkundlicher Tätigkeiten unter diesen Begriff.

Ein Bezug der hauswirtschaftlichen Versorgung zu Substitutionstätigkeiten der hier in Rede stehenden Art wurde bereits abgelehnt, da diese Leistungen allenfalls einen Nebenbereich beträfen.[544] Zu klären bleibt daher, ob die Grund- und Behandlungspflege Aufgabenbereiche der Heilkunde umfassen, die bislang

---

540 Vgl. jurisPK-SGB V/*Padè*, § 37 Rn. 19ff.; Hauck/Noftz/*Flint*, § 37 Rn. 13; Krauskopf/*Wagner*, SGB V § 37 Rn. 12ff.

541 Vgl. Hauck/Noftz/ *Flint*, § 37 Rn. 14; KassKomm/*Höfler*, § 37 Rn. 5; jurisPK-SGB V/*Padè*, § 37 Rn. 28; Krauskopf/*Wagner*, SGB V § 37 Rn. 4.

542 Vgl. dazu – teilweise auch als »eine die ärztliche Behandlung flankierende Leistung« bezeichnet – im einzelnen Becker/Kingreen/*Rixen*, SGB V § 37 Rn. 1ff.; ferner Krauskopf/*Wagner*, SGB V § 37 Rn. 2ff.

543 Grundpflege und hauswirtschaftliche Versorgung können aber satzungsmäßig vorgesehen werden.

544 S. o., S. 158.

originär dem ärztlichen Tätigkeitsfeld zuzuordnen waren, aber im Wege der Substitution auf nichtärztliches Personal übertragen werden können.

(α)   Grundpflege und Behandlungspflege

Legaldefinitionen für die beiden Begriffe existieren nicht. Nach allgemeinem Verständnis betreffen Maßnahmen der *Grundpflege* nichtmedizinische Verrichtungen des alltäglichen Lebens,[545] während die Behandlungspflege sich auf die Heilung bzw. Linderung von Krankheiten bezieht, indem nichtärztliche Maßnahmen zur Ergänzung und Sicherung der ärztlichen Behandlung erbracht werden.[546]

Zu den Leistungen der »Grundpflege« zählen also Hilfestellungen im Hinblick auf körperliche, seelische oder geistige Bedürfnisse, die sich nicht primär auf den Behandlungs- und Heilungszweck richten und deren Ausführungen deshalb auch keine medizinischen Fähigkeiten und Kenntnisse erfordern.[547] Der Gesetzgeber hat einige Tätigkeiten in § 14 Abs. 4 Nr. 1-3 SGB XI katalogisiert; Dort werden beispielsweise die Körperpflege (Waschen, Duschen, Körperpflege, Zahnpflege, Rasieren, Darm- und Blasenentleerung), Ernährung (Aufnahme der Nahrung und mundgerechte Zubereitung), Mobilität und das Training elementarer Fähigkeiten (Aufstehen und Zu-Bett-Gehen, Gehen, Stehen, Treppensteigen, Verlassen und Wiederaufsuchen der Wohnung) genannt.[548] Selbst wenn die Aufzählung nicht abschließend gilt,[549] unterfallen »Substitutionstätigkeiten« im hier verstandenen Sinne nicht der Grundpflege, da letztere ausschließlich Pflegemaßnahmen ohne heilkundlichen Bezug betrifft.

Aufgrund ihrer heilkundlichen Ausrichtung könnten Substitutionstätigkeiten jedoch möglicherweise unter die *Behandlungspflege* zu subsumieren sein. Deren Leistungen beziehen sich auf »verrichtungsbezogene krankheitsspezifische Pflegemaßnahmen« und dienen den Behandlungszielen des § 27 Abs. 1 S. 1 SGB V. Das schließt insbesondere das Erkennen und Heilen von Krankheiten und das Lindern oder Verhüten der Verschlimmerung von Krankheitsbeschwerden ein.[550] Als Behandlungspflege können demnach Maßnahmen verschiedenster Art, u.a.

---

545   S. KassKomm/*Höfler*, § 37 Rn. 22; Krauskopf/*Wagner*, SGB V § 37 Rn. 17; Hauck/Noftz/ *Flint*, § 37 Rn. 75; Berchtold/Richter/*Richter*, § 14 Rn. 94.
546   S. jurisPK-SGB V/*Padé*, § 37 Rn. 51; KassKomm/*Höfler*, § 37 Rn. 23; Berchtold/Richter/*Richter*, § 14 Rn. 90ff; Hauck/Noftz/ *Flint*, § 37 Rn. 80.
547   S. Fn. 545.
548   S. KassKomm/*Höfler*, § 37 Rn. 22a; Krauskopf/*Wagner*, SGB V § 37 Rn. 17; auch jurisPK-SGB V/*Padé*, § 37 Rn. 36.
549   KassKomm/*Höfler*, § 37 Rn. 22a.
550   S. Berchtold/Richter/*Richter*, § 14 Rn. 94; KassKomm/*Höfler*, § 37 Rn. 22, 23.

etwa die Versorgung künstlicher Ausgänge, die krankheitsspezifische Beobachtung des Patienten, das Absaugen von Sekretabsonderungen, die Kontrolle des Blutzuckers und Blutdrucks, Sondenernährung und Injektionen, eingestuft werden,[551] die sämtlich dem Bereich der Heilkunde angehören.

Unter den Begriff der Behandlungspflege fallen aber dennoch keine Substitutionstätigkeiten, weil sie nicht Fälle der *eigenverantwortlichen* nichtärztlichen Verrichtung heilkundlicher Maßnahmen, sondern vor allem die ärztliche Behandlung ergänzende Tätigkeiten betrifft[552]. Dies ergibt sich bereits daraus, dass Behandlungspflege durch Ärzte zu verordnen und zu verantworten ist. Die Pflegemaßnahmen erfolgen lediglich als Hilfeleistung i.S.d. §§ 15 Abs. 1 S. 2 und § 28 Abs. 1 S. 2 SGB V.[553] Sie werden nach § 37 Abs. 2 S. 1 SGB V »zur Sicherung des Ziels der ärztlichen Behandlung« erbracht und verhalten sich demnach akzessorisch zu der entsprechenden ärztlichen Behandlung, setzen deren parallelen Verlauf mithin voraus.[554] Zwar erfolgt die Verrichtung durch das nichtärztliche Personal, gleichwohl bleibt die jeweilige Maßnahme aber Bestandteil der ärztlichen Behandlung. Die Substitution zeichnet sich hingegen jedoch gerade dadurch aus, dass nichtärztliche Pflegekräfte die heilkundlichen Aufgaben eigenverantwortlich, an Stelle der Ärzte erbringen und nicht lediglich zu deren Unterstützung. Somit entfällt auch eine Zuordnung der Substitutionstätigkeiten unter die Behandlungspflege.

Dieses Ergebnis lässt sich dadurch unterstreichen, dass die Systematik der Substitution in Modellvorhaben gem. § 63 SGB V zwischen den jeweiligen Kompetenzerweiterungen unterscheidet. Auf der einen Seite sieht § 63 Abs. 3b SGB V u. a. die inhaltliche Ausgestaltung der *häuslichen Krankenpflege* durch qualifizierte Kranken- und Altenpfleger vor allerdings ohne selbstständige Ausübung von Heilkunde. Auf der anderen Seite berechtigt § 63 Abs. 3c SGB V zur selbstständigen Übernahme ärztlicher heilkundlicher Tätigkeiten.[555]

551 S. dazu etwa *BSG*, GesR 2006, 161; *BSG* NZS 2002, 484; BT-Drs. 16/3100, S. 104 unter Verweis auf *BGS*, NZS 2006, 9; vgl. ferner KassKomm/*Höfler*, § 37 Rn. 23b; Krauskopf/*Wagner*, SGB V § 37 Rn. 18; *Trenk-Hinterberger*, § 37 SGB V, Rn 9, in: *Spickhoff*, Medizinrecht.
552 S. jurisPK-SGB V/*Padé*, § 37 Rn. 51; ferner Hauck/Noftz/ *Flint*, § 37 Rn. 82.
553 Vgl. Berchtold/Richter/*Richter*, § 14 Rn. 82; KassKomm/*Höfler*, § 37 Rn. 23a.
554 Krauskopf/*Wagner*, SGB V § 37 Rn. 4.
555 Vgl. auch o., S. 22, 62f.

(β)   Zwischenergebnis

Folglich fällt die eigenverantwortliche Tätigkeit des nichtärztlichen Personals nach Substitution schon tatbestandlich in keinen der Anwendungsbereiche der häuslichen Krankenpflege gem. § 37 Abs. 1 und 2 SGB V.

(bb)   Häusliche Krankenpflege-Richtlinie

Nichts anderes ergibt sich aus der sog. Häuslichen Krankenpflege-Richtlinie[556] (HKP-RL), in der der G-BA gem. § 37 Abs. 6 S. 2 SGB V »das Nähere über Art und Inhalt der verrichtungsbezogenen krankheitsspezifischen Pflegemaßnahmen nach Absatz 2 Satz 1« bestimmt. § 92 Abs. 1 S. 2 Nr. 6, Abs. 7 SGB V legt in einem nicht abschließenden Katalog (»insbesondere«) den Regelungsinhalt der Richtlinie fest. Sie soll danach Bestimmungen zur Verordnung der häuslichen Krankenpflege und deren ärztlicher Zielsetzung (Nr. 1), zu Inhalt und Umfang der Zusammenarbeit des verordnenden Vertragsarztes mit dem jeweiligen Leistungserbringer und dem Krankenhaus (Nr. 2) sowie die Voraussetzungen für die Verordnung häuslicher Krankenpflege und für die Mitgabe von Arzneimitteln im Krankenhaus im Anschluss an einen Krankenhausaufenthalt (Nr. 3) enthalten.

§ 1 Abs. 4 S. 4 HKP-RL schließt ebenfalls Maßnahmen der ärztlichen Diagnostik und Therapie aus dem Leistungsbereich der häuslichen Krankenpflege ausdrücklich aus. Ihnen fehlt danach die Verordnungsfähigkeit und die Genehmigung durch die Krankenkassen bleibt verboten, so dass auch danach häusliche Krankenpflege keine eigenverantwortliche Heilkunde sein kann. Gleiches gilt nach dem der HKP-RL als Anlage beigefügten Leistungsverzeichnis. Da die Richtlinie insofern lediglich das oben gefundene Ergebnis bestätigt, wonach Substitutionstätigkeiten nicht in den Anwendungsbereich der Häuslichen Krankenpflege fallen, kommt es auf die bereits oben im Zusammenhang mit der G-BA-Richtlinie i.S.d. § 63 Abs. 3c S. 3 SGB V geäußerten Bedenken an der allgemeinen Wirksamkeit von G-BA-Richtlinien[557] an dieser Stelle nicht an.

---

556 Richtlinie des Gemeinsamen Bundesausschusses über die Verordnung von häuslicher Krankenpflege (Häusliche Krankenpflege-Richtlinie) in der Neufassung vom 17.09.2009, in Kraft getreten am 10.02.2010 (Bundesanzeiger Nr. 21a (Beilage) vom 09.02.2010), zuletzt geändert am 21.10.2010 (Bundesanzeiger Nr. 8 (S. 140) vom 15.01.2011), abrufbar auch unter http://www.g-ba.de/informationen/richtlinien/11/, letzter Zugriff am 14.05.2011.
557 S. dazu o., S. 124ff.

(c)   Zwischenergebnis (§§ 132ff. SGB V)

Die §§ 132ff. SGB V enthalten keine Regelung für das Substitutionspflegepersonal zur Teilnahme am System der GKV. Da es an sonstigen einschlägigen Vorschriften fehlt, liegt insoweit eine Regelungslücke vor. Sie ist zudem planwidrig,
weil der Gesetzgeber vor Einführung der Vorschrift über das Modellvorhaben in
§ 63 Abs. 3c SGB V die Zulassung für noch nicht vorhandenes Substitutionspersonal nicht bedacht haben kann.

(3)   Analoge Anwendung des § 95 SGB V oder des § 132a SGB V

Zu prüfen ist deshalb, ob § 95 SGB V oder § 132a SGB V analog angewendet
werden kann. Die Analogie setzt voraus, dass neben der bereits bejahten plan-
widrigen Regelungslücke eine vergleichbare Interessenlage vorliegt.[558]

(a)   Vergleichbare Interessenlage

Eine analoge Anwendung setzt desweiteren eine vergleichbare Interessenlage
zwischen dem geregelten und dem nicht geregelten Sachverhalt voraus. Als Ver-
gleichsnorm kommt neben dem zunächst ins Auge gefassten § 95 SGB V auch §
132a SGB V in Betracht. Die folgende Untersuchung soll zeigen, *ob* und *welche*
der beiden Vorschriften eine vergleichbare Interessenlage zu dem Fall der Zulassung von Substitutionspersonal aufweist.

(aa)   Vergleichbarkeit der Interessenlage mit dem Tatbestand des § 95 SGB V

Eine Vergleichbarkeit der Interessenlage bei der Einbindung des zuständigen
Substitutionspersonals in das GKV-Versorgungssystem zu der Interessenlage bei
der Einbindung von Vertragsärzten gem. § 95 SGB V ergibt sich aus Gemein-
samkeiten der Aufgabenfelder, da das Substitutionspersonal anstelle von Ärzten
tätig werden soll. Ärzte haben also die entsprechenden Tätigkeiten vor erfolgter
Substitution eigenverantwortlich ausgeführt und bedurften im Hinblick auf die
Qualität der Aufgaben, aufgrund ihrer Schwierigkeit, Kompliziertheit und der
damit verbundenen möglichen Gefahren einer höheren Qualifikation als andere

---

558   Vgl. allgemein zur Analogie *Larenz/Canaris,* Methodenlehre, S. 191ff., insbes. S. 202ff.;
      Larenz/Wolf, Allgemeiner Teil, § 4 Rn. 77ff., insbes. Rn. 80ff.; Staudinger/ *Coing/*
      Honsell, Eckpfeiler, Kap. B. Rn. 61.

Berufsgruppen. Deshalb unterliegen sie im Rahmen der Zulassung auch gesteigerten Anforderungen. So verlangt die Zulassung eines Vertragsarztes gem. § 95 SGB V ein öffentlich-rechtliches Verfahren, in dem die Qualifikation streng geprüft wird. Ebenso erfolgt eine Bedarfsprüfung im Hinblick auf die Wirtschaftlichkeit und Funktionalität des Gesamtsystems. Weil sich all diese Anforderungen nicht zuletzt auf die Bedeutung der betreffenden heilkundlichen Tätigkeiten zurückführen lassen, ergibt sich eine vergleichbare Interessenlage zu dem Fall, in dem das Substitutionspersonal entsprechende heilkundliche Aufgaben übernimmt. Dementsprechend könnte auch die Zulassungsregelung zu übertragen sein, und zwar mit der Folge, dass ein öffentlich-rechtliches Zulassungsverfahren i.S.d. § 95 SGB V und ggf. eine Bedarfsprüfung zu fordern wäre.

(bb)   Vergleichbarkeit der Interessenlage mit dem Tatbestand des § 132a
       SGB V

Eine vergleichbare Interessenlage zwischen der Zulassung von Substitutionspersonal und der Zulassung von Leistungserbringern in Bezug auf die Häusliche Krankenpflege (Behandlungspflege) besteht insoweit, weil (typischerweise) die gleiche Berufsgruppe, nämlich das »Kranken- und Altenpflegepersonal«, betroffen ist. Daran ändert auch der Umstand nichts, dass bei der Substitution eine erweiterte Qualifikation gefordert wird, die i. E. zu größerer Kompetenz und damit zur Wahrnehmung heilkundlicher Tätigkeiten befugt. Es erscheint daher nicht ausgeschlossen, die entsprechenden Vorschriften zu übertragen und so einen Versorgungsvertrag für die Einbindung von Substitutionspersonal in das Versorgungssystem für ausreichend zu erachten. Ein weiterer Aspekt, der die Anforderungen an die Zulassungsbestimmungen relativiert, liegt darin, dass nicht alle, sondern nur bestimmte Tätigkeiten der ärztlichen Heilkunde übertragen werden sollen.

Zwar betrifft § 132a SGB V nur Heil*hilfs*tätigkeiten, während bei der Substitution die eigenverantwortliche Ausübung von Heilkunde im Vordergrund steht. Die Vorschrift kommt dennoch für eine Analogie in Betracht, weil die Substitution zum Zeitpunkt der Gesetzesschaffung noch nicht existierte. Deshalb ist aus heutiger Sicht nicht ausgeschlossen, dass die Zulassung zur *eigenverantwortlichen* Heilkundeverrichtung durch nichtärztliches Personal nach den Vorschriften zur Zulassung zur Heilkundeausübung *als bloße Hilfstätigkeit* (im Rahmen der Behandlungspflege) behandelt werden soll, die früher alleinig in Betracht kam. Diese Überlegung ergibt sich ferner daraus, dass Sinn und Zweck der häuslichen Krankenpflege i.S.d. §§ 132a, 37 SGB V in der Förderung des Behandlungsziels aus § 27 Abs. 1 S. 1 SGB V liegen. Dazu trägt die eigenverantwortliche Verrichtung der Aufgaben mehr bei als ihre Ausübung als Hilfstätigkeit. Bedenken bestehen also nicht, solange weiterhin der Arzt die Maßnahmen verordnet, die seiner Behandlung zugute kommen sollen. Ferner kann die angemessene Qualifikation des Personals bei Abschluss eines Versorgungsvertrages ebenso sichergestellt werden wie bei Durchführung eines öffentlich-rechtlichen Zulassungsverfahrens. Aus den vorgenannten Gründen besteht mithin bezüglich der Interessenlage zur Zulassung des eingesetzten Personals eine hinreichende Vergleichbarkeit zum Tatbestand des § 132a SGB V.

Nun könnte man aufgrund des tatbestandlichen Anwendungsbereiches der Norm annehmen, dass die Analogie aber nur Fälle beträfe, in deren Rahmen Substitutionspflegkräfte im ambulanten Bereich im Einklang mit den materiellen Voraussetzungen des § 37 Abs. 1 oder Abs. 2 SGB V (in der »Häuslichkeit« des Patienten) eingesetzt werden soll. Es darf hierbei jedoch nicht außer Betracht bleiben, dass es an dieser Stelle nur um die Rechtsgrundlage zur Zulassung der Substitutionspflegekräfte geht. Davon muss der Aspekt des späteren Einsatzgebietes getrennt behandelt werden. Er betrifft das Umfeld der Tätigkeiten, berührt aber nicht Frage nach der dem vorgelagerten Berechtigung dazu, also die Art und Weise der Einbeziehung in das Versorgungssystem, die über § 132a SGB V analog in einem statusbegründenden Versorgungsvertrag zwischen Sozialträger und Leistungserbringer bestünde.

Sofern man allerdings davon ausgeht, dass die Interessenlage der Substitutionspflegekräfte hinsichtlich ihrer Zulassung mit der der im Rahmen der Häuslichen Krankenpflege eingesetzten Leistungserbringern vergleichbar ist, darf das Verfahren deren Einbeziehung in die Regelversorgung nicht auf den ambulanten Bereich begrenzt werden. Wenn eine im ambulanten Sektor tätige Substitutionspflegkraft analog den Regeln für Leistungserbringer der Häuslichen Krankenpflege in das Versorgungssystem eingebunden werden kann, so muss dies erst recht für Beschäftigte im stationären Sektor gelten. Denn im Hinblick auf die Zulassungsform bestehen keine Unterschiede für solche im ambulanten oder im stationären Bereich eingesetzte eigenverantwortliche Kräfte, die strengere Zulassungsanforderungen im stationären Sektor rechtfertigten. Strengere Voraussetzungen werden im Gegenteil vielmehr von ambulanten Leistungserbringern verlangt, wenn man bedenkt, dass die o.g. Zulassung im engen Sinne für (§ 95 und § 123 SGB V) Vertragsärzte und Leistungserbringer von Heilmitteln, z. B. also Physiotherapeuten, Logopäden, Ergotherapeuten, gilt. Letztlich betrifft dieser Aspekt aber lediglich das spätere Tätigkeitsgebiet, nicht die vorgelagerte Berechtigung dazu. Einem Leistungserbringer, der direkt oder analog über entsprechende Zulassungsvorschriften zur Erfüllung von Aufgaben im ambulanten Sektor in das GKV-Versorgungssystem einbezogen werden kann, wird man die Teilnahme am Versorgungssystem nicht aufgrund der Verrichtung seiner Leistungen im stationären Bereich aberkennen.

(cc) Abwägung

Beide Zulassungsformen weisen damit Parallelen zur Substitution ärztlicher Tätigkeit durch qualifiziertes Pflegepersonal auf. Eine Beurteilung der größeren Vergleichbarkeit zu den Tatbeständen des § 95 SGB V und § 132a SGB V fällt deshalb nicht leicht. Während Gegenstand und Bedeutung der zu übertragenden Tätigkeiten, also die arztersetzende Funktion des Substitutionspersonals, für eine größere Nähe zur vertragsärztlichen Zulassung spricht, stellt die für den Einsatz ausgewählte Berufsgruppe der Kranken- und Altenpfleger ein starkes Argument für eine größere Nähe zur Zugangsregelung der häuslichen Krankenpflege dar.

Letztlich überwiegen die Argumente für eine Analogie zu § 132a SGB V: Obwohl heilkundliche Aufgaben übertragen werden und das Substitutionspersonal bei deren Ausführung arztersetzend tätig wird, ändert dies nichts daran, dass es seine grundsätzliche Rolle als Kranken- bzw. Altenpflegepersonal behält. Deshalb muss es auch weiterhin zunächst die dafür entsprechenden Fähigkeiten in Form einer Grundausbildung mitbringen.[559] Ferner handelt es sich nur um einen begrenzten Kreis zu übertragender Tätigkeiten, deren Übernahme das Pflegepersonal nicht zu Ärzten macht, sondern nur gewisse Aufgaben und Kompetenzen in ihren Bereich verlagert. Den mit der Tätigkeit verbundenen Schwierigkeiten und Gefahren werden Grenzen gesetzt, die insbesondere durch eine hinreichende Eignung und Qualifikation zu gewährleisten sind.[560] Beides sollte sich an der Qualifikationsprüfung im Rahmen der vertragsärztlichen Zulassung orientieren und hat stets mit Blick auf die zu übertragenden Tätigkeiten zu erfolgen, um ein angemessenes, die Patientensicherheit gewährendes Verhältnis zwischen Tätigkeit und Eignung sicherzustellen. Hierzu bedarf es aber keines öffentlich rechtlichen Zulassungsverfahrens. Im Gegensatz zur derzeitigen Regelung des § 132a SGB V, der keine konkreten Qualifikationsvorgaben enthält, sondern lediglich eine »Eignung« fordert, wären aber konkrete Qualifikationsvoraussetzungen erforderlich, die im Rahmen von Modellvorhaben jedoch ohnehin entwickelt werden müssen[561]. Ihr Vorliegen wäre vor Abschluss eines Versorgungsvertrags zu prüfen. Anders als bei Ärzten bedarf es dagegen keiner Bedarfsprüfung. Wirtschaftlichkeit und Funktionalität des Gesundheitssystems steht einer Vielzahl von Leistungserbringern nicht entgegen. Vielmehr fördert es die Wirtschaftlichkeit der Krankenkassen, wenn mehrere Leistungserbringer dieses Sektors im Wettbewerb zueinander stehen.

---

559 S. o., S. 108ff.; 110.
560 S. dazu o., .S. 108ff.
561 S. o., S. 108ff.

(dd)   Zwischenergebnis

Die Vergleichbarkeit der Interessenlage bei der Einbeziehung von Substitutionspersonal in das GKV-Versorgungssystem besteht in stärkeren Maßen zu dem in
§ 132a SGB V geregeltem Tatbestand. Dessen analoge Anwendung erscheint
damit vorzugswürdig. Gleichwohl ist die Einbeziehung einiger Anforderungen
der vertragsärztlichen Zulassungsform im Hinblick auf die zu übertragenden Tätigkeiten und die Stellung des Substitutionspersonals sinnvoll. Über die entsprechende Anwendung des § 132a SGB V hinaus muss deshalb ein strengerer Qualifikationsmaßstab angelegt werden.

(b)   Zwischenergebnis zur analogen Anwendung

Für die Einbeziehung des Substitutionspflegepersonals als eigenständiger Leistungserbringer in das GKV-Versorgungssystems ist insgesamt eine analoge Anwendung von § 132a SGB V der analogen Anwendung von § 95 SGB V vorzu-
ziehen. Demnach richtet sich der Zugang des Substitutionspflegepersonals analog nach den Vorschriften, die auch für Leistungserbringer zur Häuslichen Krankenpflege gelten.

(4)   Einführung neuer Rechtsgrundlage für die Teilnahmeform

Nun erscheint allerdings nicht ausgeschlossen, dass der Gesetzgeber nach Abschluss der Modellvorhaben und bei einer Einführung der Substitution in die Regelversorgung statt der mit Unsicherheiten belasteten Analogie eine gesetzliche
Neuregelung in Betracht zieht. Sie verlangte nach dem Gesagten strengere Anforderungen an die Geeignetheitsprüfung der Leistungserbringer als § 132a
SGB V und müsste einen Ausgleich zwischen den Anforderungen von § 95
SGB V und § 132a SGB V finden, wie er im Rahmen einer analogen Anwendung des § 132a SGB V diskutiert wurde.[562]
    In Betracht käme beispielsweise eine Modifikation der bestehenden Vorschrift
zur Häuslichen Krankenpflege. Sofern man in einer Regelung die zu substituie-
renden Tätigkeiten festlegen würde, genügte eine Anpassung von § 37 SGB V,
auf den sich die Teilnahmeform gem. § 132a SGB V bezieht. Darin müsste lediglich klargestellt werden, dass die Substitution heilkundlicher Tätigkeit von
dem Begriff der Häuslichen Krankenpflege umfasst sein soll, und zwar unabhän-

---

562 S. o., S. 163ff.

gig davon, dass diese Leistungen eigenverantwortlich und nicht ausschließlich als Hilfeleistungen erbracht werden. Beispielsweise könnte hierfür § 37 Abs. 1 S. 3 folgendermaßen geändert werden:

»[3]Die häusliche Krankenpflege umfasst die im Einzelfall erforderliche Grund- und Behandlungspflege sowie hauswirtschaftliche Versorgung. *[3a]Bei Vorliegen der erforderlichen Qualifikationen umfasst sie ferner bestimmte, dem Pflegepersonal wirksam übertragene heilkundliche Tätigkeiten, die eigenverantwortlich erbracht werden und zur Sicherung der ärztlichen Grundbehandlung erforderlich sind.*«

Um diese Bestimmungen zudem auch auf die Behandlungssicherungspflege in Abs. 2 zu beziehen, empfiehlt sich der § 37 Abs. 2 S. 1, 2. Hs. beizufügende Zusatz:

»[1]...; der Anspruch umfasst verrichtungsbezogene krankheitsspezifische Pflegemaßnahmen auch in den Fällen, in denen dieser Hilfebedarf bei der Feststellung der Pflegebedürftigkeit nach den §§ 14 und 15 des Elften Buches zu berücksichtigen ist. *[1a]Der Anspruch umfasst ferner die Maßnahmen gem. 37 Abs. 1 S. 1a.*«

Zugleich wäre damit ausgedrückt, dass die Verordnung weiterhin vom Arzt ausgehen müsste. Allein die z. Zt. noch parallel verlaufende ursprünglich ärztliche Behandlung könnte dann künftig von dem qualifizierten Substitutionspersonal als eigene Leistung heilkundlicher Aufgaben im Rahmen der Häuslichen Kranken-«Pflege« erbracht werden, die sich dann nicht mehr auf den pflegerischen Bereich beschränken würde.[563] Durch die Bezugnahme des § 132a SGB V auf § 37 SGB V wäre die Einbindung des Personals in das Versorgungssystem gewährleistet, allerdings auch nur der spezielle Bereich der häuslichen Krankenpflege betroffen. Anders als bei der analogen Anwendung von § 132a SGB V oben, wäre eine begrenzte und derart spezielle Modifikation des materiellen Anspruchs des Patienten durch den Gesetzgeber so zu verstehen, dass die Regelung bewusst und ausschließlich für den betroffenen Sektor bestimmt sein soll. Eine solche Beschränkungswirkung auf ein spezielles Gebiet ließe sich durch andere Regelungsformen vermeiden.

---

563 Betont sei an dieser Stelle noch einmal, dass durch die ausdrückliche Einbeziehung von heilkundlichen Tätigkeiten vorliegend eine Substitution geregelt wäre, die sich trotz speziellen Bezugs zum Sektor der Häuslichen Krankenpflege insofern von denjenigen Bestrebungen unterscheidet, die Modellvorhaben gem. § 63 Abs. 3b SGB V verfolgen, weil diese nach hiesigem Verständnis keine Substitution betreffen.

Deshalb erscheint es u. U. vorzugwürdig eine neue spezielle Zulassungsregelung als § 134 SGB V im Achten Abschnitt[564] für Substitutionspflegepersonal einzufügen, der eine eigenständige Leistungserbringergruppe betrifft. § 134 SGB V n.F. könnte sich dann auch auf heilkundliche Maßnahmen beziehen, die im Wege der Substitution von nichtärztlichem Personal übernommen und eigenverantwortlich auszuüben wären, aber über den Tätigkeitsbereich der Häuslichen Krankenpflege hinausgingen. Dies eröffnete eine neue Leistungserbringerebene, die losgelöst vom ambulanten Bereich und dem Erfordernis der weiterhin originär ärztlich festgelegten Behandlungsziele des § 132a SGB V ihren Wirkungskreis fände. Beabsichtigt der Gesetzgeber also, die Substitution auch im stationären Bereich, z. B. in der Versorgung und Behandlung im Krankenhaus, zuzulassen, wäre diese Form vorzugswürdig. Auch dann genügte nach hier vertretener Auffassung grundsätzlich aber der Abschluss eines Versorgungsvertrags zur Einbeziehung in das System.

Unabhängig davon, ob das Substitutionspflegepersonal im Wege der analogen Anwendung von § 132a SGB V, durch Modifizierung seines Anwendungsbereiches oder aufgrund eines § 134 SGB V n.F. zur Teilnahme am Versorgungssystem der GKV berechtigt wird, bedarf jede Form der Zulassung der hinreichenden Qualifikation des Personals im Hinblick auf die übertragenen Tätigkeiten. Dies setzt neben der persönlichen Geeignetheit (u.a. Zuverlässigkeit) auch die fachliche Eignung voraus.[565] In materieller Hinsicht fällt darunter die durch Ausbildung erlangte Kompetenz, in formeller Hinsicht der Nachweis der entsprechenden Ausbildung. Das Vorliegen beider Voraussetzungen wäre vor Vertragsschluss sicherzustellen. Weitere materielle Anforderungen, die für die Eingliederung der Substitution in die Regelversorgung zu beachten sind, sollen im Anschluss erörtert werden.

bb)   Ergebnis

Nach alledem ist als Alternative zur analogen Anwendung des § 132a SGB V entweder § 37 SGB V i.V.m. § 132a SGB V derart zu modifizieren, dass ursprünglich ärztliche Leistungen, die eigenverantwortlich von besonders qualifiziertem Pflegepersonal wahrgenommen werden, künftig unter den erweiterten Begriff der Häuslichen Krankenpflege fallen. Anderenfalls käme eine eigenständige Regelung zur Zulassung von Substitutionspflegepersonal unter Beachtung

---

564 Im Vierten Kapitel, Achter Abschnitt (»Beziehungen zu sonstigen Leistungserbringern«, §§ 132-134a SGB V) bietet sich eine Neuregelung unter dem aktuell »unbesetzten« § 134 SGB V an.
565 S. für Modellvorhaben bereits o., S. 108ff.

der vorgenannten Punkte, z. B. in § 134 SGB V, in Betracht, die einen weiteren Anwendungsbereich hätte. Jedenfalls solange eine entsprechende Modifikation oder Neuregelung ausbleibt, wird das Substitutionspflegepersonal (sowohl für die ambulante als auch die stationäre Versorgung) im Wege der analogen Anwendung von § 132a SGB V in das GKV-Versorgungssystem einzubeziehen sein.

II. Vorschriften zur Substitution heilkundlicher Tätigkeit in der Regelversorgung

Die Untersuchung hat ergeben, dass es bei Einführung der Substitution ärztlicher Heilkunde im Allgemeinen, im Rahmen von Modellvorhaben und in der Regelversorgung stets der Beachtung folgender Aspekte bedarf: Hier wie dort muss ein formell und materiell rechtmäßiges Gesetz vorhanden sein, um die Grundrechtseingriffe in Art. 2 Abs. 2 S. 1 GG und Art. 12 Abs. 1 GG[566] zu rechtfertigen. Ohne Antwort blieb aber bisher die Frage, an welcher Stelle das entsprechende Gesetz sinnvoll und systemgerecht eingegliedert werden sollte. Ferner ist offen, ob vergaberechtliche Grundsätze auch für eine Substitution in der Regelversorgung gelten und ob dem G-BA dort (weiterhin) eine Regelungskompetenz zukommt.

1. Formelle Rechtmäßigkeit des Gesetzes

Die formelle Rechtmäßigkeit eines jeden Gesetzes setzt voraus, dass es verfahrensgemäß und vom dafür zuständigen Bundesgesetzgeber erlassen wird.[567] Sofern die Regelungen in das SGB V aufgenommen werden – etwa in Form der Modifikation des § 37 SGB V – erfüllen sie als bundesgesetzliche Bestimmung die formellen Kriterien.

2. Materielle Rechtmäßigkeit des Gesetzes

Das jeweilige Gesetz hat in materieller Hinsicht die Verhältnismäßigkeit zu wahren.[568] Dazu müssen die für das neue Personal geforderte Zusatzqualifikation und die übertragenen Tätigkeiten derart aufeinander abgestimmt sein, dass das ge-

---

566 Vgl. o., S. 32ff.
567 S. oben, S. 34ff.
568 Vgl. ausführlicher dazu die Ausführungen auf S. 39ff. und 141ff.

170

ringste Maß an Eingriff und Gefährdungsrisiko für das betroffene Rechtsgut, die Gesundheit der Patienten, erreicht wird. Die Sicherung dieses Ziels verlangt zudem eine ausreichende Bestimmtheit der Voraussetzungen für die erforderliche Zusatzqualifikation und ebenso die Benennung der übertragbaren Tätigkeiten,[569] jedenfalls vor Einführung in die Regelversorgung. Neben der Regelung der Zulassung des Substitutionspflegepersonals müssten also auch dazu Bestimmungen geschaffen werden.

Des Weiteren ist das Gesetz so zu gestalten, dass es zugleich eine Erlaubnis der Heilkundeausübung i.S.d § 1 HeilpraktG beinhaltet.[570] Im Übrigen kann auf die Ausführungen zu den Anforderungen an die Zulässigkeit der Substitution im Allgemeinen verwiesen werden.[571] Eine dem § 1 Abs. 1 S. 2 KrPflG bzw. § 1 S. 2 AltPflG entsprechende Erlaubnis zur Heilkundeausübung wäre demnach ausreichend.

3.   Regelungssystematik

Weiterhin ist zur Wahrung der Einheit der Rechtsordnung von Belang, in welches Gesetz künftige Vorschriften zur Substitution einzugliedern sind. Das Problem steht auch im Zusammenhang mit der Frage, ob eine sozialrechtliche Regelung, wie die Vorschrift für Modellvorhaben (§ 63 Abs. 3c SGB V), Auswirkungen auf das Berufs-, Haftungs- und Strafrecht haben kann.[572]

Da der betroffene Sektor der Substitution auch bei ihrer Aufnahme in die Regelversorgung im sozialrechtlichen Bereich liegen wird, sollten die Vorschriften primär dort verortet werden[573]. Zunächst wird daher untersucht, an welcher Stelle eine systemgerechte und sinnvolle Einfügung in das SGB V in Betracht kommt. Danach befasst sich die Arbeit mit evtl. Auswirkungen auf das Berufs-, Haftungs- und Strafrecht.

a)   Verortung künftiger Substitutionsvorschriften im SGB V

Systemgerecht erscheint eine Einfügung der neuen Norm in den Ersten Titel (»Krankenbehandlung«) des Fünften Abschnitts (»Leistungen bei Krankheit«),

---

569 Im Gegensatz zum Modellvorhaben müssen diese Punkte in der Regelversorgung feststehen.
570 S. o., S. 55f.
571 S. oben, S. 32ff., 55f.
572 S. o., S. 149.
573 *Bonvie,* in: *Jorzig u.a.,* Delegation und Substitution, S. 24 fordert in berufsrechtlicher Hinsicht eine Regelung außerhalb des Sozialversicherungsrechts.

also in die §§ 27 – 43b SGB V. Dort finden sich die Regelungen der GKV-Leistungen, die als leistungsrechtliche Bestimmung mit der entsprechenden Vorschrift des Leistungserbringerrechts, z. B. in § 134 SGB V, korrespondiert. Es bestehen aber auch dort – neben der bereits erwähnten Überlegung, § 37 SGB V zu modifizieren – weitere unterschiedliche Möglichkeiten, an das bestehende Normgefüge anzuknüpfen.

aa)   § 15, § 28 SGB V

So könnten beispielsweise Vorschriften zur Substitution im Rahmen der §§ 15, 28 SGB V eingefügt werden. Denn beide Normen befassen sich grundsätzlich mit der ärztlichen Behandlung, welche den wesentlichen Übertragungsgegenstand ausmachen soll und sehen auch heute schon andere Arbeitsteilungsformen vor[574]. Innerhalb dieser Normen bieten sich wieder verschiedene Eingliederungsalternativen an.

(1)   § 15 Abs. 1 S. 3 n.F., § 28 Abs. 1 S. 3 n. F. SGB V

Zunächst könnte man § 15 Abs. 1 S. 2 und § 28 Abs. 1 S. 2 SGB V und die darin geregelte »Hilfeleistung anderer Personen« (Delegation oder Assistenz) jeweils um einen S. 3 ergänzen, der dann die Substitution betrifft:

> »(1) ¹Ärztliche oder zahnärztliche Behandlung wird von Ärzten oder Zahnärzten erbracht (~~, soweit nicht in Modellvorhaben nach § 63 Abs. 3c etwas anderes bestimmt ist~~). ²Sind Hilfeleistungen anderer Personen erforderlich, dürfen sie nur erbracht werden, wenn sie vom Arzt (Zahnarzt) angeordnet und von ihm verantwortet werden. *³Qualifiziertes Personal gem. § 4 Abs. 7 KrPflG darf den Arzt hinsichtlich bestimmter[575] heilkundlicher Tätigkeiten ersetzen. Satz 3 gilt entsprechend für qualifiziertes Personal gem. § 4 Abs. 7 AltPflG.*«

(2)   § 15 Abs. 1 S. 1 a.E. n.F. SGB V

Weiterhin wäre es denkbar, die entsprechende Vorschrift für die Regelversorgung anstelle des Verweises auf Modellvorhaben gem. § 63 Abs. 3c SGB V in § 15 Abs. 1 S. 1, 2. Hs. einzufügen. Dies erscheint insbesondere vor dem Hinter-

---

574 So wurde oben bereits angesprochen, dass § 15 Abs. 1 S. 2 und § 28 Abs. 1 S. 2 SGB V in Abgrenzung zur Substitution eine Delegation oder Assistenz regeln, s. dazu S. 50f.
575 Die entsprechenden Tätigkeiten müssten ebenfalls festgelegt werden.

grund sinnvoll, dass die künftige Vorschrift eine Nachfolgeregelung zu § 63 Abs. 3c SGB V darstellt und damit die ursprüngliche Planung des Gesetzes konsequent fortgeführt würde. Nach Ablauf des Modellvorhabens wäre ohnehin eine Streichung oder jedenfalls Änderung der genannten Norm erforderlich. Außerdem steht die Substitution der ärztlichen Behandlung sachlich näher als der bloßen Hilfeleistung. Eine weitere Regelungsmöglichkeit lautet daher dar wir folgt:

»(1) [1]Ärztliche oder zahnärztliche Behandlung wird von Ärzten oder Zahnärzten erbracht, *soweit diese nicht in bestimmten Fällen durch anderes i.S.d. § 4 Abs. 7 KrPflG/AltPflG qualifiziertes Personal ersetzt werden.* [2]Sind Hilfeleistungen anderer Personen erforderlich, dürfen sie nur erbracht werden, wenn sie vom Arzt (Zahnarzt) angeordnet und von ihm verantwortet werden.«

(3)   § 28 Abs. 3a n.F. SGB V

Nimmt man hingegen an, dass die Tätigkeit des Substitutionspersonals deutlicher von der originären ärztlichen Behandlung abgegrenzt werden soll, weil zwar ärztliche Leistungen übertragen, diese aber dennoch eigenverantwortlich als Aufgaben des selbstständigen nichtärztlichen Personals erfüllt werden, erscheint eine Eingliederung in § 28 Abs. 3a n. F. SGB V vorzugswürdig. Dabei würde neben der ärztlichen und zahnärztlichen Behandlung und parallel zur psychotherapeutischen Behandlung gem. § 28 Abs. 3 SGB V ein neuer, eigenständiger Leistungserbringer generiert. Auf die Weise trüge man dem Umstand besser Rechnung, dass die ärztliche Behandlung nicht lediglich personell modifiziert wird, sondern die Substitutionskraft eigene Behandlungsmaßnahmen erbringt.

bb)   § 27 Abs. 1 Nr. 5a n.F. i.V.m. § 30 n.F. / § 43 c n.F. SGB V

Noch deutlicher würde die Selbstständigkeit und die Stellung als eigenverantwortlicher Leistungserbringer des Substitutionspersonals aber, wenn man die Regelung völlig außerhalb der §§ 15, 28 SGB V träfe, die sich primär mit der ärztlichen Behandlung befassen. Geht man davon aus, dass die Versicherten der GKV grundsätzlich nach erfolgter Substitution einen – der ärztlichen Behandlung gleichwertigen – Anspruch auf Leistungen haben sollen, so böte sich auch eine Eingliederung in § 27 Abs. 1 SGB V an, der das Leistungsrecht im Rahmen der Krankenbehandlung festlegt. Ein solcher Anspruch beispielsweise auf «Behandlung durch nichtärztliches Substitutionspersonal mit erweiterten Kompetenzen" könnte in § 27 Abs. 1 S. 2 Nr. 5a n. F. SGB V eingefügt werden.[576]

Um dem bestehenden System gerecht zu werden, müsste dann jedoch eine weitere Norm zur konkreten Beschreibung dessen folgen, was inhaltlich unter jene »substituierten« Behandlungsleistungen fällt. So verhält es sich beispielsweise mit § 27 Abs. 1 S. 2 Nr. 1 SGB V zu § 28 SGB V oder mit § 27 Abs. 1 S. 2 Nr. 4 SGB V zu § 37 SGB V. Insoweit kämen § 30 n. F. SGB V, § 39b n. F. oder § 43c n. F. SGB V in Betracht. Um die Norm der innerhalb § 27 Abs. 1 S. 2 SGB V gewählten Reihenfolge entsprechend systematisch einzubinden, müsste eine Regelung vor § 40 SGB V, der die Inhalte der Leistungen zur medizinischen Rehabilitation (§ 27 Abs. 1 S. 2 Nr. 6 SGB V) beschreibt, getroffen werden, also in § 39b n. F. SGB V. Ebenso wäre aber denkbar, die Vorschrift als Neuzugang »hinten« anzufügen, z. B. in Form vom § 43c n. F. SGB V. Entgegen dieser systematischen Überlegung kommt eine Eingliederung in § 30 n. F. SGB V in Betracht, da die Norm aktuell »unbesetzt« ist, so dass es weder zur Verschiebung der übrigen Normen noch zur Unübersichtlichkeit durch Einfügung von lit a) etc. käme.

cc)   § 39 oder § 37 SGB V

Eine weitere Möglichkeit bestünde schließlich darin, die Vorschrift – je nach betroffenem Sektor der Heilkunde – der dazu bestehenden leistungsrechtlichen Regelung anzufügen. Dies konnte am Beispiel der Regelung zur Häuslichen Krankenpflege in § 37 SGB V bereits verdeutlicht werden.[577] Dort wurde festgestellt, dass so der stationäre Bereich unberührt bliebe. Daher müsste ergänzend eine entsprechende Vorschrift in § 39 SGB V für den Krankenhausbereich folgen oder je nach Ausgestaltung der Substitutionsvorschriften deren Gebiet entsprechend beschränkt werden.

---

576 Es erscheint sinnvoll diese spezielle Leistungsposition systematisch vor die demgegenüber allgemeine und subsidiäre Regelung in § 27 Abs. 1 S. 2 Nr. 6 SGB V (»Leistungen zur medizinischen Rehabilitation und *ergänzende Leistungen*) zu setzen und daher von einem § 27 Abs. 1 S. 2 Nr. *5a* n. F. SGB V anstelle einer § 27 Abs. 1 S. 2 Nr. *7* n. F. SGB V auszugehen.

577 S. o., S. 167ff.

dd)   Zwischenfazit

Durch das geschilderte Vorgehen ließe sich das Verhältnis der Substitutionstätigkeit zu anderen Leistungen der GKV bestimmen und einordnen. Sofern ein
Anspruch auf «Behandlung durch nichtärztliches Substitutionspersonal mit erweiterten Kompetenzen" selbstständig und gleichwertig neben der ärztlichen
Behandlung bestehen soll, erscheint eine Aufnahme in die Liste der GKV-
Leistungen gem. § 27 Abs. 1 S. 2 SGB V sinnvoll. Die inhaltliche, konkretisierende leistungsrechtliche Vorschrift wäre der Norm hinzuzufügen, sei es in § 30,
§ 39b oder § 43c SGB V. Entschließt man sich dafür, nur in bestimmten Bereichen, etwa auf dem ambulanten Sektor der Häuslichen Krankenpflege oder im
stationären Feld des Krankenhauses zu substituieren, genügt die Anpassung der
entsprechenden Vorschriften in § 37 und § 39 SGB V. Die Neueinführung einer
weiteren GKV-Leistung in § 27 Abs. 1 S. 2 erübrigte sich damit. Sofern letztlich
der Schwerpunkt weiterhin auf der grundsätzlich ärztlichen Behandlung im
Rahmen der GKV-Leistungen läge und die Substitution nur als Mittel zur Entlastung der Ärzte angesehen würde, käme – als geringste Änderung – eine Anpassung der §§ 15, 28 SGB V in Betracht.

Vorzugswürdig erscheint letztlich die Aufnahme der Substitution in den
GKV-Leistungskatalog nach § 27 Abs. 1 S. 2 SGB V und die inhaltliche Regeln-
lung in einer damit korrespondierenden leistungsrechtlichen Vorschrift (z. B. in
§ 30 SGB V), um der Verlagerung ärztlicher Tätigkeit einen möglichst weiten
Anwendungsbereich zu geben. Wie man sich letztlich entscheidet, sofern es
überhaupt zu einer Einführung der Substitution in die Regelversorgung kommen
sollte, hängt dann von den Absichten des Gesetzgebers und dem konkreten Regelungsgehalt der Substitutionsvorschriften ab. Entscheidend sind der betroffene
Bereich und die dem Pflegepersonal übertragenen Leistungen. Die sinnvolle
Verortung der entsprechenden Normen kann erst auf der Grundlage der dafür
notwendigen Entscheidung getroffen werden.

b)   Substitutionsvorschriften im Berufs-, Haftungs- und Strafrecht

Es bleibt allerdings nicht bei der Einführung der Substitution in das Sozialrecht.
Vielmehr sind etwaige Auswirkungen auf das Berufs-, Haftungs- und Strafrecht
zu berücksichtigen. Eventuell bedürfte es sogar weiterer gesetzlicher Änderungen auf den genannten Gebieten.

Absehbar ist bereits, dass das *Berufsrecht* der betroffenen Berufsgruppen angepasst werden müsste.[578] Die Ausgestaltung der Substitution, deren Voraussetzungen und die Anforderungen an die Durchführung wären sowohl in das Berufsrecht der Ärzte als auch des jeweiligen Kranken- bzw. Altenpflegepersonals aufzunehmen. Dies betrifft zum einen die veränderten Tätigkeitsfelder, zum anderen die hierfür geforderten Qualifikationen. Aus der geänderten Vorschrift müsste sich ergeben, dass das jeweilige Personal zur Ausübung der ihm zugewiesen Tätigkeiten befugt ist.

Demgegenüber erforderte die Substitution als Bestandteil der Regelversorgung keiner Neufassung des Haftungsrechts. Anders als das Berufsrecht knüpft dieses nicht an konkrete Zuständigkeitsbereiche und Aufgaben einzelner Berufsgruppen an, sondern vielmehr an die Verletzung der bestehenden Sorgfaltspflicht. Die Definition des jeweiligen Sorgfaltsmaßstabs findet sich nicht im Haftungsrecht, sondern resultiert aus den fachspezifischen Standards.[579]

Für die *strafrechtlichen* Folgen gilt Ähnliches. Neuerungen ergäben sich daraus, dass die – grundsätzlich bislang gem. § 5 Abs. 1 HeilpraktG unter Strafe gestellte – Heilkundeausübung durch Nichtärzte straffrei bliebe, wenn die neu geschaffene Regelung zugleich eine Erlaubnis zur Heilkundeausübung verliehe.

Nach allem müsste die Substitution ärztlicher Leistungen in die Regelversorgung des GKV-Versorgungssystems durch Änderungen im Sozialrecht und im Berufsrecht der betroffenen Berufe stattfinden. Die Auswirkungen auf das Haftungs- und Strafrecht wären bloße Folge des modifizierten Aufgaben- und Sorgfaltsmaßstabs der entsprechenden Berufe. Sie stünden der vorgeschlagenen Regelungsweise also nicht entgegen.

4.   Vergaberechtliche Grundsätze

Es konnte in der vorangegangenen Untersuchung festgestellt werden, dass vergaberechtliche Grundsätze bei dem Abschluss von Verträgen zwischen Krankenkassen und Leistungserbringern beachtet werden müssen.[580] Während bei Modellvorhabenvereinbarungen zur Substitution gem. § 63 Abs. 3c SGB V die Träger medizinischer Einrichtungen (etwa Krankenhäuser), bei denen das Substitutionspflegepersonal angestellt ist, Vertragspartner sind, würden bei der Substitution in der Regelversorgung Versorgungsverträge auch mit dem Substitutions-

---

578   Vgl. *Bonvie,* in: *Jorzig u.a.*, Delegation und Substitution, S. 24.
579   Zur Bewertung der haftungsrechtlichen Folgen s.u., S. 181ff., insbesondere bezüglich der Substitution in der Regelversorgung S. 183ff.
580   S. o., S. 92ff.

pflegepersonal selbst abgeschlossen. Auf diese Weise wäre es als eigenverantwortlicher Leistungserbringer an der GKV-Versorgung beteiligt.

Das Substitutionspflegepersonal träte in die Rolle des Vereinbarungspartners, der als Leistungserbringer den öffentlichen Auftrag annimmt und unterläge ebenso den dafür geltenden Anforderungen. Sofern die Voraussetzungen erfüllt wären, müssten danach also u. U. auch die Vorgaben des Vergaberechts eingehalten werden.[581] Eine Besonderheit des Modellvorhabens lag jedoch u. a. in der nicht flächendeckenden Durchführung und der daher nur begrenzten Teilnahmemöglichkeit. Abhängig von den im Rahmen der Regelversorgung vorliegenden Umständen könnte dieser Umstand dann auch eine Pflicht der Krankenkassen zur Ausschreibung der Versorgungsverträge begründen oder aber bei gleichen Zugangsmöglichkeiten für alle Bewerber und bei Erfüllung der entsprechenden Voraussetzungen einen Anspruch auf Abschluss eines Versorgungsvertrags.

5. Kompetenz des Gemeinsamen Bundesausschusses

Bei Einführung der Substitution ärztlicher Leistungen in der Regelversorgung müssen die Voraussetzungen der Substitution und die übertragbaren Tätigkeiten – wie oben erörtert[582] – nicht vom G-BA, sondern dem Gesetzgeber selbst geregelt werden. Sofern dennoch an der Regelungskompetenz des G-BA festgehalten würde, bedürfte es jedenfalls bestimmter gesetzgeberischer Vorgaben, die der G-BA zu beachten hätte. Außerdem fehlte es an dessen personeller demokratischer Legitimation, solange das Substitutionspflegepersonal als Leistungserbringer im Entscheidungsgremium des G-BA nicht vertreten ist.[583] Auch eine demokratische Legitimation im Hinblick auf die betroffenen Versicherten erschiene dann fraglich, weil es außerhalb von Modellvorhaben an entsprechenden Entschlüssen zur freiwilligen Teilnahme daran fehlte, die zugleich als konkludente Einwilligung in die jeweiligen Bedingung zu deuten wären. Da diese Besonderheit ausschließlich im Rahmen vom Modellvorhaben gilt, hilft sie in der Regelversorgung nicht über die– oben bereits erwähnten[584] – grundsätzlichen Bedenken der mangelnden demokratischen Legitimation hinweg.

---

581 S. oben, S. 92 – 107.
582 Vgl. die Ausführungen und Erkenntnisse zur Regelungskompetenz des G-BA in Richtlinien auf S. 124ff., sowie auf S. 133ff.
583 S. o., S. 127ff.
584 Zur mangelnden personellen demokratischen Legitimation durch die betroffenen Versicherten wegen »Verdünnung« des Legitimationsstranges, s. S. 127f.; teilweise wird dagegen angenommen, im Hinblick auf die Versicherten bestehe eine hinreichende personelle Legitimation, die über die dem G-BA zugehörigen Krankenkassenvertreter vermit-

Eine Regelung durch den Gesetzgeber, der den G-BA lediglich als Sachverständigen beratend heranzöge, erscheint gegenüber der Korrektur durch Anpassung der Besetzung vorzugswürdig. Denn dann bestünde die demokratische Legitimation zur Regelung unabhängig von der je nach Einzelfall unterschiedlichen Betroffenheit der Richtlinien-Adressaten.

Dem möglichen Einwand der nicht hinreichend flexiblen und – in Anbetracht der dynamischen und komplexen medizinischen Entwicklungen und Sachverhalte – zu schwerfälligen und langsamen Rechtsetzungsweise kann die Möglichkeit entgegen gehalten werden, zur Konkretisierung der übertragbaren Tätigkeiten ergänzend zum parlamentarischen Gesetz eine Rechtsverordnung unter Hinzuziehung des Sachverstandes des G-BA zu erlassen. Dieses Vorgehen würde außerdem den Bedenken Rechnung tragen, dass ein für den Bereich der GKV-Versorgung zuständiges Gremium nicht befugt ist, Regelungen mit allgemeiner berufsrechtlicher Wirkung zu schaffen.

III. Fazit zur Einführung der Substitution in die Regelversorgung

Berücksichtigt man die Ergebnisse, die bei Prüfung der Zulässigkeit von Substitutionen im Allgemeinen sowie im Rahmen von Modellvorhaben gem. § 63 Abs. 3c SGB V gefunden wurden, lassen sich viele der dort gewonnenen Erkenntnisse auf die Einführung in die Regelversorgung übertragen. Vereinzelte Besonderheiten, die sich insbesondere unter der Maßgabe ergeben, Substitutionspflegepersonal als eigenständige Leistungserbringer in das Versorgungssystem einzubeziehen, sind jedoch zu beachten.

Anders als im Rahmen von Modellvorhaben muss dem Substitutionspersonal in der Regelversorgung ein Zugang zur GKV-Versorgung offenstehen, um gegenüber der GKV abrechnen zu können und auf die Weise die angestrebte wirtschaftliche Selbstständigkeit zu erlangen. Dieser Zugang ist über eine Zulassung analog § 132a SGB V[585], eine Modifikation von § 37 SGB V i.V.m. § 132a SGB V[586] oder aber eine entsprechende Neuregelung, z. B. in § 134 SGB V[587],

telt werde - die o.g. lange Legitimationskette schade dem insofern also nicht. Diese Ansicht verkennt, dass zwischen Krankenkassen und Versicherten oftmals eine Interessenheterogenität herrscht und auch daher i.E. eine dementsprechende hinreichende demokratische Legitimation durch die Versicherten abgelehnt werden muss; vgl. dazu auch *Schimmelpfeng-Schütte*, MedR 2006, 21 (22); a.A. *Sodan*, NZS 2000, 581 (584f.); zu dem Ergebnis, dass es der Mitentscheidungsbefugnis von Patientenvertretern bedarf, gelangt auch *Vießmann*, Die demokratische Legitimation des Gemeinsamen Bundesausschusses zu Entscheidungen nach § 135 I 1 SGB V, S. 256, 265, 273ff.

585 S. o., S. 163 – 167.
586 S. o., S. 167– 168.
587 S. o., S. 168.

zu erreichen. Eine inhaltliche Regelung zur Substitution sollte sowohl im SGB V als auch im Berufsrecht der beteiligten Berufsgruppen erfolgen. Es bestehen unterschiedliche Möglichkeiten, eine solche Norm dem bestehenden System des SGB V hinzuzufügen.[588] Vorzugswürdig erscheint eine Aufnahme in § 27 Abs. 1 S. 2 SGB V i.V.m. einer entsprechenden Korrespondenznorm, beispielsweise in § 30 SGB V, der die weiteren Inhalte und Anforderungen an die Substitution bestimmt, da durch diese Lösung der weiteste Anwendungsbereich für das neue Institut in der Gesundheitsversorgung in Betracht kommt. Es muss sich daraus u.a. insbesondere ergeben, welche Tätigkeiten übertragbar sind und welche Qualifikation von dem entsprechenden Personal für die Durchführung verlangt wird. Unter Umständen muss bei dem Abschluss von Verträgen zwischen den Krankenkassen und dem Substitutionspersonal als Leistungserbringer zudem das Vergaberecht beachtet werden. Von der Einräumung einer Kompetenz des G-BA zur Festlegung der übertragbaren Tätigkeiten ist in der Regelversorgung abzuraten.

Weitere Bedenken gegen die Aufnahme der Substitution in die Regelversorgung des GKV-Systems bestehen unter Beachtung vorgenannter Aspekte aber nicht.

588   S. dazu o., S. 171ff.

Drittes Kapitel: Haftungsrechtliche Konsequenzen

Nachdem festgestellt wurde, dass unter den genannten Voraussetzungen[589] sowohl die Substitution im Modellvorhaben gem. § 63 Abs. 3c SGB V als auch die Substitution in der Regelversorgung zulässig sind, sollen ihre haftungsrechtlichen Auswirkungen betrachtet werden. Sollte das Haftungsrisiko bei der Substitution gegenüber anderen Formen der Arbeitsteilung zu hoch sein, könnten das betroffene Pflegepersonal und/oder die Arbeitgeber von der Durchführung absehen. Das Haftungsrecht würde somit u. U. mittelbar die grundsätzlich zulässige Substitution begrenzen.

Der Untersuchungsgegenstand beschränkt sich im Folgenden auf die Haftung für Fehler im Bereich derjenigen Tätigkeiten, die das Substitutionspflegepersonal zur eigenverantwortlichen Ausübung übernimmt. Hier stellt sich die Frage nach der Haftungsverteilung[590] zwischen den Beteiligten sowie nach dem Sorgfaltsmaßstab für das Substitutionspflegepersonal. Da es nicht bei dem Facharztstandard bleiben kann, muss ein dem Ausbildungsstand der neuen Berufsgruppen angepasster Standard entwickelt werden.[591] Darüber hinaus bedarf es der Betrachtung, ob der eingesetzte qualifizierte Kranken- oder Altenpfleger vertraglich direkt in Anspruch genommen werden kann oder lediglich als Gehilfe einzustufen ist. Nimmt man dies an, muss geklärt werden, wer als Geschäftsherr in Betracht kommt. Schließlich bleibt zu untersuchen, ob bei der Substitution ärztlicher Leistungen die Pflicht besteht, den betroffenen Patienten über die Aufgabenverteilung aufzuklären und wenn ja, wen die entsprechende Aufklärungspflicht trifft.[592]

Im Hinblick auf den Gang der Arbeit beginnt die Untersuchung mit der Haftungsverteilung bei einer Substitution im Rahmen von Modellvorhaben, im Anschluss folgt die Substitution in der Regelversorgung.

A.   Haftungsgrundsätze

Spezialgesetzliche Haftungsregeln für die Verletzung von Pflichten, die bei oder durch Substitution entstehen, existieren bislang jedenfalls nicht. Folglich ist auf

---

589 S. o., S. 147f., 170ff., 178.
590 S. S. 181 – 191.
591 S. S. 191 – 199.
592 S. S. 200 – 208.

die allgemeinen Haftungsgrundsätze zurückzugreifen.[593] Die vertragliche Haftung richtet sich also nach den §§ 280 ff. BGB[594], die deliktische Haftung nach den §§ 823 ff. BGB.

I.   Haftung bei Substitution im Rahmen von Modellvorhaben

Die *vertragliche Haftung* setzt neben Pflichtverletzung, Vertretenmüssen und kausalem Schaden als Grundlage ein entsprechendes Schuldverhältnis zwischen Anspruchssteller und -gegner voraus. Substitutionspflegepersonal haftet vertraglich gegenüber dem Patienten demnach gem. §§ 280 ff. BGB nur, wenn es selbst Vertragspartner geworden ist. Dem Substitutionspflegepersonal wird im Rahmen von Modellvorhaben aber gerade der Status als Vereinbarungspartner im Verhältnis zu den Krankenkassen verwehrt.[595] Stattdessen handelt *stets* - regelmäßig in Krankenhäusern - *angestelltes* Pflegepersonal, welches also keine eigenverantwortliche Stellung als zugelassener Leistungserbringer einnimmt. Deshalb ändert sich die haftungsrechtliche Situation für das Pflegepersonal in Modellvorhaben im Grunde nicht. Denn in keiner Konstellation kommt es zu einer vertraglichen Beziehung des Substitutionspflegepersonals zu den Patienten. Deswegen ist auf die Vertragskonstellationen zu den Patienten im stationären Sektor erst später im Rahmen der Regelversorgung einzugehen.[596]

In *deliktischer* Hinsicht haftet das fehlerhaft handelnde Pflegepersonal jedoch persönlich gem. § 823 Abs. 1 BGB oder auch gem. § 823 Abs. 2 BGB i.V.m. einem Schutzgesetz, etwa § 223 StGB.[597]

In einem Punkt weicht die *deliktische Haftung* bei der Substitution ärztlicher Tätigkeiten allerdings von der aktuellen Haftungsverteilung ab. Der Arzt steht in der Regel für Fehler des Substitutionspflegepersonals (die im Bereich des neuen,

---

593 Zu allgemeinen Haftungsgrundsätzen im Arzt/Patienten-Verhältnis vgl. etwa auch *Laufs/Katzenmeier/Lipp*, Arztrecht, Kap. XI. Rn. 7ff.

594 Bürgerliches Gesetzbuch (BGB) in der Fassung der Bekanntmachung vom 02.01.2002 (BGBl. I 2002, S. 42, ber. S. 2909 und BGBl. 2003 I S. 738), zuletzt geändert durch Art. 1 Gesetz zur Modernisierung der Regelungen über Teilzeit-Wohnrechteverträge, Verträge über langfristige Urlaubsprodukte sowie Vermittlungsverträge und Tauschsystemverträge vom 17.01.2011 (BGBl. I 2011, S. 34).

595 S.o., S. 87f.

596 Näheres zu den damit gemeinten Konstellationen des totalen Krankenhausaufnahmevertrags, des totalen Krankenhausaufnahmevertrags mit Arztzusatzvertrag und des gespaltenen Krankenhausaufnahmevertrags s. u., S. 184ff.; vgl. dazu ferner Soergel/*Spickhoff*, § 823 Anh I, Rn. 21ff.

597 Unter bestimmten Voraussetzungen kann dem angestellten Pflegepersonal nach anerkannten arbeitsrechtlichen Grundsätzen jedoch ein Freistellungsanspruch gegenüber dem Krankenhausträger im Innenverhältnis zustehen.

ursprünglich ärztlichen Aufgabenfeldes erfolgen) nicht mehr ein. Bei Fehlverhalten des Pflegepersonals, das die »neu erhaltenen« Tätigkeiten vollständig übernimmt, haftet der Arzt deshalb nicht mehr für die Verletzung einer Überwachungspflicht, weil die Substitution nicht auf ihn zurückgeht und die Tätigkeit nicht länger zu seinem Pflichtenkreis zählt. Im Gegensatz zur Delegation geht mit der Übertragung der Tätigkeit durch Substitution also auch die Verantwortung auf das Pflegepersonal über.

Dagegen hat der Krankenhausträger weiterhin für etwaiges Fehlverhalten des *angestellten* Pflegepersonals gem. § 831 Abs. 1 BGB einzustehen.

II. Haftung bei Substitution in der Regelversorgung

Bei Substitution ärztlicher Tätigkeit in der Regelversorgung ergeben sich Unterschiede zwischen angestelltem und selbstständigem Personal. Die Fälle sind daher getrennt zu betrachten.

1. Angestelltes Substitutionspflegepersonal

Angestelltes Substitutionspflegepersonal unterliegt bei einer in der Regelversorgung übernommenen Substitution keinen Besonderheiten hinsichtlich der *vertraglichen* Haftung, da regelmäßig kein Vertragsverhältnis zum Patienten besteht.[598] Die Vertragsverhältnisse entstehen vielmehr zu den Einrichtungsträgern, ggf. noch zu selbstliquidierenden Ärzten.[599]

Deliktisch haftet das Pflegepersonal für eigenes Fehlverhalten aus § 823 Abs. 1 BGB und u. U. gem. § 823 Abs. 2 BGB i.V.m. einem Schutzgesetz, etwa § 223 StGB.[600] Dem übergeordneten Einrichtungsträger droht eine Haftung aus § 831 Abs. 1 BGB für das als Verrichtungsgehilfen eingesetzte Pflegepersonal.

Wie bereits mehrfach erwähnt,[601] haftet der Arzt dagegen nicht (mehr) für Fehler des Pflegepersonals bei Ausübung der substituierten Tätigkeit.

---

598 S. o., S. 182.
599 Zu den Besonderheiten eines »Wahlpflegers« sogleich, s. S. 185f.
600 In Betracht kommt auch ein Freistellungsanspruch gegenüber dem Krankenhausträger, s.o., Fn. 597.
601 S. o., S. 182f.

2. Selbstständiges Substitutionspflegepersonal

Wird das Substitutionspflegepersonal hingegen *freiberuflich* und damit *eigenverantwortlich* tätig, ergeben sich Abweichungen hinsichtlich der vertraglichen Haftung gegenüber der Rechtslage in Modellvorhaben.

a) Vertragliche Haftung

Die Stellung eines selbstständigen Substitutionspflegers ist wegen der Ausübung von Heilkunde vergleichbar mit der eines Vertragsarztes. Da das Substitutionspflegepersonal die Behandlungsmaßnahmen selbstständig auf der Grundlage eigener vertraglicher Beziehungen durchführt, kommt es zugleich zu einer persönlichen Haftung gem. § 280 BGB i.V.m. dem entsprechenden Behandlungsvertrag im ambulanten Bereich.

Auf dem Sektor der stationären Versorgung ergeben sich jetzt je nach Vertragskonstellation weitere Unterschiede. So wäre beispielsweise denkbar, dass ein »Beleg«-Pfleger tätig wird, der dem sog. »Belegarzt« entspricht, einschließlich der entsprechenden haftungsrechtlichen Konsequenzen. Dementsprechend käme eine Übertragung der für die Arzthaftung bestehenden Grundsätze auf den in dieser Form neuen Bereich der »Pflegehaftung« in Betracht. Es ist deshalb zu ermitteln, wie sich eine Substitution auf die Vertragsmodelle zwischen Patienten und stationärem Leistungserbringer (d.h. den totalen Krankenhausaufnahmevertrag, den totalen Krankenhausaufnahmevertrag mit Arztzusatzvertrag, den gespaltenen Krankenhausaufnahmevertrag) auswirken würde. Sie führt in Analogie zu den bisherigen Vertragsbeziehungen u. U. zu dem Ergebnis, dass auch ein totaler Krankenhausaufnahmevertrag mit »Pflege«-zusatzvertrag sowie ein gespaltener »Pfleger«-Krankenhausvertrag geschlossen werden könnten. Wie diese Vertragsformen bei Übertragung des Substitutionsmodells auf die Regelversorgung auszugestalten sind, soll im Folgenden, zunächst anhand der Grundformen derartiger Verträge, untersucht werden.

aa) Der totale Krankenhausaufnahmevertrag

Den Regelfall der stationären Krankenhausbehandlung bildet der sog. *totale Krankenhausaufnahmevertrag.*[602] Für *selbstständiges* Substitutionspflegeperso-

---

602 Laufs/Kern/*Genzel/Degener-Hencke,* Hdb. d. Arztrechts, § 89 Rn. 9; Geigel/*Bacher,* Haftpflichtprozess, Kap. 28 Rn. 134; vgl. ausf. dazu *Gehrlein,* Arzthaftpflicht, Kap. A Rn. 21 ff.

nal spielt der klassische sog. totale Krankenhausaufnahmevertrag deshalb keine Rolle, weil in diesem Modell gerade kein vertragliches Verhältnis zwischen selbstständigem Substitutionspflegepersonal und Patienten entsteht.[603] Der Patient begründet bezüglich sämtlicher, für die stationäre Behandlung erforderlichen Leistungen, einschließlich der ärztlichen und nichtärztlichen Maßnahmen, allein zum Krankenhausträger ein Schuldverhältnis.[604] Dessen Mitarbeiter sind Erfüllungsgehilfen, für die der Krankenhausträger gem. § 278 BGB einstehen muss.[605] Diese Konstellation trifft daher also eher zu, wenn *angestelltes* Pflegepersonal zur Substitution eingesetzt wird. Die Anweisung zur Neuordnung der Aufgabenbereiche und die Aufgabenverteilung zwischen Ärzten und Substitutionspflegepersonal gehört zur Krankenhausorganisation, sodass der Patient bei etwaigen Fehlern in diesem Bereich den Krankenhausträger in Anspruch nehmen kann.

bb)   Der totale Krankenhausaufnahmevertrag mit Arztzusatzvertrag

Bei dem *totalen Krankenhausaufnahmevertrag mit Arztzusatzvertrag* schuldet der Krankenhausträger dem Patienten neben der üblichen Krankenhausversorgung auf der Basis der GKV auch eine wahlärztliche Behandlung.[606] Der Patient schließt bei dieser Vertragsform also einen zusätzlichen Vertrag mit dem Chefarzt (oder einem sonstigen liquidationsberechtigen Arzt des Krankenhauses) ab, der diesem einen eigenen Vergütungsanspruch auf der Grundlage der GOÄ verschafft und ihn zugleich zur persönlichen Behandlung des Patienten verpflichtet.[607] Ohne den Pflichtenkreis des Krankenhausträgers zu verringern, wird also der Schuldnerkreis des Patienten erweitert. Aus dem Arztzusatzvertrag werden nämlich beide Betroffenen, der Krankenhausträger und der liquidationsberechtige Krankenhausarzt, verpflichtet.[608] Anders ausgedrückt hat das Krankenhaus die

---

603 Vgl. zur entsprechenden Haftung von Ärzten bei Aufgaben*delegation* im Rahmen des totalen Krankenhausaufnahmevertrags *Pitz,* Medizinalpersonal, S. 184.

604 Vgl. BGHZ 5, 321 (323); *BGH,* NJW 1982, 706 (706); NJW 1988, 759 (760); Laufs/Kern/*Genzel/Degener-Hencke,* Hdb. d. Arztrechts, § 89 Rn. 9; Geigel/*Bacher,* Haftpflichtprozess, Kap. 28 Rn. 134; *Gehrlein,* Arzthaftpflicht, Kap. A Rn. 20.

605 S. *Gehrlein,* Arzthaftpflicht, Kap. A Rn. 20.

606 Vgl. Laufs/Kern/*Genzel/Degener-Hencke,* Hdb. d. Arztrechts, § 89 Rn. 14; Geigel/ *Bacher,* Haftpflichtprozess, Kap. 28 Rn. 140; *Gehrlein,* Arzthaftpflicht, Kap. A Rn. 33.

607 Vgl. Laufs/Kern/*Genzel/Degener-Hencke,* Hdb. d. Arztrechts, § 89 Rn. 14; ferner *Pitz,* Medizinalpersonal, S. 150, der sich im Rahmen der Haftung bei Delegation mit der Haftung im Rahmen des totalen Krankenhausaufnahmevertrags mit Arztzusatzvertrag beschäftigt. Wer letztlich liquidieren darf, bestimmt sich nach der mit dem Patienten getroffenen Vereinbarung und der mit dem liquidationsberechtigten Arzt getroffenen dienstlichen Abrede.

608 S. Laufs/Kern/*Genzel/Degener-Hencke,* Hdb. d. Arztrechts, § 89 Rn. 15; Geigel/*Bacher,* Haftpflichtprozess, Kap. 28 Rn. 140.

wahlärztliche Leistung zu verschaffen, der selbstliquidierende Krankenhausarzt sie zu erbringen. Diese Doppelverpflichtung wirkt sich auch auf die Haftung aus.[609] So haftet das Krankenhaus neben dem selbstliquidierenden Krankenhausarzt für dessen Fehlverhalten vertraglich gem. §§ 280 Abs. 1 S. 1, 278 BGB, deliktisch aus §§ 823, 30, 31 BGB analog[610]. Die doppelte Verpflichtung zur Erbringung bzw. Verschaffung der wahlärztlichen Leistung steht im Verhältnis der »Zweckidentität«, so dass die wahlärztliche Leistung einerseits nur durch den einen oder den anderen erbracht werden muss, andererseits aber auch nur ein Honoraranspruch fällig wird. Demnach besteht eine gesamtschuldnerische Haftung für Behandlungsfehler des Arztes gem. § 421 BGB.[611]

Diese Grundsätze gilt es auf den Fall der Substitution ärztlicher Leistung durch nichtärztliche Leistung zu übertragen. Ziel der Überlegungen ist also die Konstruktion eines *totalen Krankenhausaufnahmevertrages mit »Substitutionspfleger«-Zusatzvertrag*, die insofern besondere Bedeutung entfaltet, weil künftige Substitutionspflegekräfte ähnlich qualifiziert wie Ärzte sein müssen und denkbar ist, dass ihre Spezialisierung in bestimmten Tätigkeitsbereichen durchaus zu einem vergleichbaren Kompetenz- und Kenntnisstand führen kann wie bei entsprechenden Ärzten. Zu der regulären Krankenhausversorgung käme dann eine »wahlpflegerische« Behandlung hinzu, die an die Stelle der wahl*ärztlichen* träte. Voraussetzung wäre ein Vertrag zwischen Patient und »Wahlpfleger«, der diesem einen Vergütungsanspruch verschafft und ihn andererseits zur persönlichen Behandlung verpflichtet. Dazu bedarf es jedoch der eigenständigen Liquidationsberechtigung des jeweiligen Pflegepersonals, sei es im Hinblick auf eine Privatvergütung oder aber aufgrund der Zulassung zum GKV-Versorgungssystem. Wie der »Wahlarzt« würde der selbstliquidierende »Wahl«-Substitutionspfleger dann auf der anderen Seite aber persönlich gem. § 280 Abs. 1 BGB für Pflichtverletzungen des Zusatzvertrages haften.

---

609 Vgl. dazu auch *Gehrlein*, Arzthaftpflicht, Kap. A Rn. 32.
610 Der in fachlichen Belangen als weisungsfrei tätige leitende Arzt haftet nicht als Verrichtungsgehilfe gem. § 831 BGB, sondern als verfassungsmäßig berufenes Organ für den öffentlich-rechtlich organisierten Träger analog §§ 30, 31 BGB, im Übrigen analog § 89 BGB, vgl. dazu *Gaidzik/Weimer* in: Huster/Kaltenborn, Krankenhausrecht, § 13 Rn. 23 mwN *OLG Brandenburg*, NJW-RR 2003, 1383 (1384); NJW-RR 2000, 24 (25); *BGH*, NJW 1980, 1901; NJW 1978, 1681 (1681); ferner Geigel/*Bacher*, Haftpflichtprozess, Kap. 28 Rn. 142.
611 Vgl. auch Geigel/*Bacher*, Haftpflichtprozess, Kap. 28 Rn. 140.

186

cc)   Der gespaltene Krankenhausaufnahmevertrag

Auch die Grundsätze des *gespaltenen Krankenhausaufnahmevertrages* lassen sich auf Fälle der Substitutionstätigkeit übertragen. Hierbei bestehen zwei separate Vertragsbeziehungen, nämlich zum einen ein Vertrag mit dem Arzt über die Behandlung, zum anderen ein Vertrag mit dem Krankenhausträger über Unterkunft und Pflege.[612] Den klassischen Anwendungsfall bildet die stationäre Krankenhausbehandlung durch einen Belegarzt.[613] Innerhalb seines Bereichs ist der Belegarzt alleiniger Vertragspartner des Patienten und nicht Erfüllungsgehilfe des Krankenhauses.[614] Damit trifft ihn die alleinige Haftung für Behandlungsfehler,[615] da der Verantwortungsbereich des Krankenhausträgers nicht betroffen ist.

Ob eingesetztes nichtärztliches Personal oder nachgeordnetes ärztliches Personal als Erfüllungsgehilfe des Belegarztes oder des Krankenhausträgers tätig wird, ist je nach Einzelfall zu bestimmen.[616] Dies hängt von den Umständen ab, die nach dem Umfang der belegärztlichen Leistungen und den vertraglichen Vereinbarungen über die Überlassung von Personal des Krankenhauses an den Belegarzt zu beurteilen sind. Reguläre Pflegekräfte[617] sind außerhalb spezieller Weisungen des Belegarztes regelmäßig im Bereich der allgemeinen Pflege tätig, die in den Verantwortungsbereich des Krankenhauses fällt.[618]

Übertragen auf das im Wege der Substitution eingesetzte Pflegepersonal folgt dementsprechend auch aus einem *gespaltenen »Substitutionspfleger«-Krankenhaus-Vertrag* eine eigene vertragliche Verpflichtung und Haftung im eigenen Verantwortungsbereich. Das Substitutionspflegepersonal tritt haftungsrechtlich in die Stellung des Belegarztes ein. Es haftet demnach auch in denjenigen Bereichen, die bei einer solchen Vertragskonstellation nicht in der Verantwortung des Krankenhausträgers liegen, insbesondere für die Krankenbehandlung. Die tatsächlichen Umstände des Einzelfalls entscheiden also darüber, ob dem »Beleg-

---

612   S. auch Laufs/Kern/*Genzel/Degener-Hencke,* Hdb. d. Arztrechts, § 89 Rn. 12; Geigel/ *Bacher*, Haftpflichtprozess, Kap. 28 Rn. 135; *Gehrlein*, Arzthaftpflicht, Kap. A Rn. 25.

613   Vgl. Laufs/Kern/*Genzel/Degener-Hencke,* Hdb. d. Arztrechts, § 89 Rn. 13; Geigel/ *Bacher*, Haftpflichtprozess, Kap. 28 Rn. 135; *Gehrlein*, Arzthaftpflicht, Kap. A Rn. 24.

614   Vgl.   Laufs/Kern/*Genzel/Degener-Hencke,*   Hdb.   d.   Arztrechts,   § 89   Rn. 13; Geigel/*Bacher*, Haftpflichtprozess, Kap. 28 Rn. 136.

615   Vgl. *Gehrlein*, Arzthaftpflicht, Kap. A Rn. 25, 26.

616   S. *BGH*, NJW 1975, 1463 (1465); OLG München Urt. v. 20.06.1996 – I U 4529/95; vgl zur Haftung von nachgeordnetem Personal ferner Laufs/Kern/*Genzel/Degener-Hencke*, Hdb. d. Arztrechts, § 89 Rn. 13; *Gehrlein*, Arzthaftpflicht, Kap. A Rn. 26, 27.

617   D.h. solche, die nicht zugleich Substitutionspflegekräfte sind.

618   So auch Laufs/Kern/*Genzel/Degener-Hencke,* Hdb. d. Arztrechts, § 89 Rn. 12; *Gehrlein*, Arzthaftpflicht, Kap. A Rn. 27; vgl. zu den Organisationspflichten des Krankenhausträgers, wenn der Belegarzt das Pflegepersonal zu Aufgaben anweist, die außerhalb des pflegerischen Bereichs zählen ferner *BGH*, NJW 1996, 2429.

pfleger« nachgeordnetes Personal als sein Erfüllungsgehilfe oder als das jeweilige des Krankenhausträgers handelt. Der Krankenhausträger kann nur dann zur Haftung herangezogen werden, wenn sein Verantwortungsbereich betroffen ist, z. B. bei Fehlern des »unmittelbaren« Krankenhauspersonals oder bei Mängeln im Bereich der zur Verfügung gestellten Ausstattung. Er haftet jedoch nicht für Fehler des »Belegpflegers«, die allein in dessen Verantwortungsbereich liegen. Denn dort ist dieser weder Verrichtungs- noch Erfüllungsgehilfe des Krankenhausträgers. Andererseits haftet der »Belegpfleger« gem. §§ 280 Abs. 1 S. 1, 278 BGB im Rahmen seines eigenen Behandlungsvertrags mit dem Patienten, wenn Fehler aus der Sphäre des Krankenhauses resultieren, es aber um die Erfüllung seiner vertraglichen Verpflichtung geht. Dies wäre z. B. der Fall, wenn das Krankenhaus dem »Belegpfleger« untergeordnetes Personal zur Verfügung stellt, das bei Tätigkeiten für den »Belegpfleger« Fehler begeht.

b)   Deliktische Haftung

Unabhängig von der gewählten Vertragsform haftet jeder Substitutionspfleger dem geschädigten Patienten gem. § 823 Abs. 1 BGB bzw. § 823 Abs. 2 BGB i.V.m. § 223 StGB persönlich.

Darüber hinaus hätte der Krankenhausträger für dessen Fehler gem. § 831 BGB einzustehen, wenn sich der Pfleger als Verrichtungsgehilfe einordnen ließe. Dies ist in dem *totalen Krankenhausaufnahmevertrag* ohne weiteres der Fall.[619] Dort sind andererseits aber weder ein Krankenhausarzt noch ein entsprechender Substitutionspfleger Geschäftsherren i.S.d. § 831 BGB, selbst wenn sie Leitungsfunktion gegenüber anderen Mitarbeitern ausüben.[620] Diese Eigenschaft steht nur dem Träger zu.

Im Rahmen des *totalen Krankenhausaufnahmevertrags mit »Substitutionspfleger«-Zusatzvertrag* ergibt sich die deliktische Haftung des Krankenhausträgers aus den §§ 823, 31 BGB analog bzw. §§ 823, 89 BGB analog, wenn der Substitutionspfleger fachlich weisungsfrei handelt,[621] im Übrigen, wenn er als Verrichtungsgehilfe eingeordnet werden könnte, gem. § 831 Abs. 1 BGB.[622] Im Rahmen des *gespaltenen Krankenhausaufnahmevertrags* stehen Krankenhausträger und »Belegpfleger« deliktisch grundsätzlich getrennt ein. Stellt das Krankenhaus aber Personal zur Verfügung, das dem »Belegpfleger« untergeordnet ist

---

619 Laufs/Kern/*Laufs/Kern*, Hdb. d. Arztrechts, § 104 Rn. 10.
620 *OLG Düsseldorf*, VersR 1998, 1377; *OLG Oldenburg*, VersR 1998, 1285; *OLG Düsseldorf*, VersR 1985, 291; Laufs/Kern/*Laufs/Kern*, Hdb. d. Arztrechts, § 104 Rn. 10.
621 Dies kommt bei dem beruflich selbstständigen Substitutionspfleger durchaus in Betracht.
622 Vgl. Fn. 610.

und Aufgaben für diesen verrichtet, kann sich eine Haftung des »Belegpflegers« für diese Verrichtungshilfen gem. § 831 Abs. 1 BGB gegenüber dem Patienten ergeben.

III. Haftungsgründe

Nachdem festgestellt wurde, dass der »Substitutionspfleger« in die haftungs-rechtliche Stellung des ursprünglich ärztlichen Leistungserbringers tritt, sind die relevanten Haftungsgründe im Einzelnen zu erörtern.

1. Behandlungsfehler

Einen bedeutsamen Haftungsgrund bildet der *Behandlungsfehler*. Darunter ver-steht man im Rahmen der Arzthaftung das Unterschreiten des im Zeitpunkt der Behandlung gültigen objektiven medizinischen Qualitätsstandards.[623] Es handelt sich u. a. um Diagnosefehler oder Therapiefehler. Ein Behandlungsfehler bedeu-tet grundsätzlich die Verletzung vertraglicher Hauptleistungspflichten i.S.d. § 241 Abs. 1 BGB, da eine ordnungsgemäße, den Sorgfaltsanforderungen ent-sprechende Erfüllung der Pflichten geschuldet wird. In deliktischer Hinsicht geht ein Behandlungsfehler regelmäßig mit einer Verletzung der in § 823 Abs. 1 ge-nannten Rechte bzw. Rechtsgüter und ggf. des § 823 Abs. 2 BGB i.V.m. einem Schutzgesetz einher.

Welcher medizinische Qualitätsstandard in dem Zusammenhang für Substitu-tionspflegepersonal gilt, soll bei der Untersuchung des anwendbaren Sorgfalts-maßstabs[624] geprüft werden. Nur dann kann bestimmt werden, wann der Stan-dard unterschritten ist und ein Behandlungsfehler vorliegt.

2. Übernahmefehler

Einen Unterfall des Behandlungsfehlers stellt der sog. *Übernahmefehler* dar.[625] Einen solchen Fehler begeht das zur Verrichtung ursprünglich ärztlicher Leis-

---

623 Vgl. *Keilbar* in: Büchting/Heussen, Rechtsanwaltshandbuch, C 15 Rn. 76; *Steffen/Pauge,* Arzthaftungsrecht, Rn. 157; *Gaidzik/Weimer* in: Huster/Kaltenborn, Krankenhausrecht, § 13 Rn. 31; Terbille/*Terbille*, Medizinrecht, § 1 Rn. 558; vgl. auch Geigel/*Wellner*, Haftpflichtprozess, Kap. 14 Rn. 240.

624 S. u., S. 191 ff.

625 Vgl. zum Übernahmeverschulden im Rahmen der ärztlichen Haftung Terbille/*Terbille*, Medizinrecht, § 1 Rn. 637.

tungen eingesetzte Pflegepersonal, wenn es bei ungenügender Qualifikation oder fehlenden Fähigkeiten in Kenntnis bzw. in fahrlässiger Unkenntnis dieses Mangels eine Leistung übernimmt, für die ihr die Eignung fehlt.

Allerdings könnte man argumentieren, dass bei der Substitution – anders als im Falle der Delegation – keine Übernahme von einem Kompetenzinhaber durch die Pflegekraft im Einzelfall erfolgt. Vielmehr würde die Substitution generell vom Gesetzgeber geregelt bzw. in dahingehenden Modellvorhaben zur Erprobung der Substitution dementsprechend intern vom Anstellungsunternehmen angewiesen. Somit läge es gar nicht in der Entscheidungsmacht der Substitutionspflegekraft, *ob* sie die Tätigkeit übernimmt, so dass es auch nicht entscheidend wäre, ob sie sich hierzu imstande sieht. Ein Übernahmeverschulden würde ihr daher niemals vorzuwerfen sein. Gleichwohl hat die Pflegekraft unter Berücksichtigung ihrer Kenntnisse und Fähigkeiten mit Blick auf das Patientenwohl dennoch in jedem Fall Vorkehrungen zur Gewährleistung der Patientensicherheit zu treffen. Diese schließen die Prüfung der hinreichenden eigenen Qualifikation ein und verlangen, sofern berechtigte Zweifel bestehen, gegebenenfalls eine weitere, qualifizierte Personalkraft hinzuzuziehen. Anderenfalls läge eben doch ein Übernahmefehler vor.[626]

3.   Aufklärungsfehler

Auch die Verletzung bestehender *Aufklärungspflichten* begründet eine Haftung des eingesetzten Substitutionspflegepersonals, u. U. auch der übergeordneten Institution, die deren Sicherung im Rahmen ihrer Organisationspflichten schuldet.[627] Eine speziell auf den Fall der Substitution ausgerichtete Aufklärungspflicht soll später in einer gesonderten Prüfung untersucht werden.[628]

4.   Organisationsfehler

Neben die Eigenhaftung des behandelnden Personals tritt u. U. auch die Verantwortlichkeit der Träger der übergeordneten Einrichtung (bspw. des Krankenhauses), bei dem die Substitutionspflegekraft angestellt ist. So ist z. B. bei interner Anweisung der Substitution ärztlicher Leistungen ein *Organisationsverschulden*

---

626 Vgl. dazu auch S. 199.
627 Zur Organisationshaftung des Einrichtungsträgers für Aufklärungsfehler vgl. *Laufs/ Katzenmeier/Lipp*, Arztrecht, Kap. XI. Rn. 28f.; Wenzel/*Wenzel*, Kap. 4 Rn. 866ff; s. dazu ferner u., S. 208.
628 S. dazu sogleich u., S. 200ff.

des Einrichtungsträgers anzunehmen, wenn dieser nicht die Voraussetzungen schafft, um eine hinreichende Qualifikation der nichtärztlichen Pflegekräfte zu gewährleisten. Dazu muss er qualifizierte Kräfte auswählen und eine ordnungsgemäße Arbeitsteilung überwachen. Weitere Fehler können u.a. auch im Bereich der Organisation des Krankenhausbetriebes, der Patientenbetreuung etc. auftauchen. Gleiches gilt ferner im Hinblick auf die Verletzung von Aufklärungspflichten, weil deren Wahrung ebenfalls zu dem Kreis der Organisationspflichten der Institution zählt.

IV. Zwischenfazit

Festzuhalten bleibt, dass sich an den Pflichten bei Erfüllung der »übertragenen« Tätigkeiten auch nach der Substitution im Grunde nichts ändert.[629] Die Rechtsfolgen treffen den Substitutionspfleger ebenso, wie sie den Arzt vor der Übertragung getroffen hätten. Das Substitutionspflegepersonal tritt mit der Übernahme der Verantwortlichkeit vollständig an die Stelle des zuvor zuständigen Arztes. Welche Bedeutung dies für den anzuwendenden Sorgfaltsmaßstab hat, insbesondere inwiefern für das eingesetzte Substitutionspflegepersonal vom sog. Facharztstandard abgewichen wird, bildet den Gegenstand der folgenden Ausführungen.

B. Der Sorgfaltsmaßstab

Von Bedeutung für alle Haftungsgrundlagen, vor allem aber für die Feststellung eines Behandlungsfehlers, ist der das Pflegepersonal treffende Sorgfaltsmaßstab.

I. Der allgemeine medizinische Standard

Allgemein orientiert sich die Verantwortlichkeit des Schuldners im Zivilrecht an den § 276 BGB. Demnach hat der Schuldner mindestens Fahrlässigkeit, also die Außerachtlassung der im Verkehr erforderlichen Sorgfalt zu vertreten, § 276 Abs. 1 und 2 BGB. Der Sorgfaltsmaßstab orientiert sich an den allgemeinen

---

629 Es bleibt damit grundsätzlich auch bei den bekannten Haftungsgründen. Allerdings ist damit zu rechnen, dass lediglich bestimmte Aufgaben und nicht das gesamte Leistungsspektrums des Arztes auf das Substitutionspflegpersonal übertragen werden; vgl. auch *Barth*, Bedarf es eines eigenständigen »Pflege(haftungs)rechts«?, in: IQB-Lutz Barth (2010), S. 2.

Verkehrsbedürfnissen, objektiv-typisierenden Merkmalen.[630] Danach kommt es darauf an, was von einem durchschnittlichen Anforderungen entsprechenden Angehörigen des jeweiligen Verkehrskreises in der jeweiligen Situation erwartet werden kann.[631] Die objektive Fahrlässigkeit gestaltet sich mithin gruppenbezogen (sog. Gruppensorgfalt). Sie muss also auch fachspezifischen Besonderheiten Rechnung tragen.

Bei medizinischen Tätigkeiten ist als Mindestanforderung die Einhaltung des sog. *medizinischen Standards* anerkannt.[632] Er richtet sich nach der üblichen Art und Qualität der Tätigkeit des jeweils ausführenden Personenkreises. Im Rahmen der richterlichen Ermittlung des berufsfachlichen Sorgfaltsmaßstabes bedarf es daher regelmäßig der Hilfe eines medizinischen Sachverständigen.[633] Es ist zu berücksichtigen, was sich objektiv in wissenschaftlicher Auseinandersetzung und praktischer Bewährung als gute, verantwortungsbewusste Übung herausgebildet hat, und deshalb in den beteiligten Fachkreisen als richtiger und sicherer Weg zum therapeutischen Erfolg anerkannt ist.[634] Diese berufliche Übung muss auch von durchschnittlich befähigten und gewissenhaften Fachkräften auf dem jeweiligen Versorgungssektor erwartet werden können.[635] Zur Ausfüllung des Sorgfaltsbegriffs können auch normierte Aspekte, bspw. Fach- und Standesregeln, herangezogen werden.[636] In der Medizin geschieht dies zunehmend durch Stellungnahmen, Leitlinien und Richtlinien. Sie bilden allerdings lediglich Indizien für den anzuwenden Sorgfaltsmaßstab und bestimmen einen Standard nicht zwingend,[637] selbst wenn ihre Vorgaben dem aktuellen Standard des jeweiligen Fachs entsprechen.[638] Denn bei dem Standard handelt es sich nicht um einen von

---

630 *BGH*, NJW 2001, 1786; NJW-RR 1996, 980; MünchKomm/*Grundmann*, BGB § 276 Rn. 54ff. mwN; ferner Staudinger/*Löwisch/Caspers*, § 276 Rn. 30; Bamberger/Roth/ *Unberath*, § 276 Rn. 20.

631 Vgl. BGHZ 80, 186 (193); *BGH*, NJW 1982, 2555 (2556); 1972, 150 (151); *Taupitz*, NJW 1991, 1505 (1506) mwN; Bamberger/Roth/*Unberath*, § 276 Rn. 21; *Offermanns/ Bergmann*, DKI-Studie: Neuordnung von Aufgaben des Ärztlichen Dienstes, S. 52.

632 Vgl. zum medizinischen Sorgfaltsbegriff auch Laufs/Kern/*Ulsenheimer*, Hdb. d. Arztrechts, § 139 Rn. 24ff.

633 *BGH*, NJW 1995, 776; *Greiner*, §§ 823ff., Rn. 17, in: *Spickhoff*, Medizinrecht; *Buchner/Schmacke*, GesR 2010, 169 (175).

634 S. auch *Buchner/Schmacke*, GesR 2010, 169 (171); vgl. *Greiner*, §§ 823ff., Rn. 21, in: *Spickhoff*, Medizinrecht.

635 Zur Beschreibung des »medizinischen Standards« s. auch *OLG Hamm*, MedR 2006, 358 (359); *LG Kassel*, VersR 2001, 1031 (1034), vgl. ferner *Quaas/Zuck*, Medizinrecht, § 13 Rn. 128 mwN; *Franzki*, Arzt und Krankenhaus 1995, 225 (226); *Pitz*, Medizinalpersonal, S. 92.

636 Vgl. Bamberger/Roth/*Unberath*, § 276 Rn. 24.

637 Vgl. Laufs/Kern/*Ulsenheimer*, Hdb. d. Arztrechts, § 139 Rn. 30; *Greiner*, §§ 823ff., Rn. 21, in: *Spickhoff*, Medizinrecht.

638 Vgl. *OLG Düsseldorf*, VersR 1987, 414; *BGH* GesR 2008, 361; *OLG Bamberg*, GesR 2008, 594 (596); ferner Laufs/Kern/*Ulsenheimer*, Hdb. d. Arztrechts, § 139 Rn. 30.

außen gesetzten Parameter, sondern um einen Maßstab der durch fachgerechte Übung und wissenschaftliche Anerkennung der beteiligten Fachkreise entsteht. Ausschlaggebend ist und bleibt stets die Einhaltung des jeweiligen medizinischen Standards eines Fachgebietes.[639]

II. Der medizinische Standard für Substitutionspflegepersonal

1. Facharztstandard oder eigener Standard der Berufsgruppe

Bei der ärztlichen Behandlung von Patienten wird nach ständiger Rechtsprechung[640] grundsätzlich der sog. Facharztstandard[641], also eine Behandlung, die »dem Standard eines erfahrenen Facharztes entspricht«[642], geschuldet.[643] Nach der Substitution hingegen handelt gerade nicht mehr das ärztliche Fachpersonal. Daraus könnte man theoretisch zweierlei folgern. Zum einen wäre denkbar, den vor der Substitution von den Ärzten geforderten Sorgfaltsmaßstab nach erfolgter Substitution auch von dem Substitutionspflegepersonal zu verlangen, weil es in Bezug auf die Tätigkeiten anstelle der Ärzte tritt. Näher liegt aber, dass ein auf die Berufsgruppe der Substitutionspflegekräfte ausgerichteter, eigener Sorgfaltsmaßstab angelegt wird, weil Ausbildung und Qualifikation beider Berufsgruppen divergieren.[644]

2. Eigener Standard der Berufsgruppe (Gruppensorgfalt)

Da im Zivilrecht ein objektiver Sorgfaltsmaßstab angelegt wird, der danach fragt, was von einem besonnenen und gewissenhaften[645] Angehörigen des jewei-

---

639 Vgl. *BGH*, NJW 1991, 1535 (1538); 1995, 776f.; NJW 1999, 1778 (1779); Bamberger/Roth/*Spindler*, § 823Rn. 588; MünchKomm/*Grundmann*, BGB § 276 Rn. 111; *Bergmann*, in: *Jorzig u.a.*, Delegation und Substitution, S. 31.
640 *BGH*, VersR 1985, 782; *OLG Düsseldorf*, VersR 1986, 659; *OLG Koblenz*, VersR 1991, 1376.
641 S. auch o., S. 32.
642 *BGH*, JZ 1987, 879 mit Anmerkung *Giesen*, *OLG Oldenburg*, MDR 1993, 955 (956).
643 Vgl. *Quaas/Zuck*, Medizinrecht, § 13 Rn. 133.
644 S. dazu auch o., S. 33.
645 Sofern die Rspr. teils auf den durchschnittlichen (*BGH*, NJW 1976, 1504), normalen (*BGH*, VersR 1976, 726), ordentlichen (*RG*, Recht 1912, Nr. 2516), vernünftigen (vgl. BGHZ 123, 311 (318); *BGH*, NJW 1978, 2149) oder aber besonnenen und gewissenhaften (*BGH*, NJW 1982, 2555; NJW-RR 1986, 899) Angehörigen des jeweiligen Verkehrskreises abstellt, handelt es sich dabei lediglich um Formulierungsvarianten, die aber keine sachlich-inhaltlichen Unterschiede anzeigen sollen.

ligen Verkehrskreises[646] in der jeweiligen Situation erwartet werden kann,[647] ist für die Beurteilung eines Pflichtverstoßes des Substitutionspflegepersonals maßgeblich, welche Fähigkeiten und Kenntnisse bei dieser Berufsgruppe objektiv vorausgesetzt werden.[648] Typische »Substitutions«-Tätigkeiten beispielsweise durch eine Krankenpflegerin unterlägen also dem zum Zeitpunkt ihrer Verrichtung für Substitutionspflegepersonal allgemein gültigen Standard. Ausschlaggebend wäre demnach der Maßstab der eigenen Gruppensorgfalt[649] als spezifischer Sorgfaltsmaßstab für Pflegepersonal der neu zu schaffenden Art.

3.   Sonderfall Delegation

Der Grundsatz der Gruppensorgfalt gilt jedoch nicht überall. Vielmehr wird bei der Delegation ärztlicher Tätigkeiten der Facharztstandard weiterhin angelegt. Ärztliche Anordnungs- und Überwachungspflichten in Bezug auf die delegierten Tätigkeiten an das nichtärztliche Personal sollen dessen Einhaltung gewährleisten. Allerdings lässt sich diese Betrachtungsweise darauf zurückführen, dass die Leistung trotz Delegation weiterhin eine ärztliche bleibt.[650] Eine Herabsetzung des Sorgfaltsmaßstabes zulasten des Patienten verbietet sich mithin in Fällen, in denen der Arzt seine Aufgaben lediglich anderweitig erledigen lässt, aber weiterhin als eigentlicher Behandler auftritt.

Die beschriebenen Grundsätze zur Delegation lassen sich deshalb nicht auf die Substitution übertragen, da durch die personelle Ersetzung die ärztliche Leistung – anders als bei der Delegation – gerade zu einer nichtärztlichen wird. Insoweit bestehen also gravierende Unterschiede zwischen Delegation und Substitution.[651] Denn am Ende beider Arbeitsteilungsformen bilden verschiedene Berufsgruppen den Kreis der Letztverantwortlichen und der damit zuständigen Leistungserbringer.

---

646 Die Bedeutung der Eingrenzung auf einen bestimmten Verkehrskreis für die Bestimmung des Sorgfaltsmaßstabes behandelt Laufs/Kern/*Ulsenheimer,* Hdb. d. Arztrechts, § 139 Rn. 27 unter dem Stichwort »Gruppenfahrlässigkeit«; *Quaas/Zuck,* Medizinrecht, § 13 Rn. 128 verwendet in dem Zusammenhang den Begriff des »Gruppenstandards«. Dieser Aspekt modifiziert den objektvierten Maßstab.
647 S. dazu o., S. 192; Vgl. BGHZ 80, 186 (193); *BGH,* NJW 1982, 2555 (2556); 1972, 150 (151); *Taupitz,* NJW 1991, 1505 (1506) mwN; Bamberger/Roth/*Unberath,* § 276 Rn. 21.
648 Vgl. auch *Taupitz,* NJW 1991, 1505 (1506).
649 Vgl. auch *Bergmann,* in: *Jorzig u.a.,* Delegation und Substitution, S. 31.
650 Vgl. auch *Bergmann,* MedR 2009, 1 (3).
651 Vgl. dazu o., S. 23ff., 27ff.

4. Sorgfaltsmaßstab einer fremden Berufsgruppe (Facharztstandard)

Nach oben Gesagtem gilt bei der Beurteilung von Pflichtverletzungen zunächst stets derjenige Sorgfaltsmaßstab, der objektiv für die Gruppe der beteiligten Berufsgruppe angelegt werden kann und darf. Es muss aber geklärt werden, ob möglicherweise im Hinblick auf die Besonderheit der durch Substitution übertragenen Tätigkeiten bestimmte Gründe dazu führen, dass im Rahmen der Substitution für das nichtärztliche Personal ausnahmsweise gleichwohl der fremde Facharztstandard gilt.

Ein Begründungsansatz könnte darin liegen, dass die Verrichtung der übertragenen Tätigkeiten vor der Ersetzung der Ärzte durch das nichtärztliche Personal an diesem Sorgfaltsmaßstab gemessen wurde und die (übertragenen) heilkundlichen Leistungen aufgrund ihrer Bedeutung, insbesondere ihrer Gefahrträchtigkeit, einen Kenntnisstand erfordern, der den Facharztstandard nicht unterschreiten darf.[652] Unter diesem Aspekt der Gefahrschaffung bzw. -übernahme könnte daher eine »Verschiebung« des maßgeblichen Verkehrskreises geboten sein, der sich dementsprechend auf den angelegten Sorgfaltsmaßstab auswirkt. Dies ließe sich auf das notwendige Vertrauen der Patienten zurückführen, dass die typischen Tätigkeiten eines Verkehrskreises – und dazu gehören die heilkundlichen Tätigkeiten des Substitutionspflegepersonals – sowie die damit verbundenen Risiken von der einschlägigen Berufsgruppe auch beherrscht werden. Wären Angehörige der Substitutionspflegeberufe i.S.v. § 4 Abs. 7 KrPflG/ AltPflG aufgrund ihrer Aus- und Weiterbildung[653] nach dem aktuellen Stand der medizinischen Erkenntnisse und Wissenschaft dazu aber schon objektiv nicht in der Lage, müssten sie sich in derartigen Fällen an dem höheren (fremden) Sorgfaltsmaßstab derjenigen Berufsgruppe (regelmäßig die jeweiligen Fachärzte) messen lassen, der die entsprechenden Maßnahmen aufgrund ihrer objektiven Qualifikation und Eignung zuzuordnen sind.[654]

Darüber hinaus kann auch noch unter einem anderen Aspekt ein Festhalten am Facharztstandard indiziert sein. Unter Verkehrsschutzgesichtspunkten ist anerkannt, dass sich Sorgfaltsanforderungen nach dem jeweiligen Auftreten des Behandlers im Verkehr bemessen.[655] Verhielte sich Substitutionspflegepersonal demnach »wie ein Arzt«, also träte es nach außen hin als solcher auf, auch weil

---

652 Unter dem Aspekt der Sorgfaltsausübung als Gefahrkontrolle wird so teilweise ein dem ärztlichen Verhalten ähnlicher Standard angelegt, vgl. dazu *OLG Braunschweig*, VersR 1990, 57; *Deutsch/Spickhoff*, Medizinrecht, Rn. 69 mwN – hier in Bezug auf den Heilpraktiker.

653 S. dazu o., S. 108ff.

654 Vgl. zur Anwendung des fremden ärztlichen Sorgfaltsmaßstabes auf Medizinalpersonal *Pitz*, Medizinalpersonal, S. 96.

655 Dazu *Taupitz*, NJW 1991, 1505 (1508); *Pitz*, Medizinalpersonal, S. 93.

es etwa typische »ärztliche« Tätigkeiten erbringt, richtete sich u. U. der anwendbare Sorgfaltsmaßstab ebenfalls nach dem entsprechenden (ärztlichen) Verkehrskreis.[656] Bei einem derartigen »Auftreten in einem fremden Verkehrskreis« spricht man auch von einem »Übertritt einer Person in eine andere Gruppe«[657] mit den entsprechenden haftungsrechtlichen Folgen. Das Vorgeben, Angehöriger des fremden Verkehrskreises zu sein, verpflichtet demnach auch zur Einhaltung der dort gültigen Sorgfaltsmaßstäbe.[658]

5.   Entscheidung über Sorgfaltsmaßstab bei Substitution

Bei der Bewertung der Haftung des Substitutionspflegepersonals muss berücksichtigt werden, dass bislang weder die erforderliche Ausbildung noch die zu übertragenden Tätigkeiten feststehen. Da – wie oben ermittelt werden konnte[659] – die beruflichen Kenntnisse und Fähigkeiten in Abhängigkeit zu den dann übertragenen Tätigkeiten festgelegt werden müssen, ist aber davon auszugehen, dass das Pflegepersonal (jedenfalls) objektiv zur Verrichtung der Tätigkeiten und der Beherrschung entsprechender Risiken in der Lage sein wird. Solange also ein adäquates Verhältnis zwischen den übertragenen Aufgaben und dem Ausbildungs-, Wissens- und Kompetenzstand[660] besteht, würde deshalb trotz »Unterschreitung« des Facharztstandards (bzw. bei jeglicher Abweichung davon) das befürchtete Risiko der Gefahrerhöhung für die Patienten eingedämmt. Die potentielle Gefahr für das Patientenwohl reduziert sich noch weiter dadurch, dass Pflegepersonal im Rahmen seiner Ausbildung spezialisiert wird. Durch die *Vertiefung* seiner Fähigkeiten und Kenntnisse erhält es u. U. hinsichtlich einzelner Tätigkeiten in einem begrenzten Bereich sogar eine »bessere« Qualifikation als ein entsprechender Arzt, entspricht aber gleichwohl im Hinblick auf die Gesamtkompetenz in der »*Breite*« niemals dem ärztlichen Kompetenzspektrum, vergleichbar mit dem Verhältnis zwischen Rechtspfleger und Richter. Unter dem o.g.[661] Aspekt der befürchteten Gefahrschaffung mangels entsprechender Qualifikation des Substitutionspflegepersonals muss nach alledem jedenfalls nicht zwingend von den Grundsätzen der Gruppenfahrlässigkeit zugunsten des Facharztstandards abgewichen werden, obwohl bei Anlegung des Gruppensorgfalts-

---

656   Vgl. dazu *Taupitz*, NJW 1991, 1505 (1508); *Pitz,* Medizinalpersonal, S. 93, 95.
657   *Taupitz*, NJW 1991, 1505 (1508).
658   S. *Taupitz*, NJW 1991, 1505 (1508) mwN; ferner *Pitz*, Medizinalpersonal, S. 95.
659   S. o., S. 147f., 170.
660   Dieser Voraussetzung bedarf es auch für eine sorgfaltsgemäße Delegation, vgl. *Taupitz/Pitz/Niedziolka*, Der Einsatz nicht-ärztlichen Heilpersonals bei der ambulanten Versorgung chronisch kranker Patienten, S. 68.
661   S. o., S. 195.

maßstabs für Substitutionspflegepersonal ein zumindest gegenüber dem Facharztstandard gesteigertes Risiko der Patientengefährdung verbleibt.

Etwas anderes gilt dagegen ausnahmsweise bei einem »Übertritt in eine fremde Berufsgruppe«[662]. Tritt ein Substitutionspfleger beispielsweise wie ein Facharzt auf, muss er sich auch an die für diese geltenden Sorgfaltsmaßstäbe halten. Dieser Umstand berührt jedoch nicht den Grundsatz der Gruppenfahrlässigkeit an sich, sondern ist ausschließlich auf das individuelle Auftreten des Substitutionspersonals zurückzuführen. Der beschriebene Sonderfall darf für die Substitution im Übrigen jedoch keinesfalls pauschal angenommen werden, da die neuen Aufgaben in Zukunft nicht »als Arzt« durchgeführt werden, sondern den Substitutionspflegekräften vielmehr als »eigene« Tätigkeiten zuzuordnen sind. Denn das nichtärztliche Personal handelt als Fachkraft innerhalb seines eigenen Bereichs. Es kommt also nur in vereinzelten Fällen zur Anwendung des »fremden« Sorgfaltsmaßstabes eines Facharztes.

Der Sorgfaltsmaßstab für das Substitutionspflegepersonal bleibt im Übrigen der für die eigene Berufsgruppe gültige Standard. Nach dem oben Gesagten lässt sich der Verzicht auf den Facharztstandard durch die Vermittlung eines angemessenen Fachkenntnis- und Kompetenzstandes der beteiligten Berufsgruppe, hier des Pflegepersonals, rechtfertigen. Wenn der Gesetzgeber die Substitution will, muss als logische Konsequenz auch der Facharztstandard weichen. Dies ist der Substitution immanent.

Kompensatorisch wirkt schließlich die Kenntnis der Betroffenen, einschließlich der Patienten, über den (neuen) Qualitätsmaßstab.[663] Denn bei Abschluss eines Vertrags zur Behandlung durch Substitutionspfleger (sei es durch Vereinbarung mit diesem selbst oder mit Dritten, z. B. dem Klinikträger) wird in Zukunft stets derjenige medizinische Standard zugrunde gelegt, der allgemein von den entsprechenden Pflegern erwartet werden kann und darf, unabhängig davon, dass die Verrichtung in der Vergangenheit am Facharztstandard gemessen wurde. Der »neue« Sorgfaltsmaßstab wird somit Bestandteil des Vertrags.[664]

III.   Bildung des medizinischen Standards für Substitutionspflegepersonal

Welcher medizinische Standard generell innerhalb der unterschiedlichen medizinischen Fachbereiche gilt, wurde bislang u. a. aus Stellungnahmen, Leitlinien

---

662 S. *Taupitz*, NJW 1991, 1505 (1508) mwN; ferner *Pitz*, Medizinalpersonal, S. 95.
663 Krit. zur entspr. Patientenaufklärung, hier ebenfalls bei noch undefiniertem Behandlungsstandard *Buchner/Schmacke*, GesR 2010, 169 (173).
664 Vgl. *Boemke,* NJW 2010, 1562 (1563).

und Richtlinien der Fachgesellschaften und Berufsverbände abgeleitet.[665] Der Sorgfaltsmaßstab für das nichtärztliche Pflegepersonal muss im Hinblick auf die Substitutionstätigkeiten jedoch erst neu entwickeln, da es bisher an entsprechenden Vorgaben fehlt, die sich ihrerseits an den jeweils aktuellen Erkenntnissen aus Wissenschaft und Praxis orientieren. Es lässt sich deshalb vorab keine Definition des künftigen medizinischen Standards für Substitutionspflegepersonal festlegen. Sicher ist jedoch, dass der ärztliche Standard im Auge behalten werden muss, wenn man Anforderungen an die Sorgfalt des Substitutionspflegepersonals stellt.

Es kann vorläufig nur darauf hingewiesen werden, welche Aspekte zur Bildung des gebotenen Sorgfaltsmaßstabes, also des künftigen Standards, beitragen. Dabei muss nämlich ein Ausgleich zwischen zwei oben bereits erwähnten Polen[666] gefunden werden. Zum einen ist der Umstand zu berücksichtigen, dass für die Verrichtung der betroffenen Tätigkeiten aufgrund ihrer Beschaffenheit und Gefahrgeneigtheit bisher der Facharztstandard gefordert wurde. Zum anderen richtet sich der Standard nach den in der Praxis erprobten und wissenschaftlich abgesicherten Kenntnissen und Fähigkeiten der Betroffenen; es kann ihnen also – wie nun mehrfach festgestellt[667] – nicht unabhängig von ihren Qualifikationen und Fähigkeiten ein »fremder« (Facharzt-)Standard abverlangt werden. Der medizinische Standard, der sich eigens für die Substitutionspflegekräfte zu etablieren hat, muss ungeachtet der fehlenden ärztlichen Qualifikation aber einer Erhöhung der Risiken und Gefahren für die Patienten entgegenwirken. Dieser Ausgleich lässt sich am besten durch Ausrichtung des neuen Sorgfaltsmaßstabs am Facharztstandard erreichen. Ziel muss es demnach sein, dass der neue Standard unter realistischer Umsetzung und in Korrespondenz zu Fähigkeiten, Kompetenzen und Qualifikationen der Pflegekräfte eine Absenkung gegenüber dem Facharztstandard so weit wie möglich vermeidet. Das bedeutet nicht, dass jede negative Abweichung vom Facharztstandard, insbesondere aus Kostengründen, abgelehnt werden muss.[668] Denn auch nach derzeitigem Stand steht im Hinblick auf den Ausbildungsverlauf das Leistungsniveau nichtärztlichen Pflegepersonals den Kenntnissen und Fähigkeiten, die einem Facharzt in seiner Ausbildung vermittelt werden, nicht gleich. Um dem Ziel möglichst nahe zu kommen, muss aber frühzeitig eine Angleichung der Qualifikationsunterschiede angestrebt werden. Deshalb sind auf der Ausbildungsebene die dem Pflegepersonal zu vermittelnden

---

665 *Quaas/Zuck*, Medizinrecht, § 13 Rn. 125; u.a. zur Funktion des Deutschen Pflegerats als entsprechender Verband neben den einzelnen Berufsverbänden in der Pflege Stemmer/Haubrock/*Böhme*, Gutachten zu den zukünftigen Handlungsfeldern in der Krankenhauspflege, S. 249.

666 S. o., S. 193 und 195.

667 S. o., S. 191.

668 So aber wohl *Ratzel*, ZMGR 2008, 186 (196).

Kenntnisse und Fähigkeiten an denjenigen Qualifikationen der zuvor zuständigen Fachärzte auszurichten, sofern dies für die im Wege der Substitution übertragen Tätigkeiten relevant ist.[669] Dies scheint auch nicht ausgeschlossen, da durch die Substitution nur vereinzelte Tätigkeiten übertragen werden sollen und es durchaus denkbar ist, dass die Spezialisierung i.R.d. Ausbildung zumindest in begrenzten Bereichen zu vergleichbaren Qualifikationen wie bei Ärzten führen kann – im Hinblick auf die *Tiefe* einzelner Kompetenzen u. U. sogar zu »besseren« –, ohne allerdings jemals eine den jeweiligen Ärzten entsprechende *»Breite«* des Kompetenzspektrums aufzubringen, die für das Gesamtleistungsniveau ebenso ausschlagegebend ist.

IV. Zwischenfazit

Es konnte ermittelt werden, dass nach der Übertragung ärztlicher Tätigkeiten auf nichtärztliches Pflegepersonal nicht länger die Einhaltung des sog. Facharztstandards, wohl aber eines Standards zu fordern ist, der den spezifischen Qualifikationen, Kenntnissen und Fähigkeiten der eingesetzten Berufsgruppe entspricht und auf der anderen Seite die Patientensicherheit garantiert. Dieser Standard soll sich allerdings möglichst an die relevanten Fähigkeiten eines auf dem Gebiet zuvor aktiven Facharztes annähern. Sofern die Pflegekraft diesen Standard nicht erreicht, der von einem besonnenen, durchschnittlichen Mitarbeiter mit der entsprechenden Ausbildung erwartet werden kann, muss sie u. U. ergänzend fachlichen Rat und Hilfe bei einer qualifizierten Fachkraft bzw. sogar einem Fach*arzt* suchen.[670] Dazu erfordert es einer selbstkritischen Prüfung im Einzelfall.[671] Unterschreitet sie den entwickelten Standard auf diese oder sonstige Weise, besteht ein Haftungsgrund.[672] Auf diese Weise lässt sich das Patientenwohl hinreichend sichern.

---

669 Bei sorgfaltsgemäßer Übernahme/Übertragung von Aufgaben ist bei Einsatz von nicht-ärztlichem Personal – sowohl bei der Delegation als auch bei eigenverantwortlicher Tätigkeit – stets dessen Ausbildung entscheidend, vgl. *Taupitz/Pitz/Niedziolka,* Der Einsatz nicht-ärztlichen Heilpersonals bei der ambulanten Versorgung chronisch kranker Patienten, S. 70.
670 Vgl. *BGH,* NJW 1988, 2298 (2300); NJW 1993, 2989 (2991); Staudinger/*Löwisch/Caspers,* § 276 Rn. 47 mwN zur Pflicht von Berufsanfängern evtl. Unterstützung in Anspruch zu nehmen.
671 Vgl. etwa *BGH,* NJW 1991, 1535 (1537) – hier zur Sorgfaltspflicht des Heilpraktikers.
672 Dabei wird es sich regelmäßig um einen Fall des Behandlungsfehlers handeln, vgl. o., S. 189.

C. Aufklärungspflicht über die Substitution

Schließlich stellt sich die Frage, ob im Falle der Substitution ärztlicher Leistungen entsprechende Aufklärungspflichten gegenüber den Patienten bestehen, deren Verletzung Schadensersatzansprüche[673] begründen kann.

I. Allgemeines

Allgemein setzt die Rechtmäßigkeit medizinischer Behandlung neben der medizinischen Indikation und der kunstgerechten Ausführung (»lege artis«) stets die Einwilligung des Patienten voraus. Dies folgt aus dem verfassungsrechtlich geschützten Selbstbestimmungsrecht des Patienten.[674] Daneben liegt in der Einwilligung auch ein Rechtfertigungsgrund für die mit der Behandlungsmaßnahme regelmäßig verbundene Körperverletzung.[675] Unter beiden Aspekten führt die fehlende Einwilligung jedenfalls zur Rechtswidrigkeit des Eingriffs und damit evtl. zur Haftung des Verantwortlichen oder zur Strafbarkeit wegen Körperverletzung. Zur Wirksamkeit einer Einwilligung bedarf cs der hinreichenden Aufklärung des Patienten, der sog. Selbstbestimmungsaufklärung.[676] Denn nur der informierte Patient kann unter Abwägung aller Informationen und in Verständnis von Art,

---

673 Im vertraglichen Bereich erfüllt der Behandelnde mit der Aufklärung eine (Haupt-) Leistungspflicht, im deliktischen Bereich folgt dies aus der Funktion der Einwilligung als Rechtfertigungsgrund bzw. der Verletzung des Selbstbestimmungsrechts, s. grundlegend auch *BGH*, NJW 1984, 1807 (1809), vgl. ferner Geigel/*Bacher*, Haftpflichtprozess, Kap. 14 Rn. 214.

674 Gemeint ist - vgl. dazu bspw. *Bergmann*, ZMGR 2009, 291 (291) - insbesondere Art. 2 Abs. 1 und 2 GG; teilweise stützt man dies auch auf Artt. 1 Abs. 1, 2 Abs. 1 und Abs. 2 S. 1 GG so etwa Laufs/Kern/*Laufs*, Hdb. d. Arztrechts, § 57 Rn. 15; inwiefern Aufklärung und Einwilligung des Patienten zu bloßen Heileingriffen grundrechtlichen Schutz aus den Absätzen 1 und 2 des Art. 2 GG genießen [so: BVerfGE 52, 131 (168)] oder allein Art. 2 Abs. 2 Satz 1 GG als spezielleres Grundrecht eingreift[das Sondervotum Hirsch, Niebler, Steinberger, BVerfGE 52, 131 (173 ff.) legt jedenfalls hierauf den Schwerpunkt der Argumentation], ist umstr., s. auch Maunz/Dürig/*Di Fabio*, GG Art. 2 Rn. 204; dazu ferner *Quaas/Zuck*, Medizinrecht, § 2 Rn. 36.

675 Von der Funktion der Einwilligung als Rechtfertigungsgrund gehen wohl aus *BGH*, NJW-RR 2010, 833 (835); *OLG Brandenburg*, NJW-RR 2000, 398 (399); *BGH*, NJW 1980, 1905; VersR 1990, 1010; VersR 1990, 1238; teilweise begründet aber auch die Rechtsprechung die Erforderlichkeit der Aufklärung nicht mehr mit diesem Rechtswidrigkeitskonzept (vgl. etwa *BGH*, MedR 2003, 685), sondern stützt sie maßgeblich auf das Selbstbestimmungsrecht des Patienten vgl. *Quaas/Zuck*, Medizinrecht, § 13 Rn. 82.

676 Vgl. abweichendes Votum zur Entscheidung BVerfGE 52, 131 (176).

Bedeutung, Ablauf und Folgen eines etwaigen Eingriffs eine freie Entscheidung treffen.[677]

Fraglich ist deshalb, ob sich die Aufklärung auch auf die Tatsache erstrecken muss, dass im Wege der Substitution eine ursprünglich ärztliche Leistung nunmehr von nichtärztlichem Pflegepersonal ausgeführt wird. Dagegen spräche, dass der Patient bislang ebenfalls keinen tiefen Einblick in die organisatorischen medizinischen Abläufe und in die interne Arbeitsverteilung hatte und es für ihn daher u. U. keinen Unterschied bedeutet, wie die Aufgaben z. B. im Krankenhaus verteilt werden,[678] solange die Leistung ihm gegenüber zufriedenstellend erbracht wird. Für eine Aufklärungspflicht ließe sich hingegen anführen, dass es sich bei der Substitution um eine Modifikation der Behandlung handelt und nicht zwingend gewährleistet werden kann, dass derselbe Qualifikationsstandard wie bei der ärztlichen Leistung eingehalten würde. Eine gesteigerte Gefährdung kann insbesondere deswegen nicht ausgeschlossen werden, weil ein möglicherweise milderer, jedenfalls aber »anderer« Sorgfaltsmaßstab zu erwarten ist[679]. Es stellt sich deshalb die Frage, ob die Substitution nicht zu einer neuartigen, zumindest aber alternativen Behandlungsmethode führt, deren Folgen im Rahmen der Aufklärungspflicht bei ärztlicher Tätigkeit klaren Vorgaben unterliegt. Insofern könnte auch die Substitution unter einen der aufklärungsbedürftigen Bereiche fallen, die deshalb näher zu klären sind.

II. Allgemeine Aufklärungspflichten

Die Selbstbestimmungsaufklärung lässt sich in Diagnose-, Verlaufs-, Behandlungs- und Risikoaufklärung aufspalten. Die Grenzen gehen allerdings teilweise fließend ineinander über. Die *Diagnoseaufklärung*[680] dient der Information des Patienten (in groben Zügen) über den medizinischen Befund.[681] Nachfragen des Patienten verpflichten den Arzt zu weiteren wahrheitsgemäßen Auskünften. Nur beim sog. therapeutischen Privileg kann der Arzt ausnahmsweise dem Patienten

---

677 Die Selbstbestimmungsaufklärung wird zutreffend auch durch das Stichwort »informed consent« umschrieben, vgl. anstelle vieler aus der Literatur Wenzel/*Geilen*, Kap. 4 Rn. 433.

678 Gerade bei komplexen Behandlungen willige der Patient in eine Vielzahl einzelner Maßnahmen, ohne dabei zu differenzieren, ob sie ärztlicher oder nichtärztlicher Arzt sei, dazu *Pitz*, Medizinalpersonal, S. 125.

679 S. o., S 191.

680 Die Diagnoseaufklärung wird auch in der Rspr. gefordert, vgl. RGSt 66, 181 (182); RGZ 163, 129 (137); BGHZ 29, 176 (184f.); *OLG Hamm*, NJW 2002, 307.

681 *Wussow*, VersR 2002, 1337 (1338f.); *Gaidzik/Weimer* in: Huster/Kaltenborn, Krankenhausrecht, § 13 Rn. 80; *Quaas/Zuck*, Medizinrecht, § 13 Rn. 89; Wenzel/*Geilen*, Kap. 4 Rn. 439.

den Befund und ggf. die Prognose vorenthalten.[682] Es handelt sich um Fälle, in denen der Arzt im Interesse des Patienten oder eines unbedingt zu schützenden Dritten schweigt,[683] etwa wenn die Bekanntgabe der Diagnose, beispielsweise einer Krebserkrankung, mit hoher Wahrscheinlichkeit einen Suizid auslösen würde. Entsprechendes gilt bei psychischer Erkrankung. Hingegen darf der Arzt den Patienten nicht mit bloßen Verdachtsdiagnosen belasten, die auf unsicherer Befundgrundlage beruhen.[684]

Im Rahmen der *Verlaufsaufklärung* ist »im Großen und Ganzen«[685] über den Verlauf, also die voraussichtlichen Folgen einschließlich Art, Umfang und Durchführung der Behandlung sowie den vermuteten Verlauf der Krankheit ohne den Heileingriff, zu informieren.[686] Als Unterfall der Verlaufsaufklärung dient die *Behandlungsaufklärung* der Information über die Behandlung selbst.[687] Der Patient soll in deren Rahmen darüber aufgeklärt werden, welche Therapien in Betracht kommen. Die Wahl der Behandlungsmethode obliegt grundsätzlich dem Arzt, solange sie angebracht ist und dem Standard entspricht.[688] Bestehen aber mehrere medizinisch indizierte und übliche Methoden mit unterschiedlichen Risiken und Erfolgsaussichten, muss der Patient auch darüber aufgeklärt werden.[689]

Bei der *Risikoaufklärung* stehen nicht beherrschbare Gefahren des Eingriffs im Vordergrund, die bei fehlerfreiem medizinischem Vorgehen drohen, soweit sie nach dem Stand der medizinischen Wissenschaft bekannt sind.[690]

---

682 Vgl. BGHZ 29, 176; *Wussow*, VersR 2002, 1337 (1338).

683 Vgl. *Quaas/Zuck*, Medizinrecht, § 13 Rn. 89; *Gehrlein*, Arzthaftpflicht, Kap. C Rn. 15ff.

684 *OLG Köln*, VersR 1988, 139; *OLG Stuttgart*, VersR 1988, 695; *OLG Frankfurt*, VersR 1996, 101; *Wussow*, VersR 2002, 1337 (1339); *Quaas/Zuck*, Medizinrecht, § 13 Rn. 89; Laufs/Kern/*Laufs*, Hdb. d. Arztrechts, § 59 Rn. 15.

685 Vgl. dazu ständige Rspr. BGHZ 90, 103 (106); 102, 17 (23); 144, 1 (7); *BGH*, NJW 1972, 335 (336); 1991, 2346; 1992, 754; 2000, 1784 (1786); 2009, 1209 (1210); 2011, 375; *BGH*, Urt. v. 22.12.2010 – 3 StR 239/10 – Rz. 10 (juris); vgl. ferner *Gehrlein*, Arzthaftpflicht, Kap. C Rn. 26 und *Steffen/Pauge*, Arzthaftungsrecht, Rn. 466 jeweils mwN.

686 Vgl. *Wussow*, VersR 2002, 1337 (1339); *Gehrlein*, Arzthaftpflicht, Kap. C Rn. 26; *Quaas/Zuck*, Medizinrecht, § 13 Rn. 92; Laufs/Kern/*Laufs*, Hdb. d. Arztrechts, § 59 Rn. 16; *Gaidzik/Weimer* in: Huster/Kaltenborn, Krankenhausrecht, § 13 Rn. 80.

687 Vgl. Wenzel/*Geilen*, Kap. 4 Rn. 434.

688 So ständige Rspr. z. B. BGHZ 102, 17 (22); 106, 153 (157); *BGH*, NJW 1982, 2121 (2122); vgl. dazu auch etwa *OLG Koblenz*, MedR 2010, 108; *Steffen/Pauge*, Arzthaftungsrecht, Rn. 443 mwN aus der Rspr; dazu ferner Soergel/*Spickhoff*, Anh I § 823 Rn. 122; Staudinger/*Hager*, § 823 Rn. I 92 mwN.

689 Vgl. BGHZ 168, 103 (107f.); 172, 254; *BGH*, VersR 2000, 766 (767); NJW 1998, 1784; NJW 1997, 1637; vgl. auch Geigel/*Wellner*, Haftpflichtprozess, Kap. 14 Rn. 216; 227; *Gaidzik/Weimer* in: Huster/Kaltenborn, Krankenhausrecht, § 13 Rn. 81; *Steffen/Pauge*, Arzthaftungsrecht, Rn. 449 mwN; MünchKomm/*Wagner*, BGB § 823 Rn. 783; Soergel/*Spickhoff*, Anh I § 823 Rn.122.

690 *Wussow*, VersR 2002, 1337 (1339); *Gehrlein*, Arzthaftpflicht, Kap. C Rn. 26; *Quaas/Zuck*, Medizinrecht, § 13 Rn. 93; *Gaidzik/Weimer* in: Huster/Kaltenborn, Krankenhausrecht, § 13 Rn. 80; Laufs/Kern/*Laufs*, Hdb. d. Arztrechts, § 59 Rn. 21.

Abzugrenzen von der Selbstbestimmungsaufklärung, die eine Wirksamkeitsvoraussetzung der Heileinwilligung darstellt, ist schließlich die Sicherungs- bzw. therapeutische Aufklärung, deren Verletzung keinen Aufklärungsfehler, sondern einen Behandlungsfehler bedeutet. Hierbei handelt es sich um eine Instruktionspflicht, die der Sicherung der Therapie dient.[691] Darunter sind beispielsweise die Warnung eines Kettenrauchers vor den Folgen des Rauchens sowie die zusätzliche Information über Nebenwirkungen und deren Vermeidung bei der Medikamentenverordnung zu fassen.[692] Die Selbstbestimmungsaufklärung dient hingegen insgesamt der Information des Patienten, damit dieser eine freie Entscheidung über die Heilmaßnahme treffen kann.

III. Aufklärung über die Substitution

Der Umstand, dass im Wege der Substitution nichtärztliches Pflegepersonal ärztliche Einzelleistungen oder gar die Behandlung im Ganzen ausführt, könnte unter die *Verlaufs- bzw. die Behandlungsaufklärung*[693] fallen, weil die Leistungserbringung durch Pflegepersonal eine Modifikation darstellt, die u. U. nicht frei von Auswirkungen auf die Qualität der Leistung ist.

Obwohl der Patient kaum Einblicke in die interne Arbeitsteilung erhalten, sind alle Umstände von maßgeblicher Bedeutung für ihn, die die Qualität seiner Behandlung beeinflussen. Aus demselben Grund wird zunehmend auch eine Pflicht zur sog. *Qualitätsaufklärung* im Hinblick auf die ärztliche Behandlung eines Patienten angenommen,[694] die eine Information über (qualitätsbessere) Behandlungsalternativen erfassen soll.[695] Spätestens beim Unterschreiten eines einzuhaltenden Qualitätsstandards[696] muss nach dieser Ansicht über die risikoärmere

---

691 Ausf. dazu Laufs/Kern/*Laufs*, Hdb. d. Arztrechts, § 58; vgl. ferner Wenzel/*Geilen*, Kap. 4 Rn. 433.

692 Für weitere Beispiele s. Wenzel/*Geilen*, Kap. 4 Rn. 433.

693 S. o., S. 202.

694 Vgl. Wenzel/*Wenzel*, Kap. 4 Rn. 833ff; ausf. dazu ferner Soergel/*Spickhoff*, BGB Anh I § 823 Rn. 128.

695 S. Wenzel/*Wenzel*, Kap. 4 Rn. 833; vgl. *Frahm*, ZMGR 2010, 138 (139f.); ferner *Spickhoff/Seibl*, MedR 2008, 463 (471) zur Aufklärungspflicht über eine geringere Qualifikation nichtärztlichen Personals gegenüber dem sonst zuständigen Facharzt im Rahmen der Delegation mwN so *OLG Köln*, VersR 1982, 453 zu Anfängeroperationen, a.A. hingegen BGHZ 88, 248 (252), solange eine hinreichende Ausbildung und Kompetenz vorliege; zur ärztlichen Aufklärungspflicht bei Behandlungsalternativen ferner *Francke*, Robert, Ärztliche Berufsfreiheit und Patientenrechte, S. 190f.

696 BGHZ 106, 153 (157); 116, 379 (384); *BGH*, NJW 2004, 3703 (3704) fordern eine Aufklärung über abweichende Behandlungsformen jedenfalls, wenn die gewählte Behandlungsform mehr als nur geringfügig das Risiko für den Patienten erhöht. Nach *BGH*, NJW 1992, 2353 (2354); *OLG Karlsruhe*, MedR 2003, 229 (230); Bamber-

und/oder die den größeren Erfolg versprechende Behandlungsmethode aufgeklärt werden.[697] Dies gelte nicht, wenn es sich um keine völlig neue Therapie, sondern lediglich eine Weiterentwicklung mit einer außerordentlich geringen, noch dazu verbesserten Komplikationsrate handele[698] oder wenn und solange sich die angewandten Mittel in der Bandbreite des fachlich Akzeptierten bewegten[699].

Eine Entscheidung, ob dieser Ansicht zu folgen ist, kann aber dann dahinstehen, wenn sie bereits aus anderen Gründen nicht für den Fall der Substitution gilt. Zu klären ist deshalb, ob sich die Überlegungen zur Qualitätsaufklärung auf die Substitution übertragen lassen, also über die Option einer ärztlichen Behandlung als qualitativ u. U. bessere Alternative aufgeklärt werden müsste. Es handelt sich bei den angewandten Maßnahmen allerdings nicht um neue Therapien. Bei der Substitution werden die üblichen Behandlungsmaßnahmen vielmehr lediglich von nichtärztlichem Pflegepersonal übernommen. Man könnte daher schon deshalb davon ausgehen, die Substitution sei kein aufklärungsbedürftiger Umstand, weil keine andere Behandlungsmethode durchgeführt werde. Vielmehr dient sie der Weiterentwicklung der Gesundheitsversorgung durch Modifikation bzw. Erweiterung des Zuständigen- und Ausführendenkreises. Allerdings lässt sich derzeit noch keine Prognose darüber erstellen, wie sich diese Verlagerung auf die Komplikationsrate auswirken wird. Die Maßstäbe der genannten Ansicht erlauben daher keine Antwort darauf, ob auf eine besondere Aufklärung über die möglicherweise geringere Qualität der Behandlung verzichtet werden darf. Die Maßgabe, dass spätestens über das Unterschreiten eines Qualitätsstandards aufgeklärt werden muss, lässt sich ebenfalls nur schwerlich verwerten. Denn der vom Substitutionspflegepersonal einzuhaltende Standard kann gegenwärtig noch nicht definiert werden.[700] Eine Aufklärungspflicht darf jedenfalls nicht allein mit der Begründung angenommen werden, dass der in Bezug auf die Substitutionstätigkeiten zuvor gültige Facharztstandard wahrscheinlich unterschritten wird.

---

ger/Roth/*Spindler*, § 823 Rn. 625; Soergel/*Spickhoff*, § 823 Rn. 128, vgl. dazu *Olzen/ Frister*, Gutachten zur rechtlichen Zulässigkeit des HELIOS-Anästhesie Modells, S. 28 mwN.

697 Vgl. *Frahm*, ZMGR 2010, 138 (139f.); Wenzel/*Wenzel*, Kap. 4 Rn. 836, hier das Beispiel der Weiterentwicklung technischer Geräte. Teilweise wird vertreten, dass vor allem die Haftung für Behandlungsfehler dem Schutz vor mangelnder Qualifikation des Behandlers dient und daher nicht auf die Möglichkeit hingewiesen werden müsse, dass dem Behandler, sei es der Arzt oder nichtärztliches Pflegepersonal, ein Haftungsfehler unterlaufen könnte oder dass ein minderqualifizierter Mitarbeiter eingesetzt werde, vgl. dazu *BGH*, NJW 1984, 655; *OLG Braunschweig*, NJW-RR 2000, 238; *Quaas/Zuck*, Medizinrecht, § 13 Rn. 86; so wohl auch *Pflüger*, MedR 2000, 6, der eine Qualitätsaufklärung dementsprechend ablehnt.

698 Vgl. Wenzel/*Wenzel* aaO; *Frahm*, aaO.

699 Vgl. *Gaidzik/Weimer* in: Huster/Kaltenborn, Krankenhausrecht, § 13 Rn. 82.

700 S. o., S. 197.

Dieser kann, wie soeben festgestellt,[701] gar nicht als zwingender Sorgfaltsmaßstab für Substitutionspflegekräfte herangezogen werden. Die Voraussetzungen einer sog. Qualitätsaufklärung eignen sich demnach nicht zur Klärung der Frage, ob über die Substitution aufgeklärt werden muss.

Da die Substitution ein Abweichen von der früher üblichen Vorgehensweise (Behandlung durch einen Arzt) darstellt, besteht indessen möglicherweise ein weiterer Ansatz nun eine Aufklärungspflicht zu begründen. So wird eine solche nämlich auch in Fällen angenommen, in denen ernsthaft umstritten ist, ob die gewählte Behandlungsmethode zu einer Risikoerhöhung führt.[702] Es reiche hierfür aus, dass gewichtige Stimmen in der medizinischen Wissenschaft auf bestimmte Gefahren hinweisen.[703] Für die Substitution bedeutete dies, dass entsprechende Stellungnahmen und Erklärungen, die die Substitution als Gefahrerhöhung bewerten, zu beachten wären.

Letztlich muss unter Berücksichtigung all dieser Aspekte auf Sinn und Zweck der Selbstbestimmungsaufklärung abgestellt werden, nämlich die Information des Patienten über alle mit seiner Behandlung verbundenen relevanten Umstände, damit ihm eine freie Entscheidung und wirksame Einwilligung[704] in die Maßnahmen möglich sind. Die Antwort auf die Frage, ob eine Aufklärungspflicht unter diesen Gesichtspunkten besteht, ist unter Berücksichtigung der Unterschiede im Hinblick auf die Substitution im Rahmen von Modellvorhaben einerseits und die Substitution in der Regelversorgung andererseits zu suchen. Die beiden Bereiche sind daher im Folgenden differenziert zu betrachten.

1. Aufklärung über die Substitution im Rahmen von Modellvorhaben

Im Rahmen von Modellvorhaben besteht neben der Behandlung durch Substitutionspflegepersonal weiterhin die Alternative *ärztlicher Behandlung*. Eine Aufklärung über diesen Umstand muss dem Patienten daher erteilt werden, um ihm

---

701 S. o., S. 199.
702 *BGH*, NJW 1978, 587 (588); NJW 1982, 2121 (2122); BGHZ 102; 12 (22f.); 144, 1 (11); vgl. *Olzen/Frister*, Gutachten zur rechtlichen Zulässigkeit des HELIOS-Anästhesie Modells, S. 28 mwN; *Schmid*, NJW 1986, 2339 (2340); Soergel/*Spickhoff*, Anh I § 823 Rn.123; Staudinger/*Hager*, § 823 Rn.I 92; vgl. *Wellner*, §§ 823ff., Rn. 209, 214f.
703 *BGH*, NJW 1996, 776; vgl. *Olzen/Frister*, Gutachten zur rechtlichen Zulässigkeit des HELIOS-Anästhesie Modells, S. 28; Soergel/*Spickhoff*, Anh I § 823 Rn.122; vgl. *Wellner*, §§ 823ff., Rn. 209, in: *Spickhoff*, Medizinrecht.
704 *Pitz*, Medizinalpersonal, S. 127ff zieht in Extremfällen sogar eine wegen Sittenwidrigkeit gem. § 138 Abs. 1 BGB unwirksame Einwilligung in Betracht. Von solchen Fällen sei auszugehen, wenn jeder vernünftige Patient aufgrund unkalkulierbarer Gesundheitsrisiken eigenverantwortliches Handeln von nichtärztlichen Mitarbeitern für gänzlich unvertretbar halte.

die Entscheidung zu überlassen, ob er nicht die bekannte und bewährte *ärztliche* Behandlung vorzieht. Er ist ferner darüber zu informieren, dass ein möglicherweise geringerer Qualitätsstandard (als bislang bei der ärztlichen Leistung gewohnt) gelten könnte, da er nicht damit rechnen kann und muss, dass ein neuer Sorgfaltsmaßstab zur Anwendung kommen wird.[705] Einen weiteren Grund der Aufklärungsbedürftigkeit bildet schließlich der Umstand, dass sich Behandlungen im Rahmen der Substitution innerhalb von Modellvorhaben der Natur der Sache nach in der Erprobung befinden. Daher zählen sie auch (zumindest noch) nicht zu den anerkannten Vorgehensweisen, sondern stellen Maßnahmen dar, deren Risiken noch nicht abschließend geklärt sind.[706] Der Patient kann nur bei entsprechender Information zwischen dem damit verbundenen Für und Wider abwägen. Die Annahme einer Pflicht zur Aufklärung wird unter diesem Aspekt ferner dadurch verstärkt, dass gewichtige Stimmen eine Gefahrerhöhung für den Patienten durch die Substitution ärztlicher Tätigkeit befürchten, insbesondere von Seiten der Ärzteschaft.[707]

Außerdem wurde oben festgestellt,[708] dass sich Modellvorhaben nur auf Versicherte einer beteiligten Krankenkasse erstrecken, die freiwillig an dem Modell partizipieren. Auch die Freiwilligkeit eines solchen Entschlusses zur Teilnahme setzt aber eine umfassende Aufklärung über die Behandlungsumstände und Vorgehensweise voraus, um zu gewährleisten, dass dem Versicherten alle für eine freie Entscheidung erforderlichen Informationen vorliegen.

Demnach muss im Rahmen von Modellvorhaben eine Aufklärung darüber erfolgen, dass die Behandlung bzw. bestimmte heilkundliche Leistungen nicht von Ärzten, sondern durch Substitutionspflegekräfte erbracht werden. Kommt der Behandelnde dieser Hinweispflicht nicht nach, fehlt dem Patienten die Möglichkeit, alle relevanten Informationen gegeneinander abzuwägen und auf deren

---

705 Vgl. dazu ferner *Taupitz/Pitz/Niedziolka,* Der Einsatz nicht-ärztlichen Heilpersonals bei der ambulanten Versorgung chronisch kranker Patienten, S. 54f; *Pitz*, Medizinalpersonal, S. 125ff.

706 Vgl. zur Aufklärungspflicht über Behandlungsmethoden in der Erprobung, deren Tauglichkeit noch nicht abschließend ausgetestet ist BGHZ 102, 17 (23); *BGH*, NJW 1984, 1810; *OLG Oldenburg,* NJW-RR 1997, 533 (534); Staudinger/*Hager*, § 823 Rn. I 92; Soergel/*Spickhoff,* Anh I § 823 Rn.123 jeweils mwN; vgl. ferner *Frahm*, ZMGR 2010, 138 (140) mwN [vgl. *OLG Nürnberg*, OLGR 2001, 177 (umfangreiche Bauchspeicheldrüsen-Operation) oder wenn diese noch keine allseits anerkannte Methode mit bekannten Risiken darstellen [*OLG Bremen*, OLGR 2004, 320 (Prostata-Laserverfahren)]; zur Aufklärungspflicht bei sog. Außenseitermethoden ferner *BGH*, NJW 2007, 2774 (2775, Rn. 24).

707 S. dazu exemplarisch der Beschluss des 111. Ärztetages im Mai 2008 s. *Gesundheitspolitische Leitsätze der Ärzteschaft,*Ulmer Papier, S. 11; vgl. ferner *BÄK/RhÄK*, Rheinisches Ärzteblatt 2008, 14; Pressemitteilung der Arbeitsgemeinschaft der Wissenschaftlichen Medizinischen Fachgesellschaften (AWMF) vom 29.04.2008.

708 S. o., S. 89.

Grundlage eine wirksame Einwilligung zu erteilen. Dies kann zur Verletzung seines Selbstbestimmungsrechts und seines Rechts auf körperliche Unversehrtheit führen.

2. Aufklärung über die Substitution in der Regelversorgung

Anders lässt sich die Lage beurteilen, wenn sich nach der Substitution in Modellvorhaben die Verrichtung bestimmter Aufgaben durch das nichtärztliche Pflegepersonal mit dem entsprechenden Qualifikationen zu einem eigenen allgemeinen Standard in der Regelversorgung entwickelt haben sollte. Dann ist eine Aufklärungspflicht über den Umstand, dass (früher ärztliche) Leistungen durch nichtärztliches Pflegepersonals verrichtet werden, zu verneinen.[709] Denn der Patient genießt in dem Fall keine unübliche, vom Standard abweichende und zugleich gefahrträchtigerere Behandlung (mehr). Setzt die Substitution sich dagegen nur teilweise durch, wird also nur vereinzelt in der Regelversorgung vorgenommen, und stellt keinen allgemeinen Standard dar, gelten die o.g. Grundsätze zur Aufklärung im Rahmen von Modellvorhaben. Sofern die Substitution flächendeckend in die Regelversorgung gelangt, bestätigte dies anderseits zugleich, dass sich die Vorgehensweise gegen kritische Einwände aus der Wissenschaft durchgesetzt hätte. Unter den genannten Umständen fällt die Substitution nicht unter die aufklärungsbedürftigen Fälle.

3. Aufklärungspflichtige

Nimmt man eine Aufklärungspflicht über die Substitution ärztlicher Leistungen nach den hier genannten Kriterien[710] jedenfalls im Stadium der Modellvorhaben an, lässt sich die Frage nach dem Aufklärungspflichtigen einfach beantworten. Mit der Zuständigkeit zur Behandlung des Patienten geht grundsätzlich auch die Pflicht zur Aufklärung auf das Substitutionspflegepersonal über. Dies gilt allein für diejenigen Maßnahmen, die in den Bereich des nichtärztlichen Behandlers fallen und über die er auch umfassend informieren kann.[711]

---

709 Vgl. dazu auch *Offermanns/Bergmann*, DKI-Studie: Neuordnung von Aufgaben des Ärztlichen Dienstes, S. 61.

710 Also bei Substitution im Rahmen von Modellvorhaben, aber auch wenn sich die Substitution in der Regelversorgung nicht allgemein verbreitet und daher nur teilweise durchgeführt wird, so dass sie keinen gemeingültigen Standard bildet.

711 So zu recht auch *Taupitz/Pitz/Niedziolka,* Der Einsatz nicht-ärztlichen Heilpersonals bei der ambulanten Versorgung chronisch kranker Patienten, S. 53; *Pitz*, Medizinalpersonal, S. 123; sofern erforderlich, muss eine fachkundigere Person (in der Regel ein Facharzt)

Diesem Ergebnis steht auch nicht entgegen, dass die Lage für andere Arbeitsteilungsvorgänge abweichend beurteilt wird. So verneint eine weitverbreitete Meinung einen Übergang der Aufklärungspflicht im Falle der Delegation ärztlicher Leistungen auf nichtärztliches Personal.[712] Das folgt jedoch bereits daraus, dass die Verantwortung bei der Delegation im Unterschied zur Substitution bei dem anweisenden, zuständigen Arzt verbleibt, der deshalb auch weiterhin Aufklärungspflichtiger ist.[713] Bei der Substitution hingegen gehört der Arzt grundsätzlich nicht mehr zum Kreis der Verantwortlichen. Deshalb muss das Substitutionspflegepersonal über alle Bereiche, die seinen Behandlungsbereich betreffen, aufklären.[714] Dazu gehören also auch die Verlaufs-, bzw. Behandlungsaufklärung sowie die Risikoausklärung. Sofern selbst die Diagnose in den Zuständigkeitsbereich der Substitutionspflegekraft fallen sollte, müsste sich die Pflicht ebenfalls auf die Diagnoseaufklärung erstrecken.

Der Organisationsträger einer übergeordneten Institution, z. B. einer Klink, haftet ebenfalls für Aufklärungsfehler. Die Wahrung von Aufklärungspflichten schuldet dieser als Teil seiner *Organisationspflichten*. Danach ist u.a. dafür Sorge zu tragen, dass das Personal zu einer ordnungsgemäßen Aufklärung angewiesen wird und diese (zumindest) stichprobenartig überwacht wird.[715]

---

hinzugezogen werden. Insgesamt sollte es nicht zu einer Absenkung des Aufklärungsmaßstabes kommen.

712 Vgl. dazu *Laufs/Katzenmeier/Lipp*, Arztrecht, Kap. V. Rn. 38 mwN *BGH*, NJW 1974, 604, (605); *OLG Jena*, NJW-RR 2006, 135; *Katzenmeier*, MedR 2004, 34 (37); differenzierend *Heberer*, Der Uruloge 2008, 1045; *Deutsch/Spickhoff*, Medizinrecht, Rn. 306; vgl. ferner *Geiß/Greiner*, Arzthaftpflichtrecht, Kap. C Rn. 106 mwN; *Gehrlein*, Arzthaftpflicht, Kap. C Rn. 56; eine Ausnahme stellt wohl die Aufklärung des Blutspenders nach § 6 TFG dar (vgl. *Bender,* MedR 2007, 107 mwN). Sie kann auch durch eine nichtärztliche Pflegekraft erfolgen. Obwohl der Hinweis auf das TFG auf den ersten Blick unpassend erscheint, muss dem BGH dahingehend zugestimmt werden, den Blutspender »für die Dauer des Blutspendevorgangs als Patient anzusehen« (*BGH*, NJW 2006, 2108).

713 Vgl. zu der beim Arzt verbleibenden Aufklärungspflicht, obwohl Leistungen am Patienten wirksam delegiert werden *Heberer*, Der Urologe 2008, 1045 (1045).

714 Dies gilt im Übrigen auch für die Fälle, in denen die Substitution allgemeiner Bestandteil der Regelversorgung wird; näheres zu den Aufklärungsgrundsätzen bei *Deutsch/ Spickhoff*, Medizinrecht, Rn. 306ff.; *Gehrlein*, Arzthaftpflicht, Kap. C Rn. 40ff; *Gaidzik/ Weimer* in: Huster/Kaltenborn, Krankenhausrecht, § 13 Rn. 73ff.

715 Vgl. dazu *Katzenmeier*, MedR 2004, 34 (37f.); *Laufs/Katzenmeier/Lipp*, Arztrecht, Kap. XI. Rn. 28f.; *Wenzel/Wenzel*, Kap. 4 Rn. 866ff.

D.   Fazit

Die Substitution steigert das Haftungsrisiko der betroffenen nichtärztlichen Pflegekraft aufgrund ihres Eintritts in die Stellung des zuvor zuständigen Arztes beachtlich. Sie haftet in bestimmten Konstellationen[716] nun auch aus Vertrag. Außerdem stellt bei einer Substitution im Rahmen von Modellvorhaben ein eventueller Aufklärungsfehler einen potentiellen Haftungsgrund dar.

Obwohl dieses gesteigerte Haftungsrisiko des Pflegepersonals mit der Substitution einhergeht, folgt daraus nicht, dass ihre Durchführung durch ihre haftungsrechtlichen Auswirkungen mittelbar begrenzt würde.[717] Denn dem gesteigerten Haftungsrisiko stehen deutliche Vorteile der Substitution gegenüber. Die zu erwartende bessere Entlohnung und die größere Eigenständigkeit und Eigenverantwortlichkeit werden insgesamt die Attraktivität des Berufs steigern. Außerdem relativiert sich die Erhöhung des Haftungsrisikos dadurch, dass bei der Substitution ein anderer, wenn auch dem Facharztstandard anzunähernder Sorgfaltsmaßstab gelten muss, der die Kenntnisse, Fähigkeiten und Kompetenzen der Berufsgruppe berücksichtigt. Das Substitutionspflegepersonal wird insoweit zumindest keinem *unverhältnismäßig* hohen Haftungsrisiko ausgesetzt. Das gesteigerte Haftungsrisiko alleine führt daher aller Wahrscheinlichkeit nicht dazu, dass das Pflegepersonal von einer Übernahme der neuen Aufgaben absehen wird. Eine dadurch bedingte mittelbare Begrenzung der Substitution kann mithin verneint werden.

Für die Arbeitgeber ergibt sich bei Einsatz des Pflegepersonals im Wege der Substitution keine Veränderung der Haftungslage. Das Risiko wird u. U. sogar geringer, wenn und soweit ein milderer Sorgfaltsmaßstab gilt, als man ihn von Fachärzten für dieselben Tätigkeiten fordert. Ein Freistellungsanspruch eines Angestellten im Innenverhältnis[718] droht einem Krankenhausträger unabhängig davon, ob der Angestellte als Arzt oder als nichtärztliche Pflegekraft deliktisch haftet. Auf der anderen Seite besteht als Vorteil bei der Substitution die Aussicht auf finanzielle Einsparungen, wenn man davon ausgeht, dass die Beschäftigung von Substitutionspersonal anstelle von Ärzten im unmittelbaren Vergleich zu positiven wirtschaftlichen Auswirkungen führt.

Aus der haftungsrechtlichen Betrachtung folgt ferner, dass über die Substitution ärztlicher Leistungen durch Leistungen nichtärztlichen Personals innerhalb von Modellvorhaben stets aufzuklären ist. Diese Aufklärung muss durch den Behandelnden, also durch die nichtärztliche Substitutionspflegekraft selbst, erfolgen. Sofern die Substitution zum Standard geworden ist und deshalb keine neu-

---

716   S.o., S. 185ff.
717   Vgl. Ausgangsfrage, s. S. 181.
718   Vgl. dazu Fn. 597 (S. 182).

artige, alternative Methode im Verhältnis zur ärztlichen Behandlung (mehr) darstellt, entfällt eine diesbezügliche Aufklärungspflicht. Davon ist bei einer flächendeckenden Einführung bzw. Verbreitung jedenfalls in der Regelversorgung auszugehen. Die allgemeinen Aufklärungspflichten im Rahmen einer medizinischen Behandlung bleiben im Übrigen unberührt.

Das Haftungsrecht steht nach alldem der Substitution nicht im Wege. Die Konsequenzen für das Personal sind weder außerordentlich noch unverhältnismäßig im Vergleich zur aktuellen Haftungssituation der Ärzte. Die Steigerung des Haftungsrisikos und des Haftungsstandards der Substitutionspflegekräfte ist geboten, da das Pflegepersonal den Arzt ersetzt und die Vorteile der Selbstständigkeit genießt. Das Haftungsrecht gewährt den erforderlichen Schutz des Patienten und verschafft ihm die Möglichkeit, Fehler in der medizinischen Behandlung durch Schadensersatz zu kompensieren. Für die Arbeitgeberseite, insbesondere die Krankenhausträger, ändert sich das Haftungsrisiko nicht wesentlich.

Viertes Kapitel: Zusammenfassung in Thesen und Gesamtfazit

A.   Zusammenfassung in Thesen

I.   Erstes Kapitel – Terminologie

Die Substitution ist von anderen Formen der medizinischen Arbeitsteilung zwischen Ärzten und Nichtärzten abzugrenzen. Beim Vergleich der Begrifflichkeiten im *ersten Kapitel* unter *C.*[719] wurde ermittelt, dass unter der *Substitution*[720] ärztlicher Leistungen die »Ersetzung« der Ärzte im Hinblick auf bestimmte heilkundliche Tätigkeiten durch nichtärztliches Personal zu verstehen ist, also die aufgrund einer Aufgabenumverteilung veranlasste selbstständige Ausübung entsprechender ärztlicher Leistungen durch nichtärztliches Personal als dessen eigene Leistung. Weil dabei auch die Verantwortung auf das nichtärztliche Personal übergeht und es insofern weisungsfrei handelt, stellt sie einen Fall sog. horizontaler Arbeitsteilung dar.[721] Dagegen bildet die praktisch relevante und durch ein Verhältnis der Über- und Unterordnung geprägte *Delegation* einen typischen Fall vertikaler Arbeitsteilung.[722] Sie bedeutet die einseitige und angeordnete Übertragung von Tätigkeitsbereichen oder auch Einzelaufgaben einer Berufsgruppe auf eine andere mit der Möglichkeit, die Tätigkeitsübertragung jederzeit auch wieder aufzuheben und die Leistung wieder selbst vorzunehmen.[723] Auch die Assistenz kennzeichnet im Gegensatz zur Substitution eine untergeordnete Stellung des Assistenten gegenüber dem Assistierten, anders als bei der Delegation allerdings ohne besondere Entscheidungskompetenz.[724]

II.   Zweites Kapitel – Zulässigkeit der Substitution allgemein

Im *zweiten Kapitel* unter *B.* wurde untersucht, welche Grundsätze der *allgemeinen* Zulässigkeit einer *Substitution ärztlicher Leistungen* entgegenstehen und daher für eine rechtskonforme Regelung zu berücksichtigen sind.[725] Die Substituti-

---

719   S. o., S. 23 – 29.
720   S. o., S. 23f.
721   S. o., S. 27.
722   S. o., S. 28.
723   S. o., S. 24f.
724   S. o., S. 25ff.
725   S. o., S. 32 – 58.

on ärztlicher durch nichtärztliche Leistungen berührt das Recht des Patienten auf Leben und körperliche Integrität gem. Art. 2 Abs. 2 S. 1 GG, da sie zwangsläufig zur Absenkung des Facharztstandards führt und auf diese Weise möglicherweise das Risiko einer Gesundheitsgefährdung für die Patienten erhöht. Die Substitution greift ferner in die Berufsausübungsfreiheit des Arztes aus Art. 12 Abs. 1 GG ein, weil sie Ärzten bestimmte Tätigkeits- und Kompetenzbereiche – insbesondere im Bereich der »selbstständigen Heilkundeausübung« – abnimmt, die im Rahmen einer Aufgabenumverteilung anderen Berufsgruppen zugeschrieben würden, obwohl sie z. Zt. einen typischen und wesentlichen Kernbereich ärztlicher Tätigkeit bilden und damit das Berufsbild des Arztes prägen.[726] Außerdem kollidiert die Substitution mit dem Erlaubnisvorbehalt des Heilpraktikergesetzes in § 1 HeilpraktG[727]. Die Vereinbarkeit mit diesen rechtlichen Positionen ist aber nicht ausgeschlossen, da eine verfassungsrechtliche Rechtfertigung und ein Einklang mit dem Erlaubnisvorbehalt zur Heilkundeausübung erreicht werden können.[728] Dazu müsste eine entsprechende Regelung den Anforderungen an die Grundrechtsschranken und an eine Erlaubnisnorm zur Heilkundeausübung gerecht werden.[729]

III.   Zweites Kapitel – Zulässigkeit der Substitution in Modellvorhaben gem. § 63 Abs. 3c SGB V i.V.m. § 4 Abs. 7 KrPflG/AltPflG

Für eine *Substitution* ärztlicher Leistungen *im Rahmen von Modellvorhaben* stellt § 63 Abs. 3c SGB V i.V.m. § 4 Abs. 7 KrPflG/AltPflG eine entsprechende gesetzliche Grundlage dar. Die Rechtsfolge der Norm konnte dahingehend ausgelegt werden.[730] Die Vorschriften wurden dann im Folgenden im Hinblick auf Regelungsweise und Zulässigkeit im *zweiten Kapitel* unter C. geprüft und kritisiert.[731] Dabei ergab sich, dass das in Modellvorhaben im Zuge der Substitution eingesetzte Pflegepersonal nicht eigenständiger Leistungserbringer sein kann, weil es ihm gegenwärtig am Zulassungsstatus mangelt. Diese Substitution erfolgt jedenfalls zunächst in Einrichtungen, die ihrerseits als Leistungserbringer auftreten und nur intern eine Substitution anweisen, d.h. insbesondere im stationären Bereich.[732]

---

726   Zu Art. 2 Abs. 2 S. 1 GG und Art. 12 Abs. 1 GG o., S. 32 – 47.
727   S. o., S. 47 – 58.
728   S. dazu o., S. 39ff.; 44ff.; 55ff.
729   S. »II. Ergebnis zur Rechtskonformität der Substitution« auf S. 58.
730   S. dazu S. 59 – 77.
731   S. o., S. 77 – 148.
732   S. dazu S. 83ff., insbes. S. 87f.

1. Vereinbarkeit mit Verfassungsrecht

§ 63 Abs. 3c SGB V i.V.m. § 4 Abs. 7 KrPflG/AltPflG vermag grundsätzlich die genannten Eingriffe in Art. 2 Abs. 2 S. 1 GG und Art. 12 Abs. 1 GG zu rechtfertigen.[733] § 63 Abs. 3c SGB V entspricht dabei als bundesgesetzliche Vorschrift den formellen Anforderungen, weil die Gesetzgebungszuständigkeit zur Regelung einer Substitution ärztlicher Leistungen kraft Sachzusammenhangs zu Art. 74 Abs. 1 Nr. 19 GG und aufgrund einer Annexkompetenz wegen des funktionellen Zusammenhangs zum Sozialversicherungsrecht in Art. 74 Abs. 1 Nr. 12 GG beim Bund liegt.[734]

In materieller Hinsicht ist der Eingriff in Art. 2 Abs. 2 S. 1 GG aufgrund des durch die Substitution verfolgten Zwecks angemessen und wahrt die gebotene Verhältnismäßigkeit, da auf der Eingriffsseite nur mittelbar, und zwar durch Abweichung vom Facharztstandard, das Risiko der Verletzung von Leib und Leben der Patienten potentiell erhöht wird, ohne aber jedenfalls final den Kernbereich zu beeinträchtigen.[735] Der Grad der Risikoerhöhung wird zudem durch die in Abhängigkeit von den zu übertragenen Substitutionstätigkeiten noch festzulegende Qualifikation so weit wie möglich reduziert. Auf der anderen Seite ist dieses Mittel geeignet, erforderlich und angemessen zum Zweck einer stärkeren Einbeziehung nichtärztlicher Gesundheitsberufe in die GKV-Versorgung. Durch Förderung ihrer Selbstständigkeit und Eigenverantwortlichkeit dient es zugleich der Arztentlastung und somit schließlich auch dem Gesamtsystem, dem Allgemeinwohl sowie den betroffenen Berufsgruppen. Dies gilt ebenfalls für den Eingriff in die ärztliche Berufsausübung gem. Art. 12 Abs. 1 GG. Auch hier ist die Eingriffsintensität nur gering, denn das ärztliche Tätigkeitsspektrum wird bei der Übertragung bestimmter vereinzelter heilkundlicher Aufgaben, die der G-BA in seinen Richtlinien festlegen wird, im Wege der Substitution nicht ausgehöhlt, während andererseits vernünftige Zwecke verfolgt werden. Insgesamt ist § 63 Abs. 3c SGB V i.V.m. § 4 Abs. 7 KrPflG/AltPflG daher mit den Grundrechten aus Art. 2 Abs. 2 S. 1 GG und Art. 12 Abs. 1 GG vereinbar.

---

733 S. dazu nach Erörterung des Tatbestandes der Norm, » 2. Verfassungsrechtliche Rechtfertigung der Grundrechtseingriffe«, S. 140 – 146.
734 S. o., S. 34 – 39, 140.
735 Zur materiellen Verfassungsmäßigkeit der Regelung im Hinblick auf Art. 2 Abs. 2 S. 1 GG und Art. 12 Abs. 1 GG s. o., S. 39 – 42, 44 – 47, 141 – 145.

2. Vereinbarkeit mit einfachem Recht

§ 1 Abs. 1 S. 2 KrPflG bzw. § 1 S. 2 AltPflG enthält eine Rechtsgrundlage für die Substitution nach § 63 Abs. 3c SGB V i.V.m. § 4 Abs. 7 KrPflG/AltPflG, die Substitutionspflegepersonal zur Heilkundeausübung befugt und so dem Erlaubnisvorbehalt in § 1 HeilpraktG gerecht wird.[736]

3. Weitere Zulässigkeitsanforderungen aufgrund der Regelungsweise

Damit eine Substitution nach § 63 Abs. 3c SGB V i.V.m. § 4 Abs. 7 KrPflG/AltPflG rechtskonform ist, müssten aber weitere Erfordernisse beachtet werden.

a) Personeller Anwendungsbereich

Vorhaben i.S.d. § 63 Abs. 3c SGB V erstrecken sich nur auf diejenigen Krankenkassen, die sich am Modell beteiligen. Daher betrifft dies in personeller Hinsicht auch nur deren versicherte Mitglieder. Die Substitutionsmodelle gelten zudem nur für jene Mitglieder, die freiwillig an dem Modellvorhaben teilnehmen.[737]

b) Vergaberechtliche Aspekte

Bei dem Abschluss von Vereinbarungen zu Substitutions-Modellvorhaben nach § 63 Abs. 3c SGB V zwischen Krankenkassen und den Einrichtungsträgern sind ferner die Grundsätze des Vergaberechts einzuhalten,[738] dessen Anwendungsbereich hier eröffnet ist. Denn es handelt sich bei Vereinbarungen zur Substitution i.S.d. § 63 Abs. 3c SGB V um »öffentlich-rechtliche Aufträge« gem. § 99 GWB[739] zwischen den Krankenkassen als »öffentliche Auftraggeber« i.S.d. § 98 GWB auf der einen Seite, mit Leistungserbringern als Unternehmen auf der anderen Seite. Letztere wollen im Rahmen ihrer Einrichtung dem Modell entsprechend ärztliche Leistungen durch nichtärztliche substituieren. Die Krankenkassen sind als »öffentliche Auftraggeber« gem. § 98 Nr. 2 GWB zu qualifizie-

---

736 S. dazu nach Erörterung des Tatbestandes der Norm, »3. Erlaubnis zur Heilkundeausübung«, S. 146 – 147.
737 S. dazu o., S. 89f.
738 S. o., S. 92 – 107.
739 S. dazu o., S. 101 - 105.

ren,[740] da sie mit »eigener Rechtspersönlichkeit« ausgestattet sind, den »besonderen im Allgemeininteresse liegenden Gründungszweck« verfolgen, die Gesundheit der Versicherten »auf nichtgewerbliche Art« zu erhalten, wiederherzustellen oder zu verbessern und dabei einer »staatlichen Beherrschung« aufgrund überwiegender »staatlicher Finanzierung« sowie »staatlicher Aufsicht der Leitung« unterliegen. Deshalb haben Krankenkassen grundsätzlich i.S.d. Vergaberechts der §§ 97ff. GWB auszuschreiben, dass sie Vereinbarungen zur Durchführung entsprechender Modellvorhaben zur Substitution treffen wollen. Sie müssen bei dem entsprechenden Verfahren und beim Zuschlag an die jeweiligen Leistungserbringer die einschlägigen Vergaberechtsvorschriften beachten.

c)   Verweis auf die G-BA-Richtlinie zur Festlegung der übertragbaren Heilkundetätigkeiten und Zusatzqualifikation des eingesetzten Personals

Im Hinblick auf die Zulässigkeit des Verweises in § 63 Abs. 3c S. 3 SGB V auf den G-BA als Institution zur verbindlichen Festlegung der übertragbaren Tätigkeiten bedarf es – anders als bisher – der Beteiligung aller betroffenen normunterworfenen Adressaten an der Entscheidungsfindung, also auch der Vertreter von Substitutionspflegekräften.[741] Das bloße Recht zur Stellungnahme reicht dagegen nicht aus.

Eine Besonderheit gilt in Modellvorhaben aber zum einen für die Leistungserbringer, die mit den Krankenkassen die Vereinbarungen zu den Modellen treffen, und zum anderen für die Versicherten, die freiwillig daran teilnehmen. Sofern man nicht bereits die Beteiligung der Deutschen Krankenhausgesellschaft im Beschlussgremium als für die demokratische Legitimation hinreichend erachtet, umfasst jedenfalls die vertragliche Einigung zwischen den stationären Einrichtungen und den Krankenkassen zum Abschluss von Modellvorhabenvereinbarungen auch die Entscheidungskompetenz des G-BA. Denn die Vereinbarung wird in dem beiderseitigen Wissen getroffen, dass die erforderliche Konkretisierung einzelner Bedingungen durch den G-BA erfolgen soll.[742] Das gilt außerdem ebenso für die betroffenen Versicherten, die durch ihre freiwillige Teilnahme gleichermaßen konkludent in die Bedingungen des Modells, einschließlich der Richtlinienkompetenz des G-BA einwilligen.[743] Innerhalb von Modellvorhaben legitimieren beide letztgenannten Gruppen den G-BA insoweit ausnahmsweise durch ihren ausdrücklichen Willen, an den Modellvorhaben teilzunehmen.

---

740 S. dazu o., S. 94 – 101.
741 S. o., S. 124ff., insbes. 132f.
742 S. dazu o., S. 131.
743 S. dazu o., S. 132.

Im Hinblick auf die fehlende Beteiligung von Vertretern der Substitutions-pflegekräfte bleibt es indes dabei, dass die Zusammensetzung des G-BA Be-schlussgremiums bzw. sein Entscheidungsfindungsprozess angepasst werden müssen, wenn der G-BA in Richtlinien Regelungen zur Substitution erlässt, die zwangsläufig auch das Substitutionspflegepersonal betreffen.

Für die Zulässigkeit der Substitution i.S.d. § 63 Abs. 3c SGB V muss außer-dem zwingend beachtet werden, dass sowohl Ausbildungsinhalte als auch -pläne unter Berücksichtigung der festgelegten übertragbaren Heilkundetätigkeiten er-stellt werden, die eine hinreichende Qualifikation des Personals gewährleisten. Dazu gehört, dass sich die Ausbildungsinhalte möglichst an Kenntnissen und Fä-higkeiten eines zuvor eingesetzten Facharztes ausrichten. Nur so kann eine übermäßige Absenkung des Sorgfaltsmaßstabes im Sinne des Patientenschutzes vermieden werden. Zwar ist der konkrete Gegenstand der Ausbildung, die die er-forderliche Qualifikation (sog. »erweiterte Kompetenzen zur Ausübung heil-kundlicher Tätigkeiten«) vermitteln soll, aktuell noch offen,[744] auch weil es bis-lang an den entsprechenden G-BA-Richtlinien fehlt, anhand derer sich die Aus-bildungsinhalte und -pläne zu orientieren haben. Zumindest ergibt sich jedoch schon jetzt aus § 63 Abs. 3c SGB V i.V.m. § 4 Abs. 7 KrPflG/AltPflG, dass diese »erweiterte« Ausbildung die Grundausbildung gem. § 3 Abs. 1 und 2 KrPflG/§ 3 Abs. 1 AltPflG übertreffen muss, und dass dabei gem. § 4a Abs. 2 S. 1 KrPflG/ AltPflG auch Ärzte ausbilden und prüfen. Schließlich legt außerdem § 4a Abs. 6 S. 3, 4 KrPflG/AltPflG fest, dass Diagnose- und Behandlungsmaßnahmen zu den Prüfungsgegenständen gehören sollen.

Obwohl die Regelung der Substitution i.S.d. § 63 Abs. 3c SGB V i.V.m. § 4 Abs. 7 KrPflG/AltPflG lückenhaft ist – insbesondere aufgrund vieler nach wie vor offener Begriffe wie z.B. dem Inhalt »erweiterter Kompetenz« oder auch der heilkundlichen Tätigkeiten, die übertragbar sein sollen – verstoßen ihre Vor-schriften aufgrund des besonderen Charakters als Modellvorhaben ausnahmswei-se nicht gegen den Bestimmtheitsgrundsatz.[745] Innerhalb solcher Projekte sind neue Erkenntnisse erst noch zu gewinnen, die jedoch zur endgültigen Festlegung der Anforderungen erforderlich sind. Die sich aus den fehlenden Richtlinien er-gebenden Unsicherheiten lassen sich darüber hinaus beseitigen, wenn der G-BA dem Auftrag des Gesetzgebers in § 63 Abs. 3c S. 3 SGB V nachkommt, die übertragbaren Tätigkeiten zu konkretisieren. Der durch Richtlinien festgelegte Übertragungsgegenstand hat maßgeblich in die Entscheidung über die Ausbil-dungsausgestaltung mit einzufließen. Solange der Übertragungsgegenstand aber

---

744 S. dazu o., S. 108 – 121.
745 S. o., S. 108ff, 122ff.; insbes. S. 119ff., 134ff. und 139.

noch nicht festgelegt ist, scheidet eine rechtskonforme Substitution auf der Basis des § 63 Abs. 3c SGB V aufgrund der unbestimmten Voraussetzungen aus.[746]

Die Ergebnisse der Modellvorhaben, die nur probeweise und in zeitlicher Begrenzung erfolgen, sind sodann auf die Regelversorgung zu projizieren und gegebenenfalls dort zu installieren, wo die Modellvorhaben zu zufriedenstellenden Ergebnissen gelangen.

IV.   Zweites Kapitel – Substitution in der Regelversorgung

Es wurde ferner im *zweiten Kapitel* unter *D.* betrachtet, wie künftige Bestimmungen zur Substitution – im Anschluss an die Modellvorhaben – *für die Regelversorgung* aussehen könnten und was bei ihrer Schaffung beachtet werden muss.[747] Bei den Erwägungen hierzu stellten sich die Überlegungen zu *B.* und *C.* als hilfreich dar, die zu großen Teilen übernommen werden konnten.

Außerhalb von Modellvorhaben ist jedenfalls die Regelungsbefugnis des G-BA in seiner heutigen Zusammensetzung mangels hinreichender demokratischer Legitimation abzulehnen.[748] Die oben unter III.[749] erwähnten Besonderheiten des Modellvorhabens gelten hier nicht, sodass neben dem bereits für Modellvorhaben festgestellten Mangel in Bezug auf die Legitimation durch das eingesetzte Substitutionspflegepersonal außerdem auch die Legitimation durch die Versicherten fraglich erscheint.[750] Es empfiehlt sich jedoch, den G-BA aufgrund seines Sachverstandes beratend hinzuzuziehen, wenn der Gesetzgeber die erforderlichen Vorschriften, die sich mit den übertragbaren Heilkundetätigkeiten und den Voraussetzungen ihrer Übertragung befassen, selbst festlegt oder wenn – in Anbetracht des schnellen Wandels des medizinischen Fortschritts im Verhältnis zum zeitaufwändigen parlamentarischen Gesetzgebungsverfahren – ein gesetzlich legitimierter Verordnungsgeber bestimmte gesetzlich verlangte Merkmale per Rechtsverordnung konkretisiert.[751] Jedenfalls muss eine dahingehende Regelung darüber hinaus konkreter und bestimmter gefasst sein als § 63 Abs. 3c SGB V.[752] Der in Modellvorhaben ausnahmsweise gelockerte Maßstab hinsichtlich der Bestimmtheitsanforderungen gilt in der Regelversorgung nicht. Die in den Modellen noch unbestimmten Voraussetzungen und Inhalte der dem Pflegepersonal abverlangten Qualifikation und der übertragbaren Tätigkeiten müssen

746 S. o., S. 139.
747 S. o., S. 149 – 178.
748 S. o., S. 177.
749 S. o., S. 215.
750 S. o., S. 177.
751 S. o., S. 133f.
752 S. o., S. 170.

daher feststehen, wenn die Substitution dorthin übernommen wird. Im Hinblick auf die Anforderungen an die Substitution im Allgemeinen und die Bestimmtheit ihrer Regelung im Speziellen gilt dann insgesamt ein strengerer Maßstab, da in der Regelversorgung ein größerer Betroffenen- und Anwendungskreis als bei Modellvorhaben vorzufinden ist.

Es muss ferner das Ziel verfolgt werden, die eigenverantwortliche Leistungs-erbringung durch das Substitutionspflegepersonal zu fördern, die sich im Rah-men von Modellvorhaben nicht realisieren lässt. Dazu ist das entsprechende Per-sonal selbstständig in das GKV-Versorgungssystem einzubeziehen.[753] Vor dem Hintergrund der gegenwärtig bestehenden Rechtslage hat daher eine Zulassung analog § 132a SGB V zu erfolgen, sofern der Gesetzgeber in Zukunft keine spe-zielle Regelung, z. B. in § 134 SGB V, schafft. Obwohl die in §§ 132a, 37 SGB V geregelte häusliche Krankenpflege lediglich auf Hilfstätigkeiten zur ärzt-lichen Behandlung abstellt und gerade nicht auf die eigenverantwortliche Heil-kundeausübung nichtärztlichen Personals – wie es die Substitution vorsieht – lassen sich dennoch die dafür bestehenden Vorgaben zur Zulassung des betroffe-nen Personals entsprechend übertragen, so dass demnach Substitutionspflegeper-sonal als eigenständiger Leistungserbringer ebenfalls durch Versorgungsverträge analog § 132a SGB V an der GKV-Versorgung beteiligt werden kann. Jeder Form der Zulassung, sei es aufgrund analoger Anwendung des § 132a SGB V oder gem. einer Neuregelung, muss aber eine Eignungsprüfung des Pflegeperso-nals – vergleichbar mit den Vorgaben des § 95 SGB V – vorausgehen, um der Bedeutung und der Reichweite einer Substitutionsregelung gerecht zu werden. Auf eine Bedarfsprüfung kann hingegen verzichtet werden.

Zur inhaltlichen Regelung der Substitution bestehen unterschiedliche Mög-lichkeiten. Es empfiehlt sich die Verortung in § 27 Abs. 1 S. 2 Nr. 5a i.V.m. § 30 SGB V sowie im Berufsrecht der betroffenen Berufsgruppen.[754]

V.   Drittes Kapitel – Haftungsrecht

1.   Haftungsgrundsätze

Schließlich wurden im *dritten Kapitel* die haftungsrechtlichen Folgen einer Sub-stitution dahingehend überprüft, ob das Haftungsrecht eine mittelbare Grenze der Substitution darstellt.[755] Dabei konnte herausgearbeitet werden, dass der (nicht-ärztliche) Leistungserbringer haftungsrechtlich an die Stelle des substituierten

---

753 Zu der Teilnahmeform des Substitutionspflegepersonals s. S. 151 – 169.
754 S. o., S. 171 – 175.
755 S. o., S. 181 – 210.

218

Arztes rückt und dadurch insgesamt eine Steigerung seines Haftungsrisikos erfährt. Nichtärztliche Substitutionspflegekräfte werden künftig voraussichtlich eigenständige Behandlungsverträge abschließen und somit in bestimmten Konstellationen geschädigten Patienten vertraglich haften.[756] Die Grundsätze zum Abschluss von stationären Behandlungsverträgen, insbesondere die anerkannten Vertragsformen (totaler Krankenhausaufnahmevertrag, totaler Krankenhausaufnahmevertrag mit Zusatzvertrag, gespaltener Substitutionspfleger-Krankenhausaufnahmevertrag), lassen sich ohne Gesetzesänderungen auf die Substitutionspflegekräfte übertragen.[757]

2.   Der Sorgfaltsmaßstab

Im Hinblick auf die *Sorgfaltsanforderungen* darf nicht länger uneingeschränkt der sog. Facharztstandard zugrunde gelegt werden.[758] Vielmehr muss sich innerhalb der Berufsgruppe der Substitutionspflegekräfte ein eigener Standard bilden. Der Sorgfaltsmaßstab hat sich durch fachgerechte Übung der Berufsgruppe unter Berücksichtigung der vermittelten Fähigkeiten, Qualifikationen und Kompetenzen zu entwickeln. Es gilt der Maßstab der sog. Gruppensorgfalt, ausgerichtet am betroffenen Verkehrskreis, hier der Substitutionspflegekräfte. Er etabliert sich durch die Anerkennung seiner diagnostischen und therapeutischen Erfolgsaussichten im objektiven wissenschaftlichen Diskurs der beteiligten Fachkreise und durch praktische Bewährung. Im Interesse des Patientenschutzes hat sich der neue Standard aber möglichst dem Facharztstandard anzunähern, indem die im Wege der Ausbildung zu vermittelnden Qualifikationen an denjenigen eines Facharztes ausgerichtet werden, die für substituierte Tätigkeiten relevant sind.[759] Darauf ist bei der Festlegung von Ausbildungsinhalten und -plänen zu achten, sobald die übertragbaren Tätigkeiten feststehen.

Eine Ausnahme vom Grundsatz der Gruppensorgfalt gilt in Falle des »Übertritts in eine fremde Berufsgruppe«, wenn sich beispielsweise das Substitutionspflegepersonal als Facharzt aufführt.[760] Dann ist der Betroffene zur Einhaltung des entsprechenden Standards derjenigen Berufsgruppe verpflichtet, für die er sich ausgibt.

---

756 S. dazu S. 184ff.
757 Vgl. S. 184 – 188.
758 S. o., S. 191ff.
759 S. dazu S. 199f.
760 S. dazu S. 195.

3. Aufklärungspflicht über die Substitution

Sofern die Substitution eine vom aktuellen Standard abweichende Form der Behandlung darstellt, ist der Patient grundsätzlich darüber *aufzuklären*, dass anstelle der bislang zuständigen Ärzte nunmehr qualifiziertes nichtärztliches Pflegepersonal die Behandlung eigenverantwortlich ausführt. Dies gilt im Rahmen von *Modellvorhaben* stets, da neben diese Form der *nicht*ärztlichen Behandlung alternativ die Möglichkeit ärztlicher Behandlung tritt und etwaige Risiken der Substitution während ihrer Durchführung in Modellvorhaben noch nicht abschließend geklärt sind.[761] Die Aufklärung ist im Rahmen der Modelle weiterhin zwingend, weil die Versicherten daran ausschließlich freiwillig teilnehmen.[762] Ohne Aufklärung kann aber von Freiwilligkeit nicht gesprochen werden.

Eine Aufklärungspflicht entfällt, wenn sich in der *Regelversorgung* anlässlich der Substitution gewisse Aufgaben zu ausschließlich nichtärztlichen Tätigkeiten entwickeln, d.h. ihre Verrichtung durch Substitutionspflegekräfte einen anerkannten Standard bildet. Dann wird die Substitution regelmäßig zugleich Vereinbarungsgegenstand des entsprechenden Behandlungsvertrages.[763] Aufklärungspflichtig ist der jeweils Behandelnde, so dass diese Pflicht insbesondere auch den entsprechenden Substitutionspfleger trifft.

4. Bewertung der haftungsrechtlichen Folgen

Das insgesamt gesteigerte Haftungsrisiko von nichtärztlichem Substitutionspflegepersonal ist in Kauf zu nehmen, weil ihr eine Verbesserung der wirtschaftlichen Position sowie eine Stärkung der Eigenverantwortlichkeit gegenüberstehen. Außerdem darf die Bedeutung der Substitution nicht verkannt werden, die als eine »Ersetzung des Arztes durch den Pfleger« zu charakterisieren ist. Dieser Aspekt rechtfertigt ebenfalls die Steigerung des Haftungspotentials. Das Haftungsrecht verschafft den Patienten einen Weg, Fehler bei ihrer medizinischen Behandlung durch Schadensersatz zu kompensieren. Diese Möglichkeit sollte im Interesse und zum Schutz der Patienten durch eine Substitution nicht vermindert werden.

---

761 S. o., S. 205.
762 S. o., S. 89.
763 S. o., S. 207f.

B.   Gesamtfazit und Ergebnis

Zusammenfassend lässt sich also festhalten, dass grundsätzlich die Möglichkeit besteht, Leistungen ärztlichen Personals durch Leistungen qualifizierter nicht-ärztlicher Pflegepersonen zu ersetzen.

Es bleibt abzuwarten, ob sich Krankenkassen unter Berücksichtigung der vorgenannten Aspekte für *Modellvorhaben zur Substitution* entscheiden. Sofern es dazu kommt und hieraus Erkenntnisse erwachsen, wird sich in Zukunft zeigen, ob die Substitution im Anschluss an den »Probelauf« Eingang in die *Regelversorgung* findet. Grundsätzliche Bedenken gegen ihre rechtliche Zulässigkeit – sowohl in allgemeiner Hinsicht als auch in Modellvorhaben und der Regelversorgung – konnten jedenfalls ausgeräumt werden.

Literaturverzeichnis

Abanador, Michelle, Rechtsprobleme der Delegation an nichtärztliches Personal – Schwester AGnES, EVA und die Folgen, Der Freie Zahnarzt 2009, S. 37

Afentakis, Anja / Maier, Tobias, Projektionen des Personalbedarfs und –angebots in Pflegeberufen bis 2025, in: Statistisches Bundesamt • Wirtschaft und Statistik 11/2010, S. 990ff.

Van Aken, Hugo / Landauer, Bernd, Ärztliche Kernkompetenz und Delegation in der Intensivmedizin – Entschließung der Deutschen Gesellschaft für Anästhesiologie und Intensivmedizin e.v. (DGAI) und des Berufsverbandes Deutscher Anästhesisten e.v. (BDA) vom 11.12.2007, Der Anaesthesist, 2008, S. 83 f.

Van Aken, Hugo, Ring frei zur zweiten Runde? - Problematik der Delegation ärztlicher Leistungen – nicht nur in der Anästhesie, Der Anaesthesist 2009, S. 449 f.

Althaus, Stefan, Öffentlich-rechtliche Verträge als öffentliche Aufträge gem. § GWB § 99 GWB, NZBau 2000, S. 277 ff.

Arbeitsgemeinschaft der Wissenschaftlichen Medizinischen Fachgesellschaften (AWMF), Ausübung der Heilkunde muss in ärztlicher Hand und Verantwortung bleiben, Pressemitteilung vom 29.04.2008, URL: http://www.bda.de/aktuelles/Pressemitteilung_der_AWMF_Bauer_Encke.pdf, letzter Zugrifff am 14.05.2011) (zitiert: *Arbeitsgemeinschaft der Wissenschaftlichen Medizinischen Fachgesellschaften (AWMF)*, Pressemitteilung vom 29.04.2008)

Bamberger, Heinz Georg / Roth, Herbert (Hrsg.), Kommentar zum Bürgerlichen Gesetzbuch (= Beck'scher Online-Kommentar), Edition 18, München, Stand vom 01.08.2010 (zitiert: Bamberger/Roth/*Bearbeiter*, BGB § Rn.)

Barth, Lutz, Die "Modellklausel" im Pflege-Weiterentwicklungsgesetz – zugleich ein "Einfallstor" für wissenschaftliche Untugenden?, PflR 2009, S. 57 ff.

Ders., Bedarf es eines eigenständigen »Pflege(haftungs)rechts«? – zugleich eine Anmerkung zu Hanika, Pflegerecht und Patientensicherheit im Lichte der Delegations-, Substitutions- und Allokationsdiskussionen, in PflR 2009, S. 372 ff., in: PMR (2010), (Stand: 16.04.2010), URL: http://www.pflegerecht-zeitschrift.de/Eigenstaendiges_Pflegerecht_Lutz_Barth_PMR_2010.pdf, letzter Zugriff am 14.05.2011) (zitiert: *Barth*, Bedarf es eines eigenständigen »Pflege(haftungs)rechts«?, in: IQB-Lutz Barth (2010), S.)

Ders., Neuordnung der Gesundheitsfachberufe: Wer trägt hier eigentlich zur »Verwirrung« bei?, in: *IQB-Internetportal*, (Stand: 10.06.2009), URL: http://www.iqb-info.de/ Neuordnung_Gesundheitsberufe_Diskussionsstand_2009_Lutz_Barth.pdf, letzter Zugriff am 14.05.2011) (zitiert: *Barth*, Neuordnung der Gesundheitsfachberufe, in: IQB-Lutz Barth (2009), S.)

Becker, Ulrich / Kingreen, Thorsten (Hrsg.), SGB V – Gesetzliche Krankenversicherung, 2. Auflage, München 2010 (zitiert: Becker/Kingreen/*Bearbeiter*, SGB V § Rn.)

Bender, Albrecht W., Anmerkung zu BGH, Urt. v. 7. 11. 2006 – VI ZR 206 /05 (OLG Schleswig), MedR 2007, S. 107 ff.

Berchtold, Josef / Richter, Ronald (Hrsg.), Prozesse in Sozialsachen • Verfahren, Beitrag, Leistung, 1. Auflage, Baden- Baden 2009 (zitiert: Berchtold/Richter/*Bearbeiter*, § Rn.)

Bergmann, Karl Otto, Delegation und Substitution ärztlicher Leistungen auf/durch nichtärztliches Personal, MedR 2009, S. 1 ff.

Ders., Die aktuelle Rechtsprechung zum Arzthaftungsrecht – Berichtszeitraum Januar 2008 bis März 2009, ZMGR 2009, S. 291 ff.

Bleckmann, Albert, Zu den Methoden der Gesetzesauslegung in der Rechtsprechung des BVerfG, JuS 2002, S. 942 ff.

Blum, Karl, Nichtärztliche Chirurgieassistenz – Ein neuer Assistenzberuf etabliert sich, DÄBl. 2010, S. A 494 ff.

Bockelmann, Paul, Das Ende des Heilpraktikergesetzes, NJW 1966, S. 1145 ff.

Boemke, Burkhard, Facharztstandard bei fachübergreifendem Bereitschaftdienst, NJW 2010, S. 1562 ff.

Boldt, Antje, Müssen gesetzliche Krankenkassen das Vergaberecht beachten?, NJW 2005, S. 3757 ff.

Bonvie, Horst, Delegation und Substitution: Berufsrechtliche Sicht, S: 17 – 24, in: *Jorzig, Alexandra / Uphoff, Roland / Arbeitsgemeinschaft Rechtsanwälte im Medizinrecht e.V. (Hrsg.)*, Delegation und Substitution – wenn der Pfleger den Doktor ersetzt..., Berlin, Heidelberg 2010 (zitiert: Bonvie, in: *Jorzig u.a.*, Delegation und Substitution, S.)

Buchner, Benedikt / Schmacke, Norbert, Standardfestlegung unter Dissens, GesR 2010, S. 169 ff.

Büchting, Hans- Ulrich / Heussen, Benno, Beck'sches Rechtsanwalts-Handbuch, 9. Auflage, München 2007 (zitiert: *Bearbeiter* in: Büchting/Heussen, Rechtsanwaltshandbuch, Rn.)

Bundesärztekammer und Kassenärztliche Bundesvereinigung (Hrsg.)/ Kopetsch, Thomas, Dem deutschen Gesundheitswesen gehen die Ärzte aus! • Studie zur Altersstruktur- und Arztzahlentwicklung, 5. Auflage, Berlin 2010 (zitiert: *BÄK/KBV*, Studie zur Altersstruktur-und Arztzahlentwicklung)

Bundesärztekammer (Hrsg.) / Konferenz der Fachberufe im Gesundheitswesen bei der Bundesärztekammer, Prozessverbesserung in der Patientenversorgung durch Kooperation und Koordination zwischen den Gesundheitsberufen, 2010 (zitiert: *Bundesärztekammer*, Prozessverbesserung in der Patientenversorgung durch Kooperation und Koordination zwischen den Gesundheitsberufen)

Bundesärztekammer und Kassenärztliche Vereinigung, Persönliche Leistungserbringung – Möglichkeiten und Grenzen der Delegation ärztlicher Leistungen, DÄBl 2008, S. A 2173 ff.

Butzer, Hermann / Kaltenborn, Markus, Die demokratische Legitimation des Bundesausschusses der Ärzte und Krankenkassen, MedR 2001, S. 333 ff.

Byok, Jan / Jansen, Nicola, Die Stellung gesetzlicher Krankenkassen als öffentliche Auftraggeber, NVwZ 2005, S. 53 ff.

Conzen, P. / Peter, K. / Larsen, R., Die Delegation ärztlicher Leistungen an nichtärztliches Personal, Der Anaesthesist 2007, S. 311 ff.

Dannecker, Gerhard / Becker, Raymond, Gesamtverantwortung des Arztes auch für die Krankenpflege? – Zur Abgrenzung ärztlicher und pflegerischer Verantwortung vor dem Hintergrund des gesetzlichen Berufsbildes der Krankenpflege (§ 3 KrPflG), GesR 2010, S. 449 ff.

Dauses, Manfred, (Hrsg.), Handbuch des EU-Wirtschaftsrechts, Bd. 1, München Stand vom Oktober 2010, 27. Ergänzungslieferung, (zitiert: Dauses/*Bearbeiter*, EU-Wirtschafrecht, Kap. Rn.)

Deutsch, Erwin, Vertrauen und Misstrauen in der horizontalarbeitsteiligen Medizin, VersR 2007, S. 40 ff.

Deutsch, Erwin / Spickhoff, Andreas, Medizinrecht, 6. Auflage, Berlin Heidelberg 2008 (zitiert: *Deutsch/Spickhoff*, Medizinrecht, Rn.)

Deutscher Anwaltverein (Medizinrechtsausschuss), Anstehende Gesetzesänderungen im Gesundheitswesen • Stellungnahme des Deutschen Anwaltvereins durch den Medizinrechtsausschuss, Februar 2010, ZMGR 2010, S. 82

Dreher, Meinrad, Öffentlich-rechtliche Anstalten und Körperschaften im Kartellvergaberecht • Der Auftraggeberbegriff vor dem Hintergrund von Selbstverwaltung, Rechtsaufsicht und Finanzierung durch Zwangsbeiträge, NZBau 2005, S. 297 ff.

Dreher, Meinrad / Hoffmann, Jens, Der Auftragsbegriff nach § 99 GWB und die Tätigkeit der gesetzlichen Krankenkassen, NZBau 2009, S. 273 ff.

Dreier, Horst (Hrsg.), Grundgesetz – Kommentar, Band II • Artikel 20 – 82, 2. Auflage, Tübingen 2006 (zitiert: Dreier/*Bearbeiter*, GG Art. Rn.)

Duden – Deutsches Universalwörterbuch A-Z, 5. überarb. Aufl., Mannheim, Leipzig, Wien, Zürich 2003 (zitiert: *Duden* – Deutsches Universalwörterbuch, Stichwort)

– Das Lexikon der Wirtschaft, Mannheim, Leipzig, Wien, Zürich 2001 (zitiert: *Duden* – Das Lexikon der Wirtschaft, Stichwort)

– Das Synonymwörterbuch, Mannheim, Leipzig, Wien, Zürich 2007 (zitiert: *Duden* – Das Lexikon der Wirtschaft, Stichwort)

Dünisch, Friedrich (Hrsg.) / Bachmann, Das Recht des Heilpraktikerberufs und der nichtärztlichen Heilkundeausübung • Bundes- und Landesrecht mit Kommentar zum Heilpraktikergesetz einschließlich Durchführungsverordnung, 24. Ergänzungslieferung, Starnberg 2001 (zitiert: *Dünisch/Bachmann*, HPG § Rn.)

Engelmann, Christina, Kostendämpfung im Gesundheitswesen und EG-Wettbewerbsrecht, Zugl.: Dissertation, Universität Bonn 2002, Baden-Baden 2002 (zitiert: *Engelmann*, Kostendämpfung im Gesundheitswesen und EG-Wettbewerbsrecht)

Engelmann, Klaus, Untergesetzliche Normsetzung im Recht der gesetzlichen Krankenversicherung durch Verträge und Richtlinien (Teil 2), NZS 2000, S. 76 ff.

Ders., Zweigpraxen und ausgelagerte Praxisräume in der ambulanten (vertrags-) ärztlichen Versorgung, GesR 2004, 113

Epping, Volker/ Hillgruber, Christian (Hrsg.), Kommentar zum Grundgesetz (= Beck'scher Online-Kommentar), Edition 10, München Stand vom 01.04.2011 (zitiert: Epping/ Hillgruber/*Bearbeiter*, GG Art. Rn.)

Erbs, Georg (Begr.) / Kohlhaas, Max (vorm. Hrsg.) / Ambs, Friedrich (Hrsg.), Strafrechtliche Nebengesetze • Beck'sche Kurzkommentare, 179. Ergänzungslieferung, München Stand vom März 2010 (zitiert: Erbs/Kohlhaas/*Bearbeiter*, HeilpraktG § Rn.)

Esch, Oliver, Zur Reichweite der Ausschreibungspflicht gesetzlicher Krankenkassen (zugleich Anmerkung zu EuGH, U. v. 11.06.2009 - Rs. C-300/07 -), MPR 2009, S. 149 ff.

Flintrop, Jens, Parallelnarkosen: Helios entschärft umstrittenes Konzept, DÄBl. 2007, S. A 694 ff.

Flintrop, Jens / Merten, Martina / Gerst, Thomas, Mangel macht vieles möglich – Delegation ärztlicher Leistung, DÄBl. 2008, S. A 979 ff.

Frahm, Wolfgang, Die Zulässigkeit der Delegation ärztlicher Leistungen auf nichtärztliches Personal, VersR 2009, S. 1576 ff.

Ders., Die ärztliche Aufklärungspflicht über Behandlungsalternativen, ZMGR 2010, S. 138 ff.

Francke, Robert, Ärztliche Berufsfreiheit und Patientenrechte • Eine Untersuchung zu den verfassungsrechtlichen Grundlagen des ärztlichen Berufsrechts und des Patientenschutzes, Stuttgart 1994 (zitiert: *Francke*, Ärztliche Berufsfreiheit und Patientenrechte)

Franzki, Harald, Welche Auswirkungen hat das Gesundheitsstrukturgesetz auf die Arbeit des leitenden Krankenhausarztes?, Arzt und Krankenhaus 1995, S. 225 ff.

Frenz, Walter, Krankenkassen im Wettbewerbs- und Vergaberecht, NZS 2007, S. 233 ff.

Gabriel, Marc, Vergaberechtliche Vorgaben beim Abschluss von Verträgen zur integrierten Versorgung (§§ 140aff. SGB V), NZS 2007, S. 344 ff.

Gaibler, Tonja / Trengler, Christine, Rechtliche Grundprinzipien bei arbeitsteiligem Zusammenwirken im Verhältnis Arzt-Pflegekraft, in: *Berg, Dietrich / Ulsenheimer, Klaus*, Patientensicherheit, Arzthaftung, Praxis- und Krankenhausorganisation, S. 111 ff. (zitiert: *Gaibler/Trengler*, in: *Berg, Dietrich/Ulsenheimer*, Patientensicherheit, Arzthaftung, Praxis- und Krankenhausorganisation)

Gehrlein, Markus, Grundriss der Arzthaftpflicht, 2. Auflage, München 2006 (ziiert: *Gehrlein*, Arzthaftpflicht, Kap. Rn.)

Geigel – Der Haftpflichtprozess mit Einschluss des materiellen Haftpflichtrechts, Schlegelmilch, Günter (Hrsg.), 26. neubearb. Auflage, München 2011 (zitiert: *Geigel/Bearbeiter*, Haftpflichtprozess, Kap. Rn.)

Geiß, Karlmann / Greiner, Karl- Peter, Arzthaftpflichtrecht, 6. Auflage, München 2009 (zitiert: *Geiß/Greiner*, Arzthaftpflichtrecht, Kap. Rn.)

Gerst, Thomas, Eindeutiges Votum gegen die Substitution ärztlicher Tätigkeit, DÄBl. 2008, S. A 1176 ff.

Ders., Notwendige Präzisierungen – Delegation ärztlicher Leistungen, DÄBl. 2008, S. A 2138

Gerst, Thomas / Hibbeler, Birgit, Nichtärztliche Fachberufe im Krankenhaus – Hilfe oder Konkurrenz?, DÄBl. 2010, S. A 596 ff.

Gesundheitspolitische Leitsätze der Ärzteschaft, Ulmer Papier, Beschluss des 111. Deutschen Ärztetages 2008

Günter, Rudolf, Delegationsmöglichkeiten ärztlicher Leistungen, AZR 2009, S. 31 ff.

Hahn, Bernhard, Zulässigkeit und Grenzen der Delegierung ärztlicher Aufgaben – Zur Übertragung von Blutentnahmen, Injektionen, Infusionen und Bluttransfusionen auf nichtärztliches Assistenzpersonal, NJW 1981, S. 1977 ff.

Hamann, Markus, Die gesetzlichen Krankenkassen als öffentliche Auftraggeber – Anmerkung zu EuGH, Urteil vom 11.06.2009 in der Rs. C – 300/07 – AOK, PharmR 2009, S. 509 ff.

Hanika, Heinrich, Pflegerecht und Patientensicherheit im Lichte der Delegations,- Substitutions- und Allkokationsdiskussionen, PflR 2009, S. 372 ff.

Hase, Friedhelm, Verfassungsrechtliche Bewertung der Normsetzung durch den Gemeinsamen Bundesausschuss, MedR 2005, S. 391 ff.

Hauck, Ernst, Der Gemeinsame Bundesausschuss (G-BA) – ein unbequemes Kind unserer Verfassungsordnung?, NZS 2010, S. 600 ff.

Hauck, Karl (Begr.) / *Noftz, Wolfgang* (Hrsg.), SGB V • Gesetzliche Krankenversicherung, Band 5, Stand: Lfg. 04/11, Berlin 2011 (zitiert: Hauck/Noftz/*Bearbeiter*, § Rn.).

226

Heberer, Jörg, Delegation der Aufklärung, Der Urologe 2008, S. 1045 ff.

Heiermann, Wolfgang / Zeiss, Christopher / Kullack, Andrea Maria / Blaufuß, Jörg (Hrsg.), juris Praxiskommentar Vergaberecht • GWB – VGV – VOB/A, 2. Auflage, Saarbrücken 2008 (zitiert: jurisPK-VergR/*Bearbeiter*, § Rn.)

Heintschel-Heinegg, Bernd von (Hrsg.), Kommentar zum Strafgesetzbuch (= Beck'scher Online-Kommentar), Edition 14, München, Stand vom 01.02.2011 (zitiert: Heintschel-Heinegg/*Bearbeiter*, StGB § Rn.)

Hess, Rainer, Darstellung der Aufgaben des Gemeinsamen Bundesausschusses, MedR 2005, S. 385 ff.

Hoffmann, Reinhard, Delegation ärztlicher Leistungen – Megatrend oder Megairrweg?, Der Urologe 2008, S. 1047 ff.

Hömig, Dieter (Hrsg.) Grundgesetz, Nomos-Kommentar, 9. Auflage, Baden-Baden 2010 (zitiert: Hömig/*Bearbeiter*, GG Art. Rn.)

Höppner, Karin, Neue Aufgabenverteilung zwischen Gesundheitsberufen in der Arztpraxis aus Patientensicht, in: *Böcken, Jan / Braun, Bernard / Amhof, Robert* (Hrsg.), Gesundheitsmonitor 2008, Gesundheitsversorgung und Gestaltungsoptionen aus der Perspektive der Bevölkerung, Gütersloh 2008, S. 250–269 (zitiert: *Höppner*, in: *Böcken/Braun/Amhof*, Gesundheitsmonitor 2008).

Huster, Stefan / Kaltenborn, Markus, Krankenhausrecht – Praxishandbuch zum Recht des Krankenhauswesens, München 2010 (zitiert: *Bearbeiter*, in: Huster/Kaltenborn, Krankenhausrecht, § Rn.)

Igl, Gerhard / Staudte, Silke, Weitere öffentlich-rechtliche Regulierung der Pflegeberufe und ihrer Tätigkeit – Voraussetzungen und Anforderungen, München 2008 (zitiert: *Igl/Staudte*, Weitere öffentlich-rechtliche Regulierung der Pflegeberufe und ihrer Tätigkeit).

Immenga, Ulrich / Mestmäcker, Ernst-Joachim (Hrsg.), Wettbewerbsrecht • Band 2 • GWB Kommentar zum Europäischen Kartellrecht, 4. Aufl., München 2007 (zitiert: Immenga/Mestmäcker/*Bearbeiter*, GWB, § Rn.)

Jarass, Hans / Pieroth, Bodo, Grundgesetz • Kommentar, 11. Aufl., München 2011 (zitiert: Jarass/Pieroth, GG Art. Rn.)

Jorzig, Alexandra / Uphoff, Roland / Arbeitsgemeinschaft Rechtsanwälte im Medizinrecht e.V. (Hrsg.), Delegation und Substitution – wenn der Pfleger den Doktor ersetzt…, Berlin, Heidelberg 2010 (zitiert: *Jorzig/Uphoff*, Delegation und Substitution)

Juris Praxiskommentar SGB V • Sozialgesetzbuch Fünftes Buch – Gesetzliche Krankenversicherung, Schlegel, Rainer / Engelmann, Klaus (Hrsg.), Saarbrücken 2008 (zitiert: jurisPK-SGB V/*Bearbeiter*, § Rn.)

Kaeding, Nadja, Ausschreibungspflicht der gesetzlichen Krankenkassen oberhalb der Schwellenwerte, PharmR 2007, S. 241 ff.

Kaltenborn, Markus, Der kartellvergaberechtliche Auftragsbegriff im Vertragswettbewerb des SGB V, GesR 2011, S. 1ff.

Karpen, Hans-Ulrich, Die Verweisung als Mittel der Gesetzgebungstechnik, Berlin 1970

Kasseler Kommentar Sozialversicherungsrecht, Leitherer, Stephan (Hrsg.), Stand der 68. Ergänzungslieferung, München 2010 (zitiert: KassKomm/*Bearbeiter*, § Rn.)

Katzenmeier, Christian, Arbeitsteilung, Teamarbeit und Haftung, MedR 2004, S. 34 ff.

Kerber, Detlef, Erlaubnispflichtigkeit der TCM nach dem Heilpraktikergesetz – Anmerkung zu VG Trier 5. Kammer, Urteil vom 18.08.2010 – 5 K 221/10.TR, jurisPR-MedizinR 12/2010 Anm. 2

Kingreen, Thorsten, Verfassungsrechtliche Grenzen der Rechtssetzungsbefugnis des Gemeinsamen Bundesausschusses im Gesundheitsrecht, NJW 2006, S. 877 ff.

Ders., Legitimation und Partizipation im Gesundheitswesen – Verfassungsrechtliche Kritik und Reform des Gemeinsamen Bundesausschusses, NZS 2007, S. 113 ff.

Ders., Die Entscheidung des EuGH zur Bindung der Krankenkassen an das Vergaberecht, NJW 2009, S. 2417 ff.

Koalitionsvertrag zwischen CDU, CSU und FDP, Wachstum. Bildung. Zusammenhalt., 26.10.2009, 17. Legislaturperiode, abrufbar unter http://www.csu.de/dateien/partei/beschluesse/091026_koalitionsvertrag.pdf (letzter Zugriff am 14.05.2011)

Koch, Thorsten, Normsetzung durch Richtlinien des Bundesausschusses der Ärzte und Krankenkassen? – 1. Teil, SGb 2001, S. 109 ff.; 2. Teil und Schluss, SGb 2001, S. 166 ff.

Koenig, Christian / Engelmann, Christina / Hentschel, Kristin, Rechtlich zulässige Steuerungsoptionen zur Qualitätsförderung und Kostensenkung in der GKV im Bereich ärztlich veranlasster Leistungen, SGb 2003, S. 189 ff.

Dies., Die Anwendbarkeit des Vergaberechts auf die Leistungserbringung im Gesundheitswesen, MedR 2003, S. 562 ff.

Koenig, Christian / Klahn, Daniela / Schreiber, Kristina, Plädoyer für die Durchführung von vergaberechtlichen Verfahren bei der Arzneimittelversorgung im Rahmen der gesetzlichen Krankenversicherung, PharmR 2008, S. 182 ff.

Kommission der Europäischen Gemeinschaften, Grünbuch über Arbeitskräfte des Gesundheitswesens in Europa, (KOM-2008-725/3), abrufbar unter http://ec.europa.eu/health/ph_systems/docs/workforce_gp_de.pdf (letzter Zugriff am 14.05.2011)

Krauskopf, Soziale Krankenversicherung • Pflegeversicherung, Wagner, Regine / Knittel, Stefan (Hrsg.), Kommentar, Band 1: SGB I, SGB IV, SGB V §§ 1 bis 88; Band 2: SGB V ab § 89, u.a. 72. Ergänzungslieferung, München 2010 (zitiert: Krauskopf/*Bearbeiter,* § Rn.)

Kruse, Jürgen / Hänlein, Andreas (Hrsg.), Sozialgesetzbuch V – Gesetzliche Krankenversicherung • Lehr- und Praxiskommentar (LPK-SGB V), 3. Auflage, Baden-Baden 2009 (zitiert: LPK-SGB V/*Bearbeiter,* § Rn.)

Kulartz, Hans Peter / Kus, Alexander / Portz, Norbert (Hrsg.), Kommentar zum GWB-Vergaberecht, 2. Auflage, Köln 2009 (zitiert: Kulartz/Kus/Portz/*Bearbeiter,* GWB, § Rn.)

Kunte, Axel, Delegationsfähigkeit ärztlicher Leistungen, SGb 2009, S. 689 ff.

Langenscheidt, Universalwörterbuch Latein, Zoli-Sudbrock, Rachele (Hrsg.), Berlin u.a., 2010

Larenz, Karl (Begr.) */ Canaris, Claus-Wilhelm,* Methodenlehre der Rechtswissenschaft • Studienausgabe, 3. neubearb. Auflage, Berlin, Heidelberg, u.a. 1995 (zitiert: *Larenz/Canaris, Methodenlehre*)

Larenz, Karl (Begr.) */ Wolf, Manfred,* Allgemeiner Teil des Bürgerlichen Rechts, 9. neubearb. Auflage, München 2004 (zitiert: *Larenz/Wolf,* Allgemeiner Teil)

Laufs, Adolf / Katzenmeier, Christian / Lipp, Volker, Arztrecht, 6. neubearb. Auflage, München 2009 (zitiert: *Laufs/Katzenmeier/Lipp,* Arztrecht, Kap. Rn.)

Laufs, Adolf / Kern, Bernd-Rüdiger (Hrsg.), begründet von Laufs, Adolf / Uhlenbruck, Wilhelm, Handbuch des Arztrechts, 4. Auflage, München 2010 (zitiert: Laufs/Kern/*Bearbeiter*, Hdb. d. Arztrechts, § Rn.)

Lilie, Hans / Radke, Joachim, Lexikon Medizin und Recht, Stuttgart • New York 2005 (zitiert: *Lilie/Radtke*, Lexikon Medizin und Recht)

Lebich, Jutta, Die Haftung angestellter Ärzte insbesondere in der medizinischen Forschung, Zugl.: Dissertation, Universität Regensburg 2004, Bd. 16, München 2005 (zitiert: *Lebich*, Die Haftung angestellter Ärzte insbesondere in der medizinischen Forschung).

Leinemann, Ralf / Ebert, Eva-Dorothee / Kirch, Thomas, Die Vergabe öffentlicher Aufträge, 4. Auflage, Köln 2007 (zitiert: *Leinemann/Ebert/Kirch*, Die Vergabe öffentlicher Aufträge)

Lennartz, Michael, Delegation und Substitution ärztlicher Leistungen • Kommt der »Doktorlight«?, Der Freie Zahnarzt 2009, S. 39

v. Mangoldt, Hermann (Begr.)/ Klein, Friedrich / Starck, Christian (Hrsg.), Kommentar zum Grundgesetz, Band 2: Artikel 20 – 82, 6. Auflage, München 2010 (zitiert: v. Mangoldt/Klein/Starck/*Bearbeiter*, GG Art. Rn.)

Maunz, Theodor / Dürig, Günter (Begr.), Grundgesetz – Kommentar, Stand: 61. Ergänzungslieferung, München 2011 (zitiert: Maunz/Dürig/*Bearbeiter*, GG Art. Rn.)

Mehringer, Rolf, Die Anfängeroperation • Zwischen Patientenrechten und Ausbildungsnotwendigkeit, Zugl.: Dissertation, Universität Regensburg 2006, Berlin 2007 (zitiert: *Mehringer*, Die Anfängeroperation)

Michael, Lothar / Morlok, Martin, Grundrechte. 2. Auflage, Baden-Baden 2010 (zitiert: *Michael/Morlok*, Grundrechte, Rn.)

Moosecker, Charlott, Öffentliche Auftragsvergabe der gesetzlichen Krankenkasse • Die Anwendbarkeit des Vergaberechts auf die Nachfrage von Leistungen der Stationären und der Integrierten Versorgung, Zugl.: Dissertation, Universität Berlin 2008, Frankfurt a.M. 2009 (zitiert: *Moosecker*, Öffentliche Auftragsvergabe der gesetzlichen Krankenkassen)

Muckel, Stefan, Die Selbstverwaltung in der Sozialversicherung auf dem Prüfstand des Demokratieprinzips, NZS 2002, S. 118 ff.

Münchener Kommentar zum Bürgerlichen Gesetzbuch, Säcker, Franz-Jürgen / Rixecker, Roland (Hrsg.)
- Band 4 Schuldrecht Besonderer Teil II §§ 611 – 704 · EFZG · TzBfG · KSchG, 5. Auflage, München 2009 (zitiert: MünchKomm/*Bearbeiter*, BGB § Rn.)
- Band 5 Schuldrecht Besonderer Teil III §§ 705 – 853 · PartGG· ProdHaftG, 5. Auflage, München 2009 (zitiert: MünchKomm/*Bearbeiter*, BGB § Rn.)

Münchener Kommentar zum Strafgesetzbuch, Joecks, Wolfgang / Miebach, Klaus (Hrsg.), Band 3 · §§ 185–262 StGB, 1. Auflage, München 2003 (zitiert: MünchKomm/*Bearbeiter*, StGB § Rn.)

Neumann, Volker, Verantwortung, Sachkunde, Betroffenheit, Interesse: Zur demokratischen Legitimation der Richtlinie des Gemeinsamen Bundesausschusses, NZS 2010, S. 593 ff.

Neupert, Michael, Die konkurrierende Gesetzgebung im Gesundheitswesen am Beispiel der »Regelkompetenz« von Rettungsassistenten, MedR 2004, S. 134 ff.

Ders., Medikamentengabe durch Rettungsassistenten?, MedR 2009, S. 649 ff.

Norden, Gerd, Neuordnung ärztlicher Tätigkeiten im Krankenhaus, Arzt und Krankenhaus 2008, S. 195 ff.

Offermanns, Matthias / Bergmann, Karl Otto, Neuordnung von Aufgaben des Ärztlichen Dienstes – Bericht des Deutschen Krankenhausinstituts, 2008, http://www.dki.de/PDF/Neuordnung-Aerztlicher-Dienst_Langfassung.pdf, Stand: 4. August 2009 (zitiert: *Offermanns/Bergmann*, DKI-Studie: Neuordnung von Aufgaben des Ärztlichen Dienstes, S.)

Olzen, Dirk / Frister, Helmut, Gutachten zur rechtlichen Zulässigkeit des HELIOS-Anästhesie Modells, Düsseldorf 2006

Ossenbühl, Fritz, Die verfassungsrechtliche Zulässigkeit der Verweisung als Mittel der Gesetzgebungstechnik, DVBl. 1967, S. 401 ff.

Ders., Richtlinien im Vertragsarztrecht, NZS 1997, S. 497 ff.

Pauge, Burkhard, Ärztliche Arbeitsteilung – Vertrauen und Verantwortlichkeit, S. 422 – 429, in: *Müller, Gerda / Osterloh, Eilert / Stein, Torsten (Hrsg.)*, Festschrift für Günter Hirsch zum 65. Geburtstag, München 2008 (zitiert: *Pauge*, in: *Müller u.a*, FS Hirsch)

Peter, Anne-Marie, Arbeitsteilung im Krankenhaus aus strafrechtlicher Sicht, Voraussetzungen und Grenzen des Vertrauensgrundsatzes, Zugl.: Dissertation, Universität München 1991, Baden-Baden 1992 (zitiert: *Peter*, Arbeitsteilung).

Peters, Thomas Alexander, Die Delegation ärztlicher Leistungen in Theorie und »Praxis«, Der Arzt und sein Recht 1999, S. 8 f.

Pflüger, Frank, Krankenhaushaftung und Organisationsverschulden – Zivilrechtliche Grundlagen der Haftung des Krankenhausträgers für medizinische und organisatorische Fehlleistungen, Heidelberg 2002 (zitiert: *Pflüger*, Krankenhaushaftung, S.)

Ders., Patientenaufklärung über Behandlungsqualität und Versorgungsstrukturen – Erweiterte Haftungsrisiken für Arzt und Krankenhaus?, MedR 2000, S. 6

Pitschas, Rainer, Mediatisierte Patientenbeteiligung im Gemeinsamen Bundesausschuss als Verfassungsproblem, MedR 2006, S. 451

Pitz, Andreas, Was darf das Medizinalpersonal? Die Kompetenzen medizinischer Helfer bei eigenverantwortlichem Handeln und Arbeitsteilung, Zugl.: Dissertation, Universität Mannheim 2006, Marburg 2007 (zitiert: *Pitz*, Medizinalpersonal)

Pieroth, Bodo / Schlink, Bernhard, Grundrechte, 25. Aufl., Heidelberg 2009 (zitiert: *Pieroth/Schlink*, Grundrechte, Rn.)

Quaas, Michael / Zuck, Rüdiger, Medizinrecht, 2. Auflage, München 2008 (zitiert: *Quaas/Zuck*, Medizinrecht, § Rn.)

Ratzel, Rudolf, Begrenzung der Delegation ärztlicher Leistungen an Nichtärzte durch Berufs- und Haftungsrecht de lege lata und de lege ferenda, ZMGR 2008, S. 186

Reimer, Sonja / Merold, Andreas, Änderungen der sozialen Pflegeversicherung durch das Pflegeversicherungs-Weiterentwicklungsgesetz – Überblick und ausgewählte Rechtsfragen, SGb 2008, S. 381 ff.

Reinhart, Magarethe, Neuzuschnitt! Aber wie?, Heilberufe 2009, S. 44

Renn, Heribert, Rechtliche Aspekte der Delegation ärztlicher Leistungen, Evangelische Impulse 2001, S. 22 ff.

Risse, Ludger, Die Delegation ärztlicher Tätigkeiten an Pflegende aus pflegerischer Sicht, PflR 2006, S. 457 ff.

230

Ders., Übertragung ärztlicher Leistungen auf Pflegeberufe (§ 63 Abs 3b und 3c SGB V), ZMGR 2009, S. 169 ff.

Robert-Bosch-Stiftung (Hrsg.) / Alscher, Mark Dominik, u.a., Memorandum Kooperation der Gesundheitsberufe • Qualität und Sicherung der Gesundheitsversorgung von morgen, November 2010 (zitiert: *Robert-Bosch-Stiftung*, Memorandum Kooperation der Gesundheitsberufe)

Rolfs, Christian / Giesen, Richard / Kreikebohm, Ralf / Udsching, Peter (Hrsg.), Kommentar zum Sozialrecht (= Beck'scher Online-Kommentar), Edition 21, München, Stand vom: 01.03.2011 (zitiert: Rolfs/Giesen/Kreikebohm/Udsching/*Bearbeiter*, SGB V § Rn.)

Roßbruch, Robert, Zur Problematik der Delegation ärztlicher Tätigkeiten an das Pflegefachpersonal auf Allgemeinstationen unter besonderer Berücksichtigung zivilrechtlicher, arbeitsrechtlicher und versicherungsrechtlicher Aspekte - 1. Teil, PflR 2003, S. 95 ff.; 2. Teil, PflR 2003, S. 139 ff.

Roters, Dominik, Die gebotene Kontrolldichte bei der gerichtlichen Prüfung der Richtlinien des Bundesausschusses der Ärzte und Krankenkassen, Zugl.: Dissertation, Universität Frankfurt a.M. 2002, Frankfurt a.M. 2003 (zitiert: *Roters*, Kontrolldichte bei der gebotenen Prüfung der Richtlinien des Bundesausschusses)

Ders., Risse im Arztvorbehalt? Modellvorhaben nach § 63 Abs. 3c SGB V, ZMGR 2009, S. 171 ff.

Rudlof, Burkard, Ärztliche Kernkompetenz und Delegation in der Intensivmedizin, Der Anaesthesist 2008, S. 399

Rürup, Bert / IGES Institut GmbH / DIW Berlin e.V. / DIWecon GmbH / Wille, Eberhard (Hrsg.), Effizientere und leistungsfähigere Gesundheitsversorgung als Beitrag für eine tragfähige Finanzpolitik in Deutschland • Forschungsvorhaben für das Bundesministerium der Finanzen, Baden – Baden 2010, (zitiert: *Rürup/IGES/DIW/DIWecon/Wille*, Effizientere und leistungsfähigere Gesundheitsversorgung als Beitrag für eine tragfähige Finanzpolitik in Deutschland)

Sachs, Michael (Hrsg.), Grundgesetz • Kommentar, 5. Auflage, München 2009 (zitiert: Sachs/*Bearbeiter*, GG, Art. Rn.)

Sachverständigenrat zur Begutachtung der Entwicklung im Gesundheitswesen, Gutachten 2007 • Kooperation und Verantwortung - Voraussetzungen einer zielorientierten Gesundheitsversorgung, Bd. I, Baden-Baden 2008, abgedruckt auch in BT-Drs. 16/6339 (zitiert: SVR-Gutachten 2007, in: BT-Drs. 16/6339, S.).

Saffe, Michael / Sträßner, Heinz R., Delegation ärztlicher Tätigkeit auf nichtärztliche Personal aus haftungsrechtlicher Sicht, PflR 1997, S. 98 ff.; (2. Teil), PflR 1998, S. 30 ff.

Schabram, Peter, Delegation und Substitution: Vertragsärztliche Sicht, S: 1 – 15, in: *Jorzig, Alexandra / Uphoff, Roland / Arbeitsgemeinschaft Rechtsanwälte im Medizinrecht e.V. (Hrsg.)*, Delegation und Substitution – wenn der Pfleger den Doktor ersetzt…, Berlin, Heidelberg 2010 (zitiert: *Schabram*, in: *Jorzig u.a.*, Delegation und Substitution, S.)

Schanz, Benno / Woywod, Gesine, Die Delegation ärztlicher Tätigkeiten aus ökonomischer Sicht, Psych. Pflege heute 2009, S. 304 ff.

Schimmelpfeng-Schütte, Ruth, Richtliniengebung durch den Bundesausschuß der Ärzte und Krankenkassen und demokratische Legitimation, NZS 1999, S. 530 ff.

Dies., Die Zeit ist reif für mehr Demokratie in der Gesetzlichen Krankenversicherung (GKV), MedR 2006, S. 21 ff., 519 ff.

Schirmer, Horst Dieter, Vertragsarztrecht kompakt – Die Übersicht für Ärzte, Psychotherapeuten und Juristen, 1. Auflage, Köln 2006 (zitiert: *Schirmer*, Vertragsarztrecht)

Schmid, Hugo, Die Grenzen der Therapiefreiheit, NJW 1986, S. 2339 ff.

Schmidt-Aßmann, Eberhard, Verfassungsfragen der Gesundheitsreform, NJW 2004, S. 1689 ff.

Schmidt-Bleibtreu, Bruno (Begr.) / Hofmann, Hans / Hopfau, Axel (Hrsg.), GG • Kommentar zum Grundgesetz, 12. Auflage, Köln 2011 (zitiert: Schmidt-Bleibtreu/Hofmann/Hopfau/*Bearbeiter*, GG, Art. Rn.)

Schnapp, Friedrich E. / Wigge, Peter, Handbuch des Vertragsarztrechts, 2. Auflage, München 2006 (zitiert: Schnapp/Wigge-*Bearbeiter*, § Rn.)

Schnitzler, Jörg, Das Recht der Heilberufe – Übersicht, Begriff, Verfassungsfragen, Zugl.: Dissertation, Universität Bremen 2003, Baden – Baden 2004 (zitiert: *Schnitzler*, Recht der Heilberufe)

Ders., Heilhilfsberufe: Erlaubnispflicht nach dem Heilpraktikergesetz? MedR 2010, S. 828 ff.

Seeringer, Stefanie, Der Gemeinsame Bundesausschuss nach dem SGB V – Rechtliche Form, normative Befugnisse und Steuerung der Qualität der medizinischen Versorgung, Zugl.: Dissertation, Universität Bremen 2005, Baden-Baden 2006 (zitiert: *Seeringer*, Der Gemeinsame Bundesausschuss nach dem SGB V)

Sieben, Peter, Krankenkassen und Kartellrecht: Sind bei der Integrierten Versorgung die Vergabevorschriften anzuwenden?, MedR 2007, S. 706 ff.

Simon, Ute, Delegation ärztlicher Leistungen, Zugl.: Dissertation, Techn. Universität Darmstadt 1999, Herdecke 2000 (zitiert: *Simon*, Delegation ärztlicher Leistungen)

Sodan, Helge (Hrsg.), Grundgesetz • Beck'scher Kompakt-Kommentar, München 2009 (zitiert: Sodan/*Bearbeiter*, GG Art. Rn.)

Ders., Die institutionelle und funktionelle Legitimation des Bundesausschusses der Ärzte und Krankenkassen, NZS 2000, S. 581 ff.

Soergel, Hans Theodor (Begr) / Siebert, Wolfgang (Hrsg.), Soergel, Bürgerliches Gesetzbuch, Bd. 12, Schuldrecht 10 • §§ 823 – 853 • ProdHG • UmweltHG, 13. Auflage, Stuttgart u.a., 2005 (zitiert: Soergel/*Bearbeiter*, § Rn.)

Sormani-Bastian, Laura, Vergaberecht und Sozialrecht • Unter besonderer Berücksichtigung des Leistungserbringerrechts im SGB V (Gesetzliche Krankenversicherung), Zugl.: Dissertation, Universität Frankfurt a.M. 2006, Frankfurt a.M., Berlin, u.a. 2007 (zitiert: *Sormani-Bastian*, Vergaberecht und Sozialrecht)

Spickhoff, Andreas (Hrsg.), Medizinrecht, Kommentar (Beck'sche Kurz-Kommentare: Band 64), München 2011 (zitiert: *Berarbeiter*, § Rn., in: *Spickhoff*, Medizinrecht)

Spickhoff, Andreas / Seibl, Maximilian, Die Erstattungsfähigkeit ärztlicher Leistungen bei Delegation an nichtärztliches Personal, NZS 2008, S. 57 ff.

Dies., Haftungsrechtliche Aspekte der Delegation ärztlicher Leistungen an nichtärztliches Medizinpersonal, MedR 2008, S. 463 ff.

Statistische Ämter des Bundes und der Länder (Hrsg.), Demografischer Wandel in Deutschland • Heft 2 • Auswirkungen auf Krankenhausbehandlungen und Pflegebedürftige im Bund und in den Ländern, Wiesbaden 2010 (zitiert: *Statistische Ämter des Bundes und der Länder*, Demografischer Wandel in Deutschland, S.)

Statistisches Bundesamt (Hrsg.), Statistisches Jahrbuch 2010 • Für die Bundesrepublik Deutschland mit »Internationalen Übersichten«, Wiesbaden 2010 (zitiert: *Statistisches Bundesamt*, Jahrbuch 2010, S.)

Staudinger, Julius von (Begr.), J. von Staudingers Kommentar zum Bürgerlichen Gesetzbuch mit Einführungsgesetz und Nebengesetzen

- Buch 1 Allgemeiner Teil, Einleitung zum Bürgerlichen Gesetzbuch; §§ 1- 14, Verschollenheitsgesetz, Neubearbeitung Berlin 2004 (zitiert: Staudinger/*Bearbeiter*, Einl BGB, Rn.)
- Buch 2 Recht der Schuldverhältnisse §§ 255 – 304, Neubearbeitung Berlin 2009 (zitiert: Staudinger/*Bearbeiter*, § Rn.)
- Buch 2 Recht der Schuldverhältnisse §§ 823 – 825, 14. Neubearbeitung Berlin 2009 (zitiert: Staudinger/*Bearbeiter*, § Rn.)
- Eckpfeiler des Zivilrechts, Neubearbeitung Berlin 2011 (zitiert: Staudinger/*Bearbeiter*, Eckpfeiler, Kap. Rn.)

Steffen, Erich / Pauge, Burkhard, Arzthaftungsrecht, Neue Entwicklungslinien der BGH-Rechtsprechung, 11., Auflage, Köln 2010 (zitiert: *Steffen/Pauge,* Arzthaftungsrecht)

Stemmer, Renate / Haubrock, Manfred / Böhme, Hans, Gutachten zu den zukünftigen Handlungsfeldern in der Krankenhauspflege, erstellt im Auftrag des Sozialministeriums Rheinland-Pfalz, Februar 2008 (zitiert: *Stemmer/Haubrock/Böhme,* Gutachten zu den zukünftigen Handlungsfeldern in der Krankenhauspflege)

Sträßner, Heinz R., Delegation ärztlicher Tätigkeit auf nichtärztliches Personal im Spannungsverhältnis von wirtschaftlicher Notwendigkeit und rechtlicher Zulässigkeit, S. 91 – 120, in: *Luxenburger, Bernd u.a. (Hrsg.),* Medizinrecht heute: Erfahrungen, Analysen, Entwicklungen – Festschrift 10 Jahre Arbeitsgemeinschaft Medizinrecht im DAV, Bonn 2008 (zitiert: *Sträßner,* in: *Luxenburger u.a.,* FS Arbeitsgemeinschaft Medizinrecht im DAV)

Ders., Delegation ärztlicher Tätigkeit auf nichtärztliches Personal im Spannungsverhältnis von wirtschaftlicher Notwendigkeit und rechtlicher Zulässigkeit, PflR 2008, S. 518 ff.

Taupitz, Jochen, Der Heilpraktiker aus Sicht de Haftungsrechts: »Arzt«, »Mini-Arzt« oder »Laie«? NJW 1991, S. 1505 ff.

Ders., Die Vertretung kollektiver Patienteninteressen, MedR 2003, S. 7 ff.

Taupitz, Jochen / Pitz, Andreas / Niedziolka, Katharina, Der Einsatz nicht-ärztlichen Heilpersonals bei der ambulanten Versorgung chronisch kranker Patienten, Insbesondere im Rahmen von Disease Management Programmen, Berlin 2008 (zitiert: *Taupitz/Pitz/Niedziolka,* Der Einsatz nicht-ärztlichen Heilpersonals bei der ambulanten Versorgung chronisch kranker Patienten).

Terbille, Michael (Hrsg.), Münchener Anwaltshandbuch Medizinrecht, München 2009 (zitiert: Terbille/*Bearbeiter*, Medizinrecht, § Rn.)

Tönnies, M., Delegation und Durchführungsverantwortung – Rechtliche Grundlagen und berufliche Verpflichtung, Pflege aktuell 2000, S. 290 ff.

Ulsenheimer, Klaus, Delegation ärztlicher Aufgaben auf nichtärztliche Berufsgruppen, Möglichkeiten und Grenzen aus rechtlicher Sicht, Der Anaesthesist 2009, S. 453 ff.

Vießmann, Thomas, Die demokratische Legitimation des Gemeinsamen Bundesausschusses zu Entscheidungen nach § 135 Abs. 1 Satz 1 SGB V, Zugl.: Dissertation, Universität Regensburg 2008, Baden – Baden 2009 (zitiert: *Vießmann,* Die demokratische Legitimation des Gemeinsamen Bundesausschusses zu Entscheidungen nach § 135 I 1 SGB V).

VPU - Verband der Pflegedirektorinnen und Pflegedirektoren der Universitätsklinika in Deutschland e.V., Übernahme ärztlicher Tätigkeiten – Praktische und rechtliche Grenzen bei der Delegation ärztlicher Tätigkeiten, Hamburg 2007 (zitiert: *VPU*, Übernahme ärztlicher Tätigkeiten)

Wahl, Andreas, Kooperationsstrukturen im Vertragsarztrecht, Zugl.: Dissertation, Universität Dresden 1999, Berlin 2001

Wegge, Georg, Zur verfassungsrechtlichen Abgrenzung unbestimmter Rechtsbegriffe von unzulässigen dynamischen Verweisungen am Beispiel der "betriebswirtschaftlichen Grundsätze" nach § 6 Abs 2 S 1 KAG NW, DVBl. 1997, S. 648 ff.

Wenzel, Frank, Handbuch des Fachanwalts Medizinrecht, 2. Auflage, Köln 2009 (zitiert: Wenzel/*Bearbeiter*, Kap. Rn.)

Wever, Carolin, Fahrlässigkeit und Vertrauen im Rahmen der arbeitsteiligen Medizin, Vergleichende Betrachtungen zum materiellen Strafrecht und zur Verfahrenswirklichkeit in Deutschland und im anglo-amerikanischen Rechtskreis, Zugl.: Dissertation, Universität Trier 2005, Hamburg 2005 (zitiert: *Wever*, Fahrlässigkeit und Vertrauen im Rahmen der arbeitsteiligen Medizin).

Wienke, Albrecht, Delegation ärztlicher Verantwortung auf nicht-ärztliches Personal, ZEFQ 2008, S. 550 ff.

Wigge, Peter, Erprobungsregelungen außerhalb des Budgets, MedR 1996, S. 172 ff.

Wigge, Peter / Harney, Anke, Selektivverträge zwischen Ärzten und Krankenkassen nach dem GKV-WSG, MedR 2008, S. 139 ff.

Wolff, Heinrich Amadeus, Die Legitimationsveränderungen des Richtlinienerlasses durch den Gemeinsamen Bundesausschuss auf der Grundlage des GKV-Modernisierungsgesetzes, NZS 2006, S. 281 ff.

von Wolff, Bodo, Zur Zulässigkeit von Mindestmengen am Beispiel der Versorgung von Frühgeborenen – zugleich ein Beitrag zur demokratischen Legitimation des G-BA nach seiner Umstrukturierung, NZS 2009, S. 184 ff.

Wollenschläger, Ferdinand, Die Bindung gesetzlicher Krankenkassen an das Vergaberecht, NZBau 2004, S. 655 ff.

Wussow, Robert-Joachim, Umfang und Grenzen der ärztlichen Aufklärungspflicht, VersR 2002, S. 1337 ff.

von Zeschwitz, Friedrich, Verfassungswidrige Richtlinienkompetenz der Bundesausschüsse für Ärzte und Zahnärzte nach dem SGB V, S. 645 – 655, in: *Köbler, Gerhard (Hrsg.)*, Freundesgabe für Alfred Söllner zum 60. Geburtstag am 5.2.1990, Brühl 1990 (zitiert: *von Zeschwitz*, in: *Köbler*, FG Söllner)